SHUIYUANXING CHUANRANBING
MOXING YANJIU YIJI SHUZHI JISUAN

水源性传染病

模型研究以及数值计算

杨炜明　廖　书／著

西南财经大学出版社
四川 · 成都

图书在版编目(CIP)数据

水源性传染病模型研究以及数值计算/杨炜明,廖书著.—成都:西南财经大学出版社,2019.12
ISBN 978-7-5504-4099-9

Ⅰ.①水… Ⅱ.①杨…②廖… Ⅲ.①水源—传染病学—研究 Ⅳ.①R51

中国版本图书馆 CIP 数据核字(2019)第 169789 号

水源性传染病模型研究以及数值计算

杨炜明　廖书　著

策划编辑:何春梅
责任编辑:朱斐然
封面设计:墨创文化
责任印制:朱曼丽

出版发行	西南财经大学出版社(四川省成都市光华村街 55 号)
网　　址	http://www.bookcj.com
电子邮件	bookcj@foxmail.com
邮政编码	610074
电　　话	028-87353785
照　　排	四川胜翔数码印务设计有限公司
印　　刷	郫县犀浦印刷厂
成品尺寸	170mm×240mm
印　　张	12.25
字　　数	224 千字
版　　次	2019 年 12 月第 1 版
印　　次	2019 年 12 月第 1 次印刷
书　　号	ISBN 978-7-5504-4099-9
定　　价	78.00 元

前　言

传染病防治是关系到国计民生的重大问题，针对各种传染病进行建模、分析、数值模拟和后期预测制定防治措施是一件利国利民的重要工作。本书针对一类具有多种传播途径的水源性传染病进行研究，此类传染病的特点是其传播方式不但包含人与人之间的直接传播，还包含人与环境之间的间接传播。本书研究水源性传染病的流行规律，描述其传播过程，分析被感染人数的变化规律，预测该传染病未来爆发的情况，并积极寻找有效控制策略，从而为公共卫生部门提供一些决策的理论支持。

本书偏重于该类水源性模型的定性研究。全书共分 8 章。第 1~2 章介绍一些传染病的基本知识、建模思想等。第 3 章介绍水源性传染病的特点以及目前一些经典的研究该类传染病的模型，为初学者奠定良好的基础。后面 5 章将分时滞模型、离散模型、最优控制等专题进行系统的介绍。

要掌握本书中的知识，需要具备一些基本的计算数学、常微分和偏微分方程数值解和生物数学的知识。本书适合广大从事生物数学的研究者和动力学系统的研究者作为参考书，也可供计算数学专业高年级本科学生和研究生作为学习资料。

本书由杨炜明教授设计体系，负责统稿并编写第 1~4 章，由廖书教授编写第 5~8 章。在写作过程中，编者参阅了大量的参考文献，在此对参考文献的作者表示诚挚的谢意！

最后，要感谢国家自然科学基金、重庆市科学技术委员会基础与前沿计划以及经济社会应用统计重庆市重点实验室的大力支持。

由于编者水平有限，撰写仓促，书中难免存在疏漏和不足之处，所引用的结果和文献也会有所遗漏，恳请读者批评指正。

杨炜明

2019 年 12 月

目　录

1 简介

众所周知，传染病是人类健康的大敌，是由各种病原体引起的能在人与人、动物与动物或人与动物之间相互传播的一类疾病。为了更好地研究传染病流行的规律，描述传染病的传播过程，分析被感染人数的变化规律，预测传染病未来爆发的情况，研究并找出控制疾病流行的方法，研究者建立能反映传染病动力学特性的数学模型，可以把传染病的主要特征、重要因素之间的联系通过各种参数、变量和它们之间的联系清晰地揭示出来，加以讨论，从而为政府部门决策提供强有力的理论基础。这是一件利国利民、非常有意义的工作。

Hethcote 于 1992 年提出的传染病数学建模的 15 条目的与应用，成为日后研究者进行传染病研究工作的重要理论依据。它们是：

(1) 建立的传染病模型中的假设、变量和参数必须清晰明了。

(2) 建立的数学模型可用数学方法和计算机模拟与分析。

(3) 在数学建模的过程中可以采用不同的假设和公式化效果。

(4) 理解阈值、再生数等定义。

(5) 建立传染病模型用于检验理论预测等。

(6) 建立复杂传染病模型可用于解答一些具体问题。

(7) 传染病建模可用于估计一些关键参数。

(8) 传染病模型为各种不同信息的组织、连接和交叉检验提供信息。

(9) 模型可用于比较不同类型或不同种群内的传染病。

(10) 传染病模型可用于各种不同传染病的发现、预测、治疗和防控措施。

(11) 模型可评价各参数的敏感性。

(12) 建立传染病模型重要的依据之一是数据收集。

(13) 建立传染病模型可对传染病的防治和分析做出贡献。

(14) 建立传染病模型可用于预测未来的传染趋势并做出预测。

(15) 根据传染病模型的计算结果可对不同参数值的范围进行评估。

为了方便对传染病进行研究，在传统的传染病模型中，研究者把染病的人群分为不同的“仓室”（compartment）：易感者、感染者和移除者。易感者 S（susceptibles），代表暂时还没感染但是最终会感染的个体；感染者 I（infectives）为现在已被感染的个体；移除者 R（removed）为已经痊愈并且不会再感染疾病的个体。1926 年，Kermack 与 McKendrick 首次提出并建立了一个简单的 SIR 仓室模型，用来分析 1665—1666 年伦敦的黑死病以及 1906 年孟买的瘟疫等疾病的流行传播规律。该模型描述易感者 S、染病者 I 和移出者 R 之间的关系，此方法一直到现在都仍然被广泛地使用，并被不断地发展。该模型的建立基于以下三个假设：

（1）假设总人口始终保持一个常数，即不考虑人口的迁徙、流动或者死亡等因素。

（2）假设染病者一旦与易感者接触就一定会产生传染，且传染率 β 与易感者人数 S 成正比。

（3）假设单位时间内从染病者移出的人数与病人数量成正比，γ 为移出率，$\frac{1}{\gamma}$ 即为平均患病期。

该模型适用于通过病毒传播，病人康复后对原病毒具有免疫力，如流感、麻疹、水痘等传染病。模型的微分方程组表示为

$$\begin{cases} \frac{dS}{dt} = -\beta SI \\ \frac{dI}{dt} = \beta SI - \gamma I \\ \frac{dR}{dt} = \gamma I \end{cases} \tag{1.1}$$

随后，Kermack 与 McKendrick 又在 1932 年提出 SIS 仓室模型，用来描述感染者可以恢复健康但并不具有免疫力，还是有可能继续成为感染者的这种情况。适用于脑炎、淋病等传染病。该文献还提出了区分疾病流行与否的著名“阈值理论”，为传染病动力学的后续发展奠定了坚实的基础。该模型如下：

$$\begin{cases} \frac{dS}{dt} = -\beta SI + \gamma I \\ \frac{dI}{dt} = \beta SI - \gamma I \end{cases} \tag{1.2}$$

他们还提出了含潜伏期和恢复后对疾病具有永久免疫的 SEIR 仓室模型：

$$
\begin{cases}
\dfrac{\mathrm{d}S}{\mathrm{d}t} = \Lambda - \beta SI + \mu I \\
\dfrac{\mathrm{d}E}{\mathrm{d}t} = \beta SI - (\mu + \alpha) I \\
\dfrac{\mathrm{d}I}{\mathrm{d}t} = \alpha E - (\mu + \gamma) I \\
\dfrac{\mathrm{d}R}{\mathrm{d}t} = \gamma I - \mu R
\end{cases}
\tag{1.3}
$$

其余一些基本的传染病动力学模型还包括 SI 模型、SIRS 模型、SEIRS 模型、MSEIR 模型（有先天免疫，无垂直传染）等。对上述这些经典仓室模型的研究结果，指出了传染病动力学的一些基本概念，为后来的研究者提供研究基础。

霍乱是被世界卫生组织规定为必须实施国际卫生检疫的三种传染病之一，致命性极强，儿童和成人均可能感染，潜伏期可达到数小时至十几日以上。霍乱这种烈性肠道传染病通常由不洁的食物和水源受到霍乱弧菌污染所致，而霍乱弧菌又能产生霍乱毒素，造成分泌性腹泻，多数患者起病急骤，无明显前驱症状，即使不再进食也会不断腹泻，严重者可能在数小时内造成腹泻脱水甚至死亡。到目前为止，霍乱仍然是一种具有全球性威胁性的疾病，对其的控制也是社会发展的主要指标之一。

几乎每一个发展中国家都曾经或者正在面临霍乱暴发或霍乱流行的威胁。根据世界卫生组织（WHO）的统计，自 19 世纪初以来曾发生过八次世界性霍乱大流行。1817—1823 年，霍乱第一次大规模流行，从“人类霍乱的故乡”印度恒河三角洲蔓延到欧洲，仅 1818 年前后便使 6 万余英国人丧生。1961 年出现第七次霍乱大流行，始于印度尼西亚，波及五大洲 140 多个国家和地区，染病者逾 350 万人。1992 年 10 月，第八次霍乱大流行，席卷印度和孟加拉国部分地区，短短 2~3 个月就报告病例 10 余万个，死亡人数达几千人，随后波及许多国家和地区。

2002 年，再次爆发一次波及全球 52 个国家的霍乱疫情，大约导致142 000 名易感者，4 500 名死亡者，大部分疫情国家在非洲，并且大部分专家确信由于统计不完全以及政府监控不力，实际被感染和死亡者人数远比报告的人数更多。尽管近年来，在非洲的部分地区卫生和基础设施得到了显著改善，但是大多数民众仍然生活在没有安全饮用水的环境中，使得民众仍然面临高度的霍乱风险。

近年来最著名的一起霍乱爆发案例是发生在 2008—2009 年的津巴布韦霍

乱，这是 15 年来非洲感染者人数最多、死亡率极高的一次疫情，波及了周边很多地区。此次霍乱爆发于 2008 年 8 月至 2009 年 7 月，据统计共有98 500例感染者以及 4 200 例死亡者。死亡率高达 4. 3%，远远高于世界平均霍乱 1%的死亡率，而在津巴布韦一些特别缺少医疗设施的地区，死亡率甚至高达 40%。

为了有效控制霍乱以及寻找有效霍乱控制策略，研究者需要更加深刻地理解和研究霍乱的动力学行为、扩散方式、传播机制等。霍乱是一种复杂的具有多种传播途径的水源性传染病，与其他传染病不同，不仅能在人与人之间直接传播，还能在人与环境之间进行非直接传播。目前已经有很多研究者针对这种传染病进行了相对深入的理论研究，但是该传染病的传播机制、预防措施等都需要进一步地分析和研究。很多研究结果发现，霍乱病毒能在受污染的水源中存活相当长的一段时间，然而霍乱病毒在水源中的传播机制仍然未知。

随着数学模型的建立，数值模拟以及模型分析等内容使研究者可以更好地进行水源性模型的分析。Capasso 和 Paveri-Fontana 在 1979 年介绍了一个简单的霍乱模型来研究在地中海爆发的霍乱。Pourabbas 等人在 2001 年发表一个 SIRS 霍乱模型，主要表述人与人之间的直接传播。Codeco 在 2001 年改善了标准的传染病 SIR 模型，首次计算在水源环境中的霍乱弧菌培养的浓度 B ，再对新得出的模型进行稳定性分析和数值模拟。其中发生率为 $\alpha \frac{B}{K+B}$，α 为与受污染水源的接触率，图 1. 1 所示为 Codeco 文中的模型的传播方式：

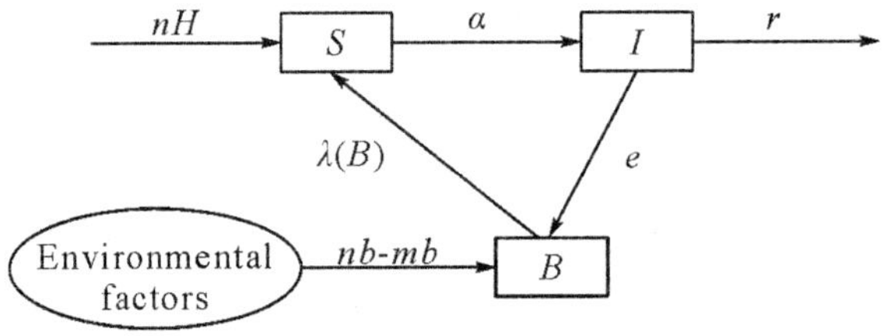

图 1. 1　Codeco 文中的模型

Ghosh 等人在 2004 年发表了一个 SIS 模型，同时包括了霍乱弧菌浓度 B 和有助于霍乱弧菌种群增长的环境排放密度 E 。该模型包含人与人之间的直接传播、人与环境之间的非直接传播两种传播模式，发生率为 $\beta I + \lambda\beta$ 。Hartley、Morris 和 Smith 在 2006 年拓展了 Codeco 的工作，基于实验室的数据，结合两个新的环境元素与传统的 SIR 模型构建成一个新的高维传染病模型。Hartley 等人的霍乱模型如图 1. 2 所示。

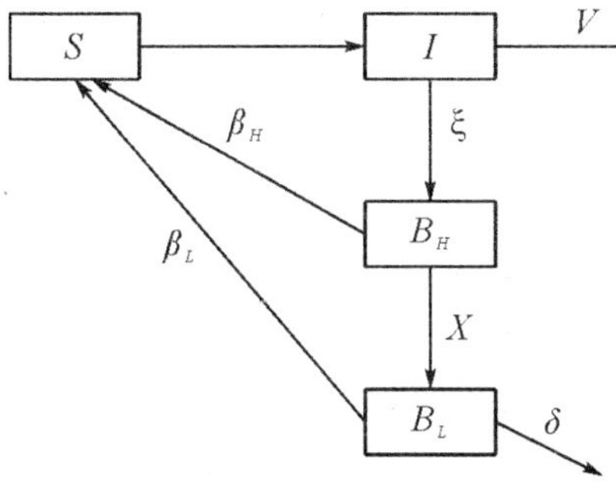

图 1.2　Hartley 等人的霍乱模型

Mukandavire 等人构造了一个模型来研究 2008—2009 年在津巴布韦爆发的霍乱。该模型考虑到高度传染的病毒在环境中存活的时间非常短并将病菌高度传播的状态直接认为是人与人之间的传播模式。这样的简化过程不会对模型的运算造成影响，并且很好地描述了霍乱的两种传播方式。不但人与人之间的直接传播可以使易感者变成染病者，人与环境之间的间接传播同样也导致了染病者的增加。Mukandavire 等人的 SIRB 模型如图 1.3 所示。

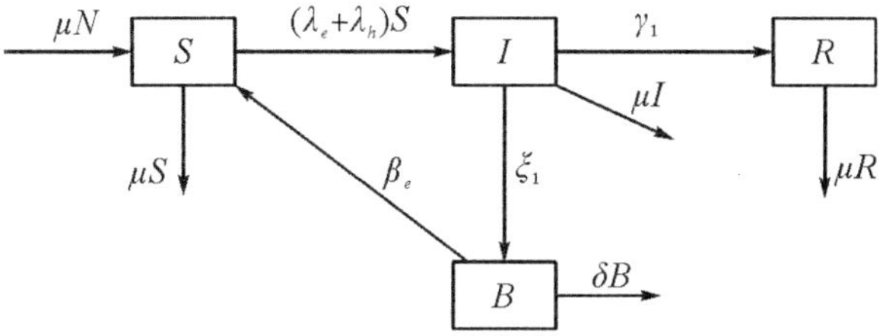

图 1.3　Mukandavire 等人的 SIRB 模型

目前已有的关于霍乱的模型各有自己的优缺点。部分模型将水源中的霍乱弧菌与被感染者单独分别讨论，而部分模型则趋向于只关注环境因素而忽视了人与人之间的直接传播。另外，很多文献中对霍乱的数学模型也缺乏细致的分析和一些理论证明。在本书中，我们将基于上述的三种模型——Codeco，Hartley、Morris 和 Smith，以及 Mukandavire 等进行数学分析来研究霍乱的复杂动力学行为等一系列基础理论和数值模拟。

本书由以下章节构成：第 2 章中主要介绍基本再生数 R_0、平衡点局部渐近稳定和全局渐近等基础知识的理论背景。第 3 章主要对模型的动力学行为展开讨论，通过再生矩阵等方法求出模型的基本再生数，讨论模型的稳定性、分支的情况等。第 4 章总结并建立一个一般性的模型并进行数学分析。第 5 章讨论高维模型的全局稳定性分析。第 6 章讨论单（多）时滞的模型。第 7 章研究离散模型。第 8 章中会改善 Codeco 的模型以及在第 4 章中建立的一般模型，建立讨论最优控制模型。

本书运用传染病动力学模型来描述水源性传染病模型发展过程、变化过程和传播过程，运用微分方程组来体现疫情发展过程中各种内在因果联系，并在此模型基础上建立方程组求解算法，然后利用 MATLAB 程序拟合出符合实际的曲线验证理论模型，并进行后期疫情预测，评估各种控制措施的效果。

2 数学背景

2.1 基本再生数 R_0

在传染病动力学的研究中，基本再生数是一个非常重要的概念。它表示在传染病发病初期，当所有人均为易感者时，一个病人在平均患病期内所传染的人数。R_0 为决定传染病在一个地区是否消亡或者持续传播的关键阈值。当基本再生数大于 1 时，该地区的传染病将始终存在并形成地方病；当基本再生数小于 1 时，疾病逐渐消亡。一般来说，R_0 的值越大，疾病越难控制。要控制传染病流行，就必须减少 R_0 使它小于 1。当地政府部门和公共卫生部门负责人可以根据计算出来的基本再生数的大小制定必要的预防传染病传播的措施。因此，基本再生数作为区分疾病是否流行的阙值，其计算非常重要。

基本再生数最早由 Diekmann 等人于 1990 年提出，而后在 2002 年被 van den Driessche 和 Watmough 发展并完善，并给出了简便的计算方法。目前有两种基本方法可以计算基本再生数。方法一为定义法，只要有该传染病的初始增长率和最终传播规模，都可以通过一些统计方法得出简单的数学公式进行计算。这种方法计算更便捷，仅适用于比较简单的传染病模型。方法二是目前使用更广泛的方法，根据无病平衡点的局部稳定性，通过计算无病平衡点处的再生矩阵求解基本再生数。

令 $X=[x_1, x_2, \cdots, x_n]^T$，$x_i \geqslant 0$ 表示每个仓室中人口的数量。再把这些仓室分成两类，包括已感染仓室，记为 $i=1, 2, \cdots, m$；未感染仓室，记为 $i=m+1, m+2, \cdots, m+n$。

定义 X_s 为无病状态的集合，记为

$$X_s = \{x \geqslant 0 \mid x_i = 0, i = 1, 2, \cdots, m\} \tag{2.1}$$

令 $\mathscr{F}_i(x)$ 表示第 i 个仓室中新感染者的输入率；$\mathscr{V}_i^+(x)$ 表示第 i 个仓室

中个体以其他方式转移的输入率（例如，出生、迁徙等）；$\mathscr{V}_i^+(x)$ 表示第 i 个仓室中个体输出率（例如，死亡、患者恢复及迁徙等）。假设每个函数对每个变量至少是二次连续可微的，传染病模型可以表示为如下形式：

$$\frac{\mathrm{d}X}{\mathrm{d}t}=\mathscr{F}_i(X)-\mathscr{V}_i(X),\ i=1,\ 2,\ \cdots,\ n \tag{2.2}$$

其中 $\mathscr{V}_i=\mathscr{V}_i^- - \mathscr{V}_i^+$。根据以上函数表示的意义，有以下引理：

引理 2.1 令 x_0 为传染病模型的一个无病平衡点且 $\mathscr{F}_i(x)$ 满足以下的假设：

（A1）若 $x\geqslant 0$，则 $\mathscr{F}_i\geqslant 0$，$\mathscr{V}_i^+\geqslant 0$ 以及 $\mathscr{V}_i^-\geqslant 0$，$i=1,\ 2,\ \cdots,\ n$。

（A2）若 $x=0$，则 $\mathscr{V}_i^-=0$。特别地，若 $x\in X_s$，则，$\mathscr{V}_i^+=0$，$i=1,\ 2,\ \cdots,\ m$。

（A3）若 $i>m$，则 $\mathscr{F}_i=0$。

（A4）若 $x\in X_s$，则 $\mathscr{F}_i(X)=0$，且 $\mathscr{V}_i^+=0$，$i=1,\ 2,\ \cdots,\ m$。

（A5）若设 $\mathscr{F}_i(X)$ 为零，则 $Df(x_0)$ 中的所有特征值具有负实部。

定义 $D\mathscr{F}(x_0)=\begin{bmatrix} F & 0 \\ 0 & 0 \end{bmatrix}$ 和 $D\mathscr{V}(x_0)=\begin{bmatrix} V & 0 \\ J_3 & J_4 \end{bmatrix}$，其中 $\boldsymbol{F}$ 和 $\boldsymbol{V}$ 均为 m 阶矩阵，且定义为

$$\boldsymbol{F}=\left[\frac{\partial \mathscr{F}_i}{\partial X_j}(x_0)\right],\ \boldsymbol{V}=\left[\frac{\partial \mathscr{V}_i}{\partial X_j}(x_0)\right],\ 1\leqslant i,\ j\leqslant m$$

其中 $\boldsymbol{F}$ 为非负矩阵，$\boldsymbol{V}$ 为非奇异 M 矩阵，J_4 的所有特征根均有正实部。

Capasso、Misra 和 Singh 定义 $\boldsymbol{FV}^{-1}$ 为二代再生矩阵的谱半径为传染病模型的基本再生数，即

$$R_0=\rho(\boldsymbol{FV}^{-1}) \tag{2.3}$$

基本再生数就等于再生矩阵的谱半径，即再生矩阵 $\boldsymbol{FV}^{-1}$ 的特征值模的最大值。因此，基于已知的数学模型，可以通过计算再生矩阵来求出基本再生数。同时，通过无病平衡点的稳定性证明也可以计算出 R_0。在后面的霍乱模型中，本书将证明当 $R_0<1$ 时，无病平衡点是局部渐近稳定的；当 $R_0>1$ 时，无病平衡点不稳定，但是地方病平衡点存在并且是局部渐近稳定的。而当 $R_0=1$ 时，模型的稳定性会发生变化，分支产生。

2.2 稳定性

为了研究传染病模型的稳定性，Routh Hurwitz 判据是重要的判别方法，为

模型稳定性提供必要和充分的条件。我们首先考虑模型在地方病平衡点的雅克比行列式 J（X^*）并由此得到系统的特征多项式，记

$$\det[\lambda I - J(X^*)] = 0 \tag{2.4}$$

可得到系统的特征多项式方程：

$$a_0\lambda^n + a_1\lambda^{n-1} + \cdots + a_{n-1}\lambda + a_n = 0 \tag{2.5}$$

其中 $a_0 \neq 0$ 以及 $a_n > 0$。

平衡点是局部渐近稳定的，当且仅当方程（2.5）的根全部都有负的实部，若平衡点是不稳定的，则方程（2.5）至少有一个根有非负的实部。表 2.1 表示如何通过特征方程的系数列写出 Routh 列。

表 2.1　特征方程的系数列的 Routh 列表

λ^n	a_0	a_2	a_4	a_6	…
λ^{n-1}	a_1	a_2	a_5	a_7	…
λ^{n-2}	b_1	b_2	b_3	b_4	…
λ^{n-3}	c_1	c_2	c_3	c_4	…
⋮	⋮	⋮			
λ^2	e_1	e_2			
λ^1	f_1				
λ^0	g_1				

特别地，当所有的子序列的系数都等于零的时候可以求出所有系数 b_i：

$$b_1 = \frac{a_1a_2 - a_0a_3}{a_1},\ b_2 = \frac{a_1a_4 - a_0a_5}{a_1},\ b_3 = \frac{a_1a_6 - a_0a_7}{a_1}\cdots$$

同理，用相似的方法可以求出系数 c_i，d_i 等：

$$c_1 = \frac{b_1a_3 - a_1b_2}{b_1},\ c_2 = \frac{b_1a_5 - a_1b_3}{b_1},\ c_3 = \frac{b_1a_7 - a_1b_4}{b_1}\cdots$$

$$d_1 = \frac{c_1b_2 - b_1c_2}{c_1},\ d_2 = \frac{c_1b_3 - b_1c_3}{c_1}\cdots$$

以上的排列即为 Routh 排列。则可以证明对方程（2.4）的所有根有负实部的充分必要条件是所有的 a_i 为正数以及 Routh 排列的第一列系数全为正。

以下具体举例说明：

二次多项式

考虑以下的二次多项式：

$$a_0\lambda^2 + a_1\lambda + a_2 = 0$$

其中所有的 a_i 为正数。系数的 Routh 排列为表 2.2 所示。

所有根都有负实部的条件为

$$a_0 > 0, \ a_1 > 0, \ a_2 > 0$$

表 2.2　二次多项式的 Routh 排列

λ^2	a_0	a_2
λ^1	a_1	0
λ^0	a_2	

三次多项式

考虑以下的三次多项式：

$$a_0\lambda^3 + a_1\lambda^2 + a_2\lambda + a_3 = 0$$

其中所有的 a_i 为正数。系数的 Routh 排列为表 2.3 所示。

所有根都有负实部的条件为

$$a_0 > 0, \ a_1 > 0, \ a_2 > 0, \ a_3 > 0, \ a_1a_2 > a_0a_3$$

表 2.3　三次多项式的 Routh 排列

λ^3	a_0	a_2
λ^2	a_0	a_3
λ^1	$\dfrac{a_1a_2-a_0a_3}{a_1}$	0
λ^0	a_3	0

四次多项式

考虑以下的四次多项式：

$$a_0\lambda^4 + a_1\lambda^3 + a_2\lambda^2 + a_3\lambda + a_4 = 0$$

其中所有的 a_i 为正数。系数的 Routh 排列为表 2.4 所示。

所有根都有负实部的条件为

$$a_0 > 0, \ a_1 > 0, \ a_2 > 0, \ a_3 > 0, \ a_4 > 0, \ a_1a_2 > a_0a_3, \ a_3 > \frac{a_4a_1^2}{a_1a_2 - a_0a_3}$$

2.3 全局稳定性

定理 2.1 设开集 $D \subset R^n$，对 $x \in D$，$x \longmapsto f(x) \in R^n$ 是 C^1 函数。考虑微分方程：

$$x = f(x) \tag{2.6}$$

表 2.4 四次多项式的 Routh 排列

λ^4	a_0	a_2	a_4
λ^3	a_0	a_3	0
λ^2	$\dfrac{a_1a_2-a_0a_3}{a_1}$	a_4	0
λ^1	$a_3-\dfrac{a_4a_1^2}{a_1a_2-a_0a_3}$	0	0
λ^0	a_4	0	0

设 $x(t, x_0)$ 代表方程（2.6）满足条件 $x(0, x_0) = x_0$ 的解，集合 K 被称为方程（2.6）在 D 内的吸引集，若对每一个紧子集 $K_1 \subset D$，当 t 充分大时，都有 $x(t, K_1) \subset K$。我们做下面的两个假设：

（H1）方程（2.6）在 D 内存在一个紧吸引子集 $K \subset D$。

（H2）方程（2.6）在 D 内有唯一平衡点 $x_0 \subset D$。

平衡点 x_0 在 D 内被称为全局稳定，如果它是局部稳定的而且在 D 内的全部轨线收敛于 x_0。若 x_0 在 D 内全局稳定，则假设（H1），（H2）全部被满足。

定理 2.2 考虑如下的平面自治系统：

$$\begin{cases} \dfrac{dx}{dt} = P(x, y) \\ \dfrac{dy}{dt} = Q(x, y) \end{cases} \tag{2.7}$$

若在单连通域 G 内存在函数 $B(x, y) \in C^1(G)$，称为 Dulac 函数，使

$$\frac{\partial(BP)}{\partial x} + \frac{\partial(BQ)}{\partial y} \geqslant 0(\leqslant 0),\ (x, y) \in (G)$$

且不在 G 的任一子域内恒为零，那么系统不存在全部位于 G 内的闭轨线和具有有限个奇点的奇异闭轨线。

定义 2.1 考虑自治系统：

$$\frac{dx}{dt}=f(x) \tag{2.8}$$

其中，$f\in C\ (D\subset R^n)$。设 $\Omega\subset D$ 是一开子集，$V\in C^1$，且沿系统（2.8）的轨线有全导数：

$$V'=\left.\frac{dV}{dt}\right|_{(2-1)}=\mathrm{grad}V(x)\cdot f(x)\leqslant 0,\quad \in\Omega$$

则称函数 V 是系统（2.8）的 Lyapunov 函数。

推论 2.1（LaSalle 不变集原理） 假设存在一个区域 D（$\Omega\subset D$）和一个连续可微的正定函数 $V: D\to R$，并且 V 的导数是半负定的。那么存在一个区域 U（$0\in U$），使得对任意 $x_0\in U$，$V(x_0)\in\Gamma$，其中 $\Gamma=\{x\in D\mid V'(x)=0\}$。

引理 2.2（比较原理） 令 μ，$v\in C^{2,1}(\Omega\times(0,T))\cap C(\bar{\Omega}\times[0,T])$，满足：

(1) $\mu(x,0)\leqslant v(x,0)$，$x\in\Omega$

(2) $\partial_n\mu(x,0)\leqslant\partial_n v(x,0)$，$(x,t)\in\partial\Omega\times[0,T]$

(3) $u_t(x,t)-\Delta u(x,t)-f(x,u)\leqslant v_t(x,t)-\Delta u(x,t)-f(x,v)$，$(x,t)\in\partial\Omega\times(0,T]$

当 $(x,t)\in\bar{\Omega}\times[0,T]$，$\mu$，$v\in[m,M]$，$\dfrac{\partial f}{\partial u}\in C(\Omega\times[m,M])$，则

$$\mu(x,0)\leqslant v(x,0),\quad (x,t)\in\bar{\Omega}\times[0,T]$$

或当 $\mu(x,0)\neq v(x,0)$，$x\in\Omega$，则

$$\mu(x,0)\leqslant v(x,0),\quad (x,t)\in\Omega\times(0,T]$$

引理 2.3 对于任意 n 个正数 a_1，a_2，…，a_n，有

$$\frac{a_1+a_2+\cdots+a_n}{2}\geqslant\sqrt[n]{a_1a_2\cdots a_n}$$

等号当且仅当 $a_1=a_2=\cdots=a_n$ 时成立。特别地

$$\frac{a}{b}+\frac{b}{a}\geqslant 2$$

等号当且仅当 $a=b$ 时成立。

引理 2.4 定义函数 $g: R\to R$ 如下：

$$g(x)=x-1-\ln x,\quad x>0$$

那么 $g(x)\geqslant 0$ 当且仅当 $x=1$ 时等号成立。

定义 2.2 如果对于非线性微分方程组：

$$\frac{dx}{dt}=f(x) \tag{2.9}$$

可以找到一个正定函数 V（x），其通过方程（2.9）的全导数$\frac{dV}{dt}$为全负函数或恒等于零，则方程（2.9）的零解是稳定的。

若有正定函数 V（x），其通过方程（2.9）的全导数$\frac{\mathrm{d}V}{\mathrm{d}t}$为负定的，则方程（2.9）的零解是渐近稳定的。

若存在函数 V（x）和非负常数μ，其通过方程（2.9）的全导数$\frac{\mathrm{d}V}{\mathrm{d}t}$为

$$\frac{\mathrm{d}V}{\mathrm{d}t}=\mu V+W(x)$$

且当$\mu=0$时，W 为正定函数或恒等于零；又在 $x=0$ 的任意小领域内都至少存在某个 x_0，使得 V（x_0）>0，则方程组的零解是不稳定的。

采用 Lyapunov 直接方法分析非线性系统稳定性的关键在于构造一个合适的无限大且正定的 Lyapunov 函数，使它沿系统轨线的全导数在所讨论区域内是负定的（或是常负的，但使导数为零的集合内不含非平凡的正半轨线）。但对于非线性系统，不存在构造 Lyapunov 函数的一般性方法，这是直接方法最大的弱点。在后面的章节中将克服这一困难，改善 Lyapunov 直接方法证明系统的全局稳定性，利用 Volterra-Lyapunov 稳定矩阵与 Lyapunov 方程相结合的方法。其关键点只需要证明一个恰当的矩阵是 Volterra-Lyapunov 稳定的。对于后文中的时滞系统也有类似的方法，只不过所构造的是一个 Lyapunov 泛函。

引理 2.5 A 为 n 阶实矩阵，A 的所有特征根都有负（正）实部当且仅当存在一个矩阵$H>0$使得$HA+A^TH^T<0$（>0）。

定义 2.3 若存在一个正对角 n 阶矩阵M 使得$MA+A^TM^T<0$，则非奇异的 n 阶矩阵A 是 Volterra-Lyapunov 稳定的。

定义 2.4 若存在一个正对角 n 阶矩阵M 使得$MA+A^TM^T>0$，则非奇异的 n 阶矩阵A 是对角稳定的。

从定义 2.3 和 2.4 直接可知若矩阵A 是 Volterra-Lyapunov 稳定的，当且仅当$-A$ 是对角稳定的。下面的引理可以决定所有的二阶 Volterra-Lyapunov 稳定矩阵。

引理 2.6 设$D=\begin{bmatrix} d_{11} & d_{12} \\ d_{21} & d_{22} \end{bmatrix}$为二阶矩阵。则$D$ 是 Volterra-Lyapunov 稳定的当且仅当 $d_{11}<0$，$d_{22}<0$，和 det（D）$=d_{11}d_{22}-d_{12}d_{21}>0$。

判断三阶以上矩阵是否是 Volterra-Lyapunov 稳定的非常困难。Cross 的文献中给出了证明三阶矩阵是对角稳定的充分必要条件。

引理 2.7 设 $\boldsymbol{P}=(p_{ij})$ 为三阶实矩阵，$\hat{\boldsymbol{Q}}=(\hat{q}_{ij})=\det(\boldsymbol{P})$，$\boldsymbol{Q}$ 为 $\boldsymbol{P}$ 的伴随矩阵，其中 $\boldsymbol{Q}=(q_{ij})$ 为 $\boldsymbol{P}$ 的逆矩阵。则 $\boldsymbol{P}$ 是对角稳定的当且仅当 $-\boldsymbol{P}$ 的顺序主子式全为正，且下列不等式同时满足：

$$(p_{31}+zp_{13})^2<4p_{11}p_{33}z,\quad (\hat{q}_{31}+z\hat{q}_{13})^2<4\hat{q}_{11}\hat{q}_{33}z$$

标记 2.1 对任意 n 阶矩阵 $\boldsymbol{A}$，标记 $\tilde{\boldsymbol{A}}$ 为删除矩阵 $\boldsymbol{A}$ 的最后一行最后一列后的 $n-1$ 阶矩阵。

引理 2.8 令 $\boldsymbol{D}=(d_{ij})$ 为非奇异的 n 阶矩阵（$n\geqslant 2$）且 $\boldsymbol{M}=\mathrm{diag}(m_1, m_2 \cdots, m_n)$ 为正 n 阶对角矩阵。再令 $\boldsymbol{E}=\boldsymbol{D}^{-1}$，则如果 $d_{nn}>0$，$\tilde{\boldsymbol{M}}\tilde{\boldsymbol{D}}+(\tilde{\boldsymbol{M}}\tilde{\boldsymbol{D}})^{\mathrm{T}}>0$，和 $\tilde{\boldsymbol{M}}\tilde{\boldsymbol{E}}+(\tilde{\boldsymbol{M}}\tilde{\boldsymbol{E}})^{\mathrm{T}}>0$，可以选择一个 n 阶矩阵 $m_n>0$ 使得 $\boldsymbol{MD}+\boldsymbol{D}^T\boldsymbol{M}^T>0$。

接下来用一个简单的例子来说明这种方法。由以下的 SEIS 模型：

$$\frac{\mathrm{d}s}{\mathrm{d}t}=-\lambda SI+\mu-\mu S+\gamma I \tag{2.10}$$

$$\frac{\mathrm{d}E}{\mathrm{d}t}=\lambda SI-(\varepsilon+\mu)E \tag{2.11}$$

$$\frac{\mathrm{d}I}{\mathrm{d}t}=\varepsilon E-(\lambda+\mu)I \tag{2.12}$$

其中 S，I 和 E 分别代表易感者、感染者和暴露者三种仓室。μ 代表人口自然出生率/死亡率，γ 代表复原率，λIS 为接触率。所有的参数都为正。

在该模型中，假设总人口数为 1，令 $X(t)=S(t)+E(t)$，则上述 SEIS 模型改写为

$$\frac{\mathrm{d}X}{\mathrm{d}t}=-(\mu+\gamma)X-\varepsilon E+(\mu+\gamma) \tag{2.13}$$

$$\frac{\mathrm{d}E}{\mathrm{d}t}=\lambda X[1-(X-E)]-(\varepsilon+\mu+\lambda)E \tag{2.14}$$

$$I(t)=1-X(t) \tag{2.15}$$

令 (X^*, E^*, I^*) 为平衡点，且可行域为

$$\Gamma=\{(X, E)\in R_+^2: 0<X<1, 0<E<1\}$$

模型（2.13）~（2.15）的地方病平衡点满足下面方程：

$$E^*=\frac{\mu+\gamma}{\varepsilon(1-X^*)} \tag{2.16}$$

$$X^*=\frac{(\varepsilon+\mu+\lambda)(\mu+\gamma)}{(\lambda\varepsilon)+\lambda(\mu+\gamma)} \tag{2.17}$$

由方程（2.16）和（2.17）可解得

$$(\mu+\gamma) > \varepsilon E^* \tag{2.18}$$

$$(\mu+\gamma)(\varepsilon+\mu) > (\varepsilon+\mu)\varepsilon E^* > \varepsilon\lambda(X^*-E^*) \tag{2.19}$$

再由线性变化 $x_1=X-X^*$ 和 $x_2=E-E^*$，将平衡点（X^*，E^*）线性化到原点处可得

$$x_1=-(\mu+\gamma)x_1-\varepsilon E x_2 \tag{2.20}$$

$$x_2=\lambda x_1[1-(x_1-x_2)-(X^*-E^*)]-\lambda X^*(x_1-x_2)-(\varepsilon+\mu+\lambda)x_2 \tag{2.21}$$

可以建立如下 Lyapunov 方程：

$$V(x_1, x_2)=\sum_{i=1}^{2}\omega_i x_i^2$$

其中 $\omega_i>0$。则有

$$\frac{\mathrm{d}V}{\mathrm{d}t}(x_1, x_2)=2\omega_1 x_1[-(\mu+\gamma)x_1-\varepsilon x_2]+2\omega_2\lambda x_1[1-(x_1-x_2)-(X^*-E^*)]x_2-2\omega_2(\varepsilon+\mu+\lambda)x_2^2-2\omega_2\lambda X^*(x_1-x_2)x_2$$

$$=-2\omega_1(\mu+\gamma)x_1^2-2\omega_1\varepsilon x_1x_2-2\omega_2[(\varepsilon+\mu)+\lambda(1-x_1-X^*)]x_2^2+2\omega_2\lambda[(1-x_1-X^*)-(X^*-E^*)]x_1x_2$$

$$=\boldsymbol{Y}^T(\boldsymbol{W}\boldsymbol{A}+\boldsymbol{A}^T\boldsymbol{W})\boldsymbol{Y},$$

其中 $\boldsymbol{Y}=[x_1, x_2]$，$\boldsymbol{W}=\mathrm{diag}(\omega_1, \omega_2)$，且

$$A=\begin{bmatrix}-(\mu+\gamma) & -\varepsilon\\ \lambda[(1-x_1-X^*)-(X^*-E^*)] & -[(\varepsilon+\mu)+\lambda(1-x_1-X^*)]\end{bmatrix} \tag{2.22}$$

由不等式（2.19），容易求得

$$\det \boldsymbol{A}=[(\mu+\gamma)(\varepsilon+\mu)-\varepsilon\lambda(X^*-E^*)]+(\mu+\gamma+\varepsilon)\lambda(1-x_1-X^*)>0 \tag{2.23}$$

则由引理 2.3 可知矩阵$\boldsymbol{A}$ 为 Volterra-Lyapunov 稳定，由此可得证该平衡点的全局稳定性。由于化简后的 SEIS 模型（2.13 和 2.14）是二维模型，由定理 2.1 和 2.2，令 $B(X, E)=1/E$，即

$$\frac{\partial}{\partial}(B\boldsymbol{P})+\frac{\partial}{\partial \boldsymbol{E}}(B\boldsymbol{Q})=-\frac{\mu+\gamma}{\boldsymbol{E}}-\frac{\lambda X(1-X)}{\boldsymbol{E}^2}<0$$

其中$\boldsymbol{P}=-(\mu+\gamma)X-\varepsilon\boldsymbol{E}+(\mu+\gamma)$，$\boldsymbol{Q}=\lambda X[1-(X-\boldsymbol{E})]-(\varepsilon+\mu+\lambda)\boldsymbol{E}$。因此该模型没有周期解。

2.4 模型的分支与分支图

分支是流行病模型中又一现象，特别是一些复杂的传染病模型，就平面系统而言，分支现象可以出现在一个奇点附近。分支理论可以很好地解释微分模型的解和参数之间的关系，以及参数的变化如何影响模型的稳定性变化。

下面考虑一维的单参数静态方程：

$$f(x, \mu) = 0 \tag{2.24}$$

其中 $f: U \times J \to R$。设 $f(0, 0) = 0$，$L = D_x f(0, 0)$，并设 L 有一个等于零的特征根，则方程（2.24）对应的动态方程是

$$\dot{x} = f(x, \mu)$$

一般来讲，有如下四种不同的分支：跨临界分支，鞍结分支，叉行分支和 Hopf 分支。

跨临界分支

如果方程（2.24）中的 f 满足以下条件：

（1）$f(0, \mu) = 0$。

（2）$b = D_x^2 f(0, 0) \neq 0$，　$c = D_u D_x f(0, 0) \neq 0$。

则在 (x, μ) 空间中原点（0，0）的某个领域内，除了平凡解 $(0, \mu)$ 之外，还会有方程（2.24）的一条非平凡的解曲线经过原点（0，0）。其中 x 和 μ 表达为

$$\begin{cases} x = x(\varepsilon) = \varepsilon + O(\varepsilon^2) \\ \mu = \mu(\varepsilon) = -\dfrac{b}{2c}\varepsilon^2 + O(\varepsilon^2) \end{cases} \tag{2.25}$$

其中参数 $\varepsilon \in R$ 且 $|\varepsilon|$ 是一个很小的量。即方程（2.24）对 $\mu \neq 0$ 时有两个解，而对 $\mu = 0$ 时只有平凡解，称这种分支为跨临界分支。

鞍结分支

如果方程（2.24）满足下面的条件：

（1）$a = D_\mu f(0, 0) \neq 0$。

（2）$b = D_x^2 f(0, 0) \neq 0$。

那么在 (x, μ) 空间中原点（0，0）的某个领域内，会有方程（2.24）的一条经过（0，0）的解曲线，它可以用下面的参数方程组表示：

$$
\begin{cases} x = x(\varepsilon) = \varepsilon + O(\varepsilon^2) \\ \mu = \mu(\varepsilon) = -\dfrac{b}{2a}\varepsilon^2 + O(\varepsilon^2) \end{cases} \tag{2.26}
$$

在式（2.26）中，参数 $\varepsilon \in R$ 且 $|\varepsilon|$ 是一个很小的量。而且除了平凡解之外，当 a，b 异号（或同号）时，方程（2.24）对 $\mu<0$（>0）无解；但是对 $\mu>0$（<0）有两个解，它们分别对应 $\varepsilon>0$（<0），并且当 $\varepsilon=0$ 时，在（0，0）处汇合，即为鞍结分支。

叉形分支

如果方程（2.24）满足下面的条件：

（1）$f(-x, \mu) = -f(x, \mu)$；即 $f(x, \mu)$ 为关于 x 的偶函数。

（2）$c = D_\mu D_x f(0, 0) \neq 0$，　$e = D_x^3 f(0, 0) \neq 0$。

那么在（x，μ）空间中原点（0，0）的某个领域内，除了平凡解（0，μ），会有方程（2.24）的一条经过（0，0）的非平凡解曲线，它可以用下面的参数方程组表示：

$$
\begin{cases} x = x(\varepsilon) = \varepsilon + O(\varepsilon^2) \\ \mu = \mu(\varepsilon) = -\dfrac{e}{6c}\varepsilon^2 + O(\varepsilon^2) \end{cases} \tag{2.27}
$$

在式（2.27）中，参数 $\varepsilon \in R$ 且 $|\varepsilon|$ 是一个很小的量。而且除了平凡解之外，当 $ce<0$（>0），方程（2.24）对 $\mu>0$（<0）还有两个非平凡解，它们分别对应 $\varepsilon>0$（<0），并且当 $\varepsilon=0$ 时，在（0，0）处汇合，即为叉形分支。

Hopf 分支

对传染病模型而言，最常见的就是 Hopf 分支。即 Hopf 分支现象出现在奇点附近，该奇点相应的一次近似系统的特征根是一对纯虚根，此时对该奇点为中心或细焦点，系统经扰动后在此奇点的外围附近可能会出现极限环。考虑动力系统

$$
\dot{x} = f(x, \mu), \quad x \in U \subseteq R^n,\ \mu \in J \supseteq R^m \tag{2.28}
$$

其中 $f(x, \mu) \in C^r$，x 为状态变量，μ 为分支参数。

定理 2.3（Hopf 定理）对于方程（2.28）的动力系统，如果满足：

（1）若在 $\mu=\mu_0$ 处存在一个平衡点 x_0，即满足 $f(x_0, \mu_0) = 0$，$x_0 \in R^n$。

（2）$A(\mu) = Df(x, \mu)$ 在平衡点（x_0，μ_0）的领域内，有一对共轭复特征根，即 $a(\mu) \pm i\beta(\mu)$，并使得当 $\mu=\mu_0$ 时满足 $a(\mu_0) = 0$，$\beta(\mu_0) = \omega > 0$ 且在平衡点的领域内，对 x 和 μ 是解析的。

（3）横截条件 $a(\mu_0) \neq 0$，即 $a(\mu) \pm i\beta(\mu)$ 当 μ 通过 μ_0 时，横穿

虚轴。

（4）A（μ_0）的其余 $n-2$ 个特征根都有负实部。

则系统（2.28）存在一个参数 ε 的周期解簇

$$\mu(\varepsilon)=\sum_{i=2}^{\infty}\mu_i\varepsilon^j$$

使得对每一个 $\varepsilon\in$（0，ε_0），存在一个产生于 μ（ε）的周期解 P_ε（t），解的周期为

$$T(\varepsilon)=\frac{2\pi}{\omega}(1+\sum_{i=2}^{\infty}\tau_i\varepsilon^j)$$

P_ε（t）的稳定性由解析函数得

$$\beta(\varepsilon)=\sum_{i=2}^{\infty}\beta_i\varepsilon^j$$

即若 β（ε）<0，P_ε（t）的轨道是渐近稳定的；若 β（ε）>0，轨道是不稳定的。

Hopf 分支是一种常见的动态分支。对 ODE 系统，可以利用 Routh-Hurwitz 准则判断平衡点的稳定性和分支的存在性。而对于 FDE 系统，解空间变成无限维，对应的特征方程变成一个超越方程，此时分析系统的分支就变得十分的复杂。更重要的是要在系统发生 Hopf 分支后，判断分支方向、周期解的稳定性等重要性质。只需将原系统投影到中心流形上，把无穷维的问题转化成一个有限维问题去思考。

3 稳定性分析

3.1 无病平衡点和基本再生数 R_0

在本章，将采用 Hartley、Morris 和 Smith 以及 Mukandavire、Liao、Wang and Gaff 等的文献中的模型来讨论分析无病平衡点。

3.1.1 Hartley 的模型

Hartley、Morris 和 Smith 在文献中构造了以下的常微分模型：

$$\frac{dS}{dt}=bN-\beta_L S\frac{B_L}{\kappa_L+B_L}-\beta_H S\frac{B_H}{\kappa_H+B_H}-bS \tag{3.1}$$

$$\frac{dI}{dt}=bN-\beta_L S\frac{B_L}{\kappa_L+B_L}-\beta_H S\frac{B_H}{\kappa_H+B_H}-bS \tag{3.2}$$

$$\frac{dR}{dt}=\gamma I-bR \tag{3.3}$$

$$\frac{dB_H}{dt}=\xi I-\chi B_H \tag{3.4}$$

$$\frac{dB_L}{dt}=\chi B_H-\delta_L B_L \tag{3.5}$$

其中 S、I 和 R 分别代表易感者、感染者和移出者仓室，B_H 和 B_L 分别代表高传染病菌的浓度（HI）和低传染病菌的浓度（LI）。参数 β_H 和 β_L 分别代表 HI 和 LI 的吸收率，κ_H 和 κ_L 分别代表 HI 和 LI 的半饱和率，β_L 为死亡率/出生率，γ 为病菌的传播率，ξ 为个体丧失免疫率，δ_L 为病菌死亡率，γ 为复原率。

将方程组（3.1）~（3.5）写成向量的形式为

$$\frac{\mathrm{d}X}{\mathrm{d}t}=F(X) \tag{3.6}$$

其中

$$X=(S,\ I,\ R,\ B_H,\ B_L)^T \tag{3.7}$$

可以很直接地看出模型（3.1）~（3.5）有唯一一个正无病平衡点(DFE)：

$$X_0=(N,\ 0,\ 0,\ 0,\ 0)^{\mathrm{T}} \tag{3.8}$$

为了求该无病平衡点（DFE）的局部渐近稳定，先求出模型（3.1）~（3.5）在 DFE 的雅克比矩阵如下：

$$\begin{bmatrix} -\beta_L\frac{B_L}{\kappa_L+B_L}-\beta_H\frac{B_H}{\kappa_H+B_H}-b & 0 & 0 & -\beta_H S\frac{\kappa_H}{(\kappa_H+B_H)^2} & -\beta_L S\frac{\kappa_L}{(\kappa_L+B_L)^2} \\ \beta_L\frac{B_L}{\kappa_L+B_L}+\beta_H\frac{B_H}{\kappa_H+B_H} & -(\gamma+b) & 0 & \beta_H S\frac{\kappa_H}{(\kappa_H+B_H)^2} & \beta_L S\frac{\kappa_L}{(\kappa_L+B_L)^2} \\ 0 & \gamma & -b & 0 & 0 \\ 0 & \xi & 0 & -\chi & 0 \\ 0 & 0 & 0 & \chi & -\delta_L \end{bmatrix} \tag{3.9}$$

将 DFE 的值代入式（3.9）：$S=N$，$I=R=B_H=B_L=0$，得到

$$\boldsymbol{J}_B=\begin{bmatrix} -b & 0 & 0 & -\beta_H N\frac{1}{\kappa_H} & -\beta_L N\frac{1}{\kappa_L} \\ 0 & -(\gamma+b) & 0 & \beta_H N\frac{1}{\kappa_H} & \beta_L N\frac{1}{\kappa_L} \\ 0 & \gamma & -b & 0 & 0 \\ 0 & \xi & 0 & -\chi & 0 \\ 0 & 0 & 0 & \chi & -\delta_L \end{bmatrix}$$

矩阵$\boldsymbol{J}_B$的特征多项式为

$$\mathrm{Det}(\lambda I-J_B)=\left[\lambda^3+\lambda^2\left(\delta_L+\chi+\gamma+b\right)+\lambda\left(\chi\delta_L+\gamma\delta_L+\gamma\chi+b\delta_L+b\chi-\frac{\beta_H N\xi}{\kappa_H}\right)+\left(\gamma\chi\delta_L+b\chi\delta_L-\frac{\beta_H N\xi\delta_L}{\kappa_H}-\frac{\beta_L N\xi\chi}{\kappa_L}\right)\right](\lambda+b)^2$$

平衡点（3.8）是局部渐近稳定的当且仅当上述方程所有的根都有负实部。很显然 $\lambda=-b$ 为一个二重负根，为了分析方括号中的另外三个根，先令：

$$b_1=\delta_L+\chi+\gamma+b$$

$$b_2=\chi\delta_L+\gamma\delta_L+\gamma\chi+b\delta_L+b\chi-\frac{\beta_H N\xi}{\kappa_H}$$

$$b_3=\chi\gamma\delta_L+b\chi\delta_L-\frac{\beta_H N\xi\delta_L}{\kappa_H}-\frac{\beta_L N\xi\chi}{\kappa_L}$$

则由 Routh-Hurwitz 准则，该无病平衡点稳定的充要条件为

$$b_1>0,\quad b_3>0,\quad b_1b_2-b_3>0 \tag{3.10}$$

注意到式（3.10）的第一个不等式自动满足。再证明第二个不等式，需要证明：

$$\left[-\chi(\gamma+b)+\frac{\beta_H N\xi}{\kappa_H}\right]+\frac{\beta_L N\xi\chi}{\kappa_L\delta_L}<0 \tag{3.11}$$

即是要证：

$$N<\frac{(\gamma+b)\chi\kappa_H\kappa_L\delta_L}{\xi(\beta_H\kappa_L\delta_L+\beta_L\chi\kappa_H)} \tag{3.12}$$

另外，还有条件

$$b_1b_2-b_3=(\delta_L+\chi+\gamma+b)\left[\delta_L(\chi+\gamma+b)+\chi(\gamma+b)-\frac{\beta_H N\xi}{\kappa_H}\right]$$

$$-\gamma\chi\delta_L-b\chi\delta_L+\frac{\beta_H N\xi\delta_L}{\kappa_H}+\frac{\beta_L N\xi\chi}{\kappa_L}$$

$$=(\chi+\gamma+b)\left[\delta_L(\delta_L+\chi+\gamma+b)+\chi(\gamma+b)-\frac{\beta_H N\xi}{\kappa_H}\right]+\frac{\beta_L N\xi\chi}{\kappa_L}$$

由此可知要证 $b_1b_2-b_3>0$，只需证不等式（3.11）或者（3.12）成立即可。同时，不等式（3.12）提供了一个关键阈值：

$$N<\frac{(\gamma+b)\ \chi\kappa_H\kappa_L\delta_L}{\xi\ (\beta_H\kappa_L\delta_L+\beta_L\lambda K_H)} \tag{3.13}$$

当 $N<S_c$ 时，DFE 是稳定的。相反，当 $N>S_c$ 时，DFE 变得不稳定，传染病会在该地区传播开来。且基本再生数 R_0 也可由此求得为

$$R_0=\frac{N}{S_C}=\frac{\xi(\beta_H\kappa_L\delta_L+\beta_L\chi\kappa_H)}{(\gamma+b)\chi\kappa_H\kappa_L\delta_L} \tag{3.14}$$

条件（3.12）等价于 $R_0<1$。因此，可以建立如下定理：

定理 3.1 当 $R_0<1$ 时，模型（3.6）的无病平衡点是局部渐近稳定的；当 $R_0<1$ 时，模型（3.6）的无病平衡点是不稳定的。

接下来再用 van den Driessche 和 Watmough 的方法，即用再生矩阵的谱半径求基本再生数。将模型（3.1）~（3.6）中的未知量重组为如下向量形式：

$$X=(I,\ B_H,\ B_L,\ S,\ R)^{\mathrm{T}}$$

则 ODE 模型可写为

$$\frac{dX}{dt}=\mathscr{F}_i(X)-\mathscr{V}_i(X) \tag{3.15}$$

其中 $\mathscr{F}_i(x)$ 表示新感染的流出率；$\mathscr{V}_i(x)$ 表示个体进入或者流出每一个类别的转化率。这两个矩阵可以表示为

$$\mathscr{F}=\begin{bmatrix}\beta_L S\frac{B_L}{\kappa_L+B_L}+\beta_H S\frac{B_H}{\kappa_H+B_H}\\0\\0\\0\\0\end{bmatrix} \text{和} \quad \mathscr{V}=\begin{bmatrix}(\gamma+b)I\\ \chi B_H-\xi I\\ \delta_L B_L-\chi B_H\\ \beta_L\frac{B_L}{\kappa_L+B_L}+\beta_H\frac{B_H}{\kappa_H+B_H}+bS-bN\\ bR-\gamma I\end{bmatrix}$$

再生矩阵被定义为 $\boldsymbol{FV}^{-1}$，$\boldsymbol{F}$ 和 $\boldsymbol{V}$ 分别是 3×3 的雅克比矩阵，并定义为

$$\mathscr{F}=\left[\frac{\partial\mathscr{F}_i}{\partial X_j}(X_0)\right],\ \mathscr{V}=\left[\frac{\partial v_i}{\partial X_j}(X_0)\right],\ 1\leqslant i,\ j\leqslant 3$$

X_0 是无病平衡点（DFE），并且由

$$X_0=(0,\ 0,\ 0,\ N,\ 0)^{\mathrm{T}} \tag{3.16}$$

因此很容易计算得到：

$$\mathscr{F}=\begin{bmatrix}0 & \frac{\beta_H N}{\kappa_H} & \frac{\beta_L N}{\kappa_L}\\ 0&0&0\\0&0&0\end{bmatrix} \text{和} \quad \mathscr{V}=\begin{bmatrix}\gamma+b & 0 & 0\\ -\xi & \chi & 0\\ 0 & -\chi & \delta_L\end{bmatrix}$$

则再生矩阵为

$$\mathscr{F}=\begin{bmatrix}\frac{\beta_H N\xi}{\kappa_H(\gamma+b)\chi}+\frac{\beta_L N\xi}{\kappa_L(\gamma+b)\delta_L} & \frac{\beta_H N}{\kappa_H\chi}+\frac{\beta_L N}{\kappa_L\delta_L} & \frac{\beta_L N}{\kappa_L\delta_L}\\ 0&0&0\\0&0&0\end{bmatrix}$$

谱半径为 $\rho(\boldsymbol{FV}^{-1})=\max\limits_{1\leqslant i\leqslant 3}|\lambda_i|$，$\lambda_i$ 代表再生矩阵的特征值。由此可求出：

$$R_0=\frac{N\xi}{\gamma+b}\left(\frac{\beta_H}{\kappa_H\chi}+\frac{\beta_L}{\kappa_L\delta_L}\right) \tag{3.17}$$

为了研究无病平衡点的全局稳定性，采用 Chavez 的方法如下。

引理 3.1 考虑一个模型系统如下：

$$\frac{dX_1}{dt}=F(X_1,\ X_2),$$

$$\frac{dX_2}{dt} = G(X_1,\ X_2),\quad G(X_1,\ 0) = 0 \tag{3.18}$$

其中 $X_1 \in R^m$ 代表未被感染的人数，$X_2 \in R^m$ 代表被感染的人数包括正在感染的和在潜伏期的人数。

同时设两个假设条件（H1）和（H2）如下：

（H1）$\frac{dX_1}{dt} = F(X_1,\ 0)$，$X_1^*$ 是全局渐近稳定的。

（H2）对任意的 $(X_1,\ X_2) \in \Omega$，若有 $G(X_1,\ X_2) = AX_2 - \hat{G}(X_1,\ X_2)$，$\hat{G}(X_1,\ X_2) \geqslant 0$，其中雅克比矩阵 $A = \frac{\partial G}{\partial X_2}(X_1^*,\ 0)$ 是 M 矩阵。

则当 $R_0<1$ 时，DFE$X_0 = (X_1^*,\ 0)$ 是全局渐近稳定的。

定理 3.2 当 $R_0<1$ 时，模型（3.6）的无病平衡点是全局渐近稳定的。

证明：我们只需要证明当 $R_0<1$ 时，上述两个假设条件（H1）和（H2）满足。在 ODE 系统（3.1）~（3.5）中，$X_1 = (S,\ R)$，$X_2 = (I,\ B_H,\ B_L)$，以及 $X_1^* = (N,\ 0)$。

线性系统写为

$$\frac{dX_1}{dt} = F(X_1,\ 0) = \begin{bmatrix} bN - bS \\ -bR \end{bmatrix}$$

该系统的解容易求得

$$R(t) = R(0)e^{-bt} \quad 和 \quad S(t) = (N - S(0))e^{-bt}$$

则当 $t\to\infty$ 时，无论 $R(0)$ 和 $S(0)$ 的初始值如何，$R(t)\to 0$ 和 $S(t)\to N$。因此 $X_1^* = (N,\ 0)$ 是全局渐近稳定的。

接下来，计算

$$G(X_1,\ X_2) = \begin{bmatrix} \beta\frac{B_L}{\kappa_L + B_L} + \beta_H\frac{B_H}{\kappa_H + B_H} - (\gamma + b)I \\ \xi I - \chi B_H \\ \chi B_H - \delta_L B_L \end{bmatrix}$$

由此可得一个 M 矩阵：

$$\mathscr{F} = \begin{bmatrix} -(\gamma + b) & \frac{\beta_H N}{\kappa_H} & \frac{\beta_L N}{\kappa_L} \\ \xi & -\chi & 0 \\ 0 & \chi & -\delta_L \end{bmatrix}$$

同时，还能求得

$$\hat{G}(X_1, X_2) = \left[\frac{\beta_H B_H \kappa_H (N-S) + \beta_H N B_H^2}{\kappa_H(\kappa_H + B_H)} + \frac{\beta_L B_L \kappa_L (N-S) + \beta_L N B_L^2}{\kappa_L(\kappa_L + B_L)},\ 0,\ 0\right]^{\mathrm{T}}$$

又因为 $0 \leqslant S \leqslant N$，易知 $\hat{G}(X_1, X_2) \geqslant 0$。

3.1.2 Mukandavire 的模型

本节主要介绍由 Mukandavire、Liao、Wang 和 Gaff 等人简化及改善 Hartley 等人建立的霍乱模型，并建立了水源性模型。这些模型不仅考虑了所有人与人以及环境与人之间的病菌传播，并将病菌爆发初期的高传染状态简化为直接的人与人之间的传染，并由 3.1.1 节中的方法求出该模型的基本再生数，并分析 DFE 的稳定性。

$$\frac{\mathrm{d}S}{\mathrm{d}t} = \mu N - \beta_e S \frac{B}{\kappa + B} - \beta_h S I - \mu S \tag{3.19}$$

$$\frac{\mathrm{d}I}{\mathrm{d}t} = \beta_e S \frac{B}{\kappa + B} + \beta_h S I - (\gamma + \mu) I \tag{3.20}$$

$$\frac{\mathrm{d}R}{\mathrm{d}t} = \gamma I - \mu R \tag{3.21}$$

$$\frac{\mathrm{d}B}{\mathrm{d}t} = \xi I - \delta B \tag{3.22}$$

其中 S、I 和 R 分别代表易感者、感染者和移出者仓室，B 为霍乱病菌浓度，参数 β_e 和 β_h 分别代表病菌在环境中传播与在人和人之间传播的吸收率，κ 为半饱和率，μ 为出生率/死亡率，ξ 为病菌的传播率，δ 为病菌的死亡率，γ 为感染者的复原率，所有的参数都为正数。

模型（3.19）~（3.22）的无病平衡点 DFE 为

$$X_0 = (N, 0, 0, 0)^{\mathrm{T}} \tag{3.23}$$

由 3.1.1 节中的再生矩阵谱半径的方法求模型的基本再生数。分别根据 $\boldsymbol{F}$ 和 $\boldsymbol{V}$ 的定义计算出：

$$\boldsymbol{F} = \begin{bmatrix} N\beta_h & \dfrac{N\beta_e}{\kappa} \\ 0 & 0 \end{bmatrix}, \qquad \boldsymbol{V} = \begin{bmatrix} \gamma + \mu & 0 \\ -\xi & \delta \end{bmatrix}$$

和

$$\boldsymbol{F}\boldsymbol{V}^{-1} = \begin{bmatrix} \dfrac{N\beta_h}{\gamma + \mu} + \dfrac{N\beta_e \xi}{\delta\kappa(\gamma + \mu)} & \dfrac{N\beta_e}{\delta\kappa} \\ 0 & 0 \end{bmatrix}$$

则基本再生数可以求得为

$$R_0 = \frac{N}{\delta\kappa(\gamma + b)}(\xi\beta_e + \delta\kappa\beta_h) = R_e + R_h \tag{3.24}$$

其中 R_e 和 R_h 分别代表环境对人与人和人之间传播的部分再生数。注意到当 $\beta_e=0$ 时，$R_0=R_h$ 以及当 $\beta_h=0$ 时，$R_0=R_e$，意味着霍乱的两种传播方式彼此独立，或者会一起引发传染病的传播。

3.2 地方病平衡点

在上一节介绍的无病平衡点稳定性能决定传染病的短期传播状态，但是对于长期状态就需要考虑模型的地方病平衡点。地方病指的是传染病最终流行开来使得最终的易感者和染病者分别趋于一个稳定的数量。一般来说，只有当易感者有补充时，才有可能出现地方病平衡点。

3.2.1 Hartley 的模型

首先考虑 Hartley 的模型（3.6）的地方病平衡点：

$$X^* = (S^*, I^*, R^*, B_H^*, B_L^*) \tag{3.25}$$

各自的元素分别满足：

$$I^* = \frac{S^*}{\gamma + b}\left(\frac{\beta_L\xi I^*}{\delta_L\kappa_L + \xi I^*} + \frac{\beta_H\xi I^*}{\chi\kappa_H + \xi I^*}\right) \tag{3.26}$$

$$S^* = N - \frac{(\gamma + b)I^*}{b} \tag{3.27}$$

$$R^* = \frac{\gamma I^*}{b} \tag{3.28}$$

$$B_L^* = \frac{\xi I^*}{\delta_L} \tag{3.29}$$

$$B_H^* = \frac{\xi I^*}{\chi} \tag{3.30}$$

首先建立以下定理：

定理 3.3 当 $R_0>1$ 时，模型（3.26）~（3.30）的正地方病平衡点存在且唯一。

证明：通过对方程组（3.26）~（3.30）的简单计算，可以得出如下方程：

$$I^*[A(I^*)^2 + BI^* + C] = 0 \tag{3.31}$$

其中 $A=-\xi^2(\gamma+b)(\beta_L+\beta_H+b)$

$B=\xi^2 bN(\beta_L+\beta_H)-\xi(\gamma+b)(\beta_L\chi\kappa_H+\beta_H\delta_L\kappa_L+b\delta_L\kappa_L+b\chi\kappa_H)$

$C=\xi(\beta_L\chi\kappa_H+\beta_H\delta_L\kappa_L)(bN-bS_C)$

方程（3.31）的零根对应 DFE。两个非零根 I_1 和 I_2 必须满足：

$$I_1 I_2=\frac{C}{A} \tag{3.32}$$

$$I_1+I_2=-\frac{B}{A} \tag{3.33}$$

显然 $A<0$。当 $R_0>1$ 时，为使方程（3.32）的右边为正，则需 $N<S_C$ 和 $C<0$。接下来证明 $B<0$。由方程（3.13）可知下式成立：

$$\xi^2 bN(\beta_L+\beta_H)<\frac{\xi b(\beta_L+\beta_H)(\gamma+b)\chi\kappa_H\kappa_L\delta_L}{\beta_H\kappa_L\delta_L+\beta_L\chi\kappa_H} \tag{3.34}$$

同时，

$$b(\beta_L+\beta_H)(\gamma+b)\chi\kappa_H\kappa_L\delta_L<(\gamma+b)(\beta_H\kappa_L\delta_L+\beta_L\chi\kappa_H+b\kappa_L\delta_L+b\chi\kappa_H)(\beta_H\kappa_L\delta_L+\beta_L)$$

即是

$$\frac{\xi b(\beta_L+\beta_H)(\gamma+b)\chi\kappa_H\kappa_L\delta_L}{\beta_H\kappa_L\delta_L+\beta_L\chi\kappa_H}<\xi(\gamma+b)(\beta_H\kappa_L\delta_L+\beta_L\chi\kappa_H+b\kappa_L\delta_L+b\chi\kappa_H) \tag{3.35}$$

同时由方程（3.34）和（3.35）可得 $B<0$。因此，方程（3.32）的右边为负，则方程（3.31）可得两个负实根或者两个有负实部的复根。

最后，若 $R_0=1$，则 $C=0$ 且方程（3.31）有且只有一个负的非零根为 $-B/A$。证毕。

定理 3.4 当 $R_0>1$ 时，系统（3.30）正地方病平衡点是局部渐近稳定的。

证明：令

$$P=\beta_L\frac{B_L^*}{\kappa_L+B_L^*}+\beta_H\frac{B_H^*}{\kappa_H+B_H^*},\quad Q=\beta_H S^*\frac{\kappa_H}{(\kappa_H+B_H^*)^2}$$

以及 $T=\beta_L S^*\dfrac{\kappa_L}{(\kappa_L+B_L^*)^2}$，$P$，$Q$ 和 T 均为正。则雅克比矩阵（3.33）变为

$$J_B^*=\begin{bmatrix} -P-b & 0 & 0 & -Q & -T \\ P & -(\gamma+b) & 0 & Q & T \\ 0 & \lambda & -b & 0 & 0 \\ 0 & \xi & 0 & -\chi & 0 \\ 0 & 0 & 0 & \chi & -\delta_L \end{bmatrix}$$

J_B^* 的特征多项式为

$$\mathrm{Det}(\lambda I - J_B^*) = (\lambda + b)[(\lambda + \delta_L)(\lambda + P + b)(\lambda + \gamma + b)(\lambda + \chi) - \xi Q(\lambda + b)(\lambda + \delta_L) - T\xi\chi(\lambda + b)] \quad (3.36)$$

特征多项式有一个负根 $\lambda = -b$。将中括号中的式子展开得到

$$\lambda^4 + a_3\lambda^3 + a_2\lambda^2 + a_1\lambda + a_0 = 0 \quad (3.37)$$

其中：$a_3 = 2b + \chi + \delta_L + \gamma + P$

$a_2 = b^2 + \gamma P + 2b\chi + 2b\delta_L + \chi\delta_L + b\gamma + \chi\gamma - Q\xi + \delta_L\gamma + bP + \chi P + \delta_L P$

$a_1 = b^2\chi + b^2\delta_L + b\chi P + b\delta_L P + \chi\delta_L P + \chi\gamma P + \delta_l\gamma P + 2b\chi\delta_L + b\chi\gamma -$
$Qb\xi + b\delta_L\gamma + \chi\delta_L\gamma - Q\delta_L\xi - T\chi\xi$

$a_0 = b^2\chi\delta_L + b\chi\delta_L\gamma - Qb\delta_L\xi - Tb\chi\xi + b\chi\delta_L P + \chi\delta_L\gamma P$

为了保证方程（3.37）的所有根都有负实部，Routh-Hurwitz 稳定性准则必须满足：

$$\alpha_3 > 0,\ a_1 > 0,\ a_0 > 0,\ a_1(a_2a_3 - a_1) > a_0a_3^2 \quad (3.38)$$

这些条件中 $a_3>0$ 是显而易见的。方程（3.38）中的另外三个不等式证明如下。

先重写 a_0 为

$$a_0 = P(\gamma + b)\chi\delta_L + b(\gamma + b)\chi\delta_L - b\xi(\chi T + \delta_L Q) \quad (3.39)$$

将方程（3.29）和（3.30）代入方程（3.26）和（3.27）中，可得

$$(\gamma + b) = \xi S^*\left(\frac{\beta_L}{\delta_L + \xi I^*} + \frac{\beta_H}{\chi\kappa_H + \xi I^*}\right) \quad (3.40)$$

再利用方程（3.36）和（3.40）可得

$$a_0 = P(\gamma + b)\chi\delta_L + b\xi\chi\delta_L S^*\left(\frac{\beta_L}{\kappa_L\delta_L + \xi I^*} + \frac{\beta_H}{\chi\kappa_H + \xi I^*}\right) -$$
$$b\xi\chi\delta_L S^*\left[\frac{\beta_L\delta_L\kappa_L}{(\kappa_L\delta_L + \xi I^*)^2} + \frac{\beta_H\chi\kappa_H}{(\chi\kappa_H + \xi I^*)^2}\right]$$
$$= P(\gamma + b)\chi\delta_L + b\xi\chi\delta_L S^*\left[\frac{\beta_L\xi I^*}{(\kappa_L\delta_L + \xi I^*)^2} + \frac{\beta_H\xi I^*}{(\chi\kappa_H + \xi I^*)^2}\right]$$
$$>0$$

接下来，再来将 a_1 分为三部分：

$$a_1 = (b^2\chi + b\chi\gamma - Qb\xi) + (\chi\delta_L\gamma + b\chi\delta_L - Q\delta_L\xi - T\chi\xi) + (b\chi P + b\delta_L P + \chi\delta_L P + \chi\gamma P + \delta_L\gamma P + b\chi\delta_L + b\delta_L\gamma) \quad (3.41)$$

注意到方程（3.41）的最后一个部分是正的。再将方程（3.36）和（3.40）代入，a_1 的前两个部分变为

$$b^2\chi + b\chi\gamma - Qb\xi = \xi b\chi S^*\left(\frac{\beta_L}{\kappa_L\delta_L + \xi I^*} + \frac{\beta_H}{\chi\kappa_H + \xi I^*}\right) - \xi b\beta_H S^*\frac{\kappa_H}{\left(\kappa_H + \frac{\xi I^*}{\chi}\right)^2}$$

$$= \xi b\chi S^*\left[\frac{\beta_L}{\kappa_L\delta_L + \xi I^*} + \frac{\beta_H}{\chi\kappa_L + \xi I^*} - \frac{\beta_H\kappa_H\chi}{(\chi\kappa_H + \xi I^*)^2}\right]$$

$$= \xi b\chi S^*\left[\frac{\beta_L}{\kappa_L\delta_L + \xi I^*} + \frac{\beta_H\xi I^*}{(\chi\kappa_H + \xi I^*)^2}\right]$$

$$> 0$$

和

$$\delta_L\chi\gamma + \delta_L\chi b - Q\delta_L\xi - T\chi\xi$$

$$= \xi\delta_L\chi S^*\left(\frac{\beta_L}{\kappa_L\delta_L + \xi I^*} + \frac{\beta_H}{\chi\kappa_L + \xi I^*}\right) - \xi\left[\chi\beta_L S^*\frac{\kappa_L}{\left(\kappa_L + \frac{\xi I^*}{\delta_L}\right)^2} + \delta_L\beta_H S^*\frac{\kappa_H}{\left(\kappa_H + \frac{\xi I^*}{\chi}\right)^2}\right]$$

$$= \xi\delta_L\chi S^*\left[\frac{\beta_L}{\kappa_L\delta_L + \xi I^*} + \frac{\beta_H}{\chi\kappa_H + \xi I^*} - \frac{\beta_L\kappa_L\delta_L}{(\kappa_L\delta_L + \xi I^*)^2} - \frac{\beta_H\kappa_H\chi}{(\kappa_H\chi + \xi I^*)^2}\right]$$

$$= \xi\delta_L\chi S^*\left[\frac{\beta_L\xi I^*}{(\kappa_L\delta_L + \xi I^*)^2} + \frac{\beta_H\xi I^*}{(\chi\kappa_H + \xi I^*)^2}\right]$$

$$> 0$$

则 $a_1>0$ 可得证。

为了证明方程（3.38）中的最后一个不等式 a_1（$a_2a_3-a_1$）$>a_0a_3^2$，将其分解为以下两个不等式：

$$a_1a_2a_3 > 2a_1^2 \tag{3.42}$$

$$a_1a_2a_3 > 2a_0a_3^2 \tag{3.43}$$

为了证明式（3.42），将 $a_2a_3-2a_1$ 写成以下四个部分的和：

$$a_2a_3 - 2a_1 = (P\chi b + P\chi\gamma - PQ\xi) + (\chi^2 b + \chi^2\gamma - Q\chi\xi) + (\chi b^2 + \chi\gamma^2 + 2b\gamma\chi - Q\gamma\xi) + (3Pb^2 + P^2b + P\chi^2 + P^2\chi + P\delta_L^2 + P^2\delta_L + P\gamma^2 + P^2\gamma + b\chi^2 + 2b^2\chi) + 2b\delta_L^2 + 3b^2\delta_L + \chi\delta_L^2 + \chi^2\delta_L + b\gamma^2 + 3b^2\gamma + \delta_L\gamma^2 + \delta_L^2\gamma + 2b^3 + 2Pb\chi + 3Pb\delta_L + P\chi\delta_L + 4Pb\gamma + P\delta_L\gamma + 2b\chi\delta_L + b\chi\gamma + 3b\delta_L\gamma + \chi\delta_L\gamma + Q\delta_L\xi + 2T\chi\xi)$$

再次注意上面的表达式的最后一个部分为正。将方程（3.36）和（3.40）代入，上式的第一个部分变为

$$P\chi b + P\chi\gamma - PQ\xi = P\left[\xi\chi S^*\left(\frac{\beta_L}{\kappa_L\delta_L + \xi I^*} + \frac{\beta_H}{\chi\kappa_H + \xi I^*}\right) - \xi\beta_H S^* \frac{\kappa_H}{(\kappa_H + \beta_H)^2}\right]$$

$$= P\xi\chi S^*\left[\frac{\beta_L}{\kappa_L\delta_L + \xi I^*} + \frac{\beta_H}{\chi\kappa_H + \xi I^*} - \frac{\beta_H\kappa_H\chi}{(\chi\kappa_H + \xi I^*)^2}\right]$$

$$= P\xi\chi S^*\left[\frac{\beta_L}{\kappa_L\delta_L + \xi I^*} + \frac{\beta_H\xi I^*}{(\chi\kappa_H + \xi I^*)^2}\right]$$

$$> 0 \qquad (3.44)$$

用同样的方法，可以证明 $\chi^2 b+\chi^2\gamma-Q\chi\xi>0$ 和 $\chi b^2+\chi\gamma^2+2b\gamma\chi-Q\gamma\xi>0$。式（3.42）得证。

最后，为了证明式（3.43），将式 $a_1a_2-2a_0a_3$ 写成如下形式：

$$a_1a_2 - 2a_0a_3 = (Pb\chi\delta_L^2 + P\chi\gamma\delta_L^2 - TP\chi\xi\delta_L - PQ\xi\delta_L^2) + (\chi\delta_L^2\gamma^2 + b\chi\gamma\delta_L^2) -$$
$$T\chi\gamma\xi\delta_L - Q\gamma\xi\delta_L^2) + (P^2\chi^2\delta_L - T\gamma\xi\chi^2 - Q\chi\gamma\xi\delta_L) + (b^4\chi + b^3\chi\gamma - Qb^3\xi) +$$
$$(b^3\chi\gamma + b^2\chi\gamma\delta_L + b^2\gamma^2\chi + b\chi\delta_L\gamma^2 - Q\gamma\xi b^2 - Qb\gamma\chi\delta_L) +$$
$$(P\chi b^3 + Pb\chi\gamma^2 + 2Pb^2\chi\gamma - PQb^2\xi - PQb\gamma\xi) +$$
$$(3b^2\chi^2\delta_L + 3b\chi^2\delta_L\gamma - 3Qb\chi\delta_L\xi) + (2Pb^2\chi^2 + 2Pb\chi^2\gamma - 2PQb\chi\xi) +$$
$$(P\chi^2\delta_L^2 + P\chi^2\gamma^2 + P\chi^2\delta_L b - PQ\chi\delta_L\xi) + (2Pb\chi^2\gamma - 2Qb\chi\gamma\xi) +$$
$$(Pb^3\chi^2 + 2b^3\chi^2 + 3b^2\chi^2\gamma - 3Qb^3\chi\xi) + (P^2\chi^2\gamma - PQ\chi\gamma\xi) +$$
$$(P\chi^2\delta_L\gamma + P\chi^2\delta_L b - TP\chi^2\xi - PQ\chi\delta_L\xi) + (P^2\chi\delta_L\gamma - PQ\delta_L\gamma\xi) +$$
$$(P\chi\gamma^2\delta_L + P\chi b\delta_L\gamma - TP\chi\gamma\xi - PQ\delta_L\gamma\xi) + (P^2b^2\chi + P^2b^2\delta_L + P^2b\chi^2 +$$
$$(Pb^3\chi\delta_L + Pb\chi\delta_L\gamma - PQb\delta_l\xi) + (\delta_L^2\chi^2\gamma + \delta_L^2\chi^2 b - T\chi^2\delta_L\xi - Q\chi\xi\delta_L^2) +$$
$$(\chi^2\delta_L\gamma^2 + \chi^2\delta_L^2 b + \chi^2 b\gamma^2 - Q\chi\delta_L\gamma\xi) + P^2b\chi\delta_L + 2P^2b\chi\gamma + P^2b\delta_L^2 +$$
$$2P^2b\delta_L\gamma + P^2\chi\delta_L^2 + P^2\chi\gamma^2 + P^2\delta_L^2\gamma + P^2\delta_L\gamma^2 + Pb^2\chi + 2Pb^3\delta_L +$$
$$2Pb^2\chi\delta_L + 2Pb^2\chi\gamma + 3Pb^2\delta_L^2 + 4Pb^2\delta_L\gamma + Pb\chi^2\delta_L + 2Pb\chi\delta_L\gamma +$$
$$Pb\chi\gamma^2 + TPb\chi\xi + 4Pb\delta_L\gamma + 2Pb\delta_L\gamma^2 + P\delta_L^2\gamma^2 + Q^2b\xi^2 + Q^2\delta_L\xi^2 +$$
$$TQ\chi\xi^2 + b^4\delta_L + 2b^3\chi\delta_L + 2b^3\delta_L^2 + 2b^3\gamma\delta_L + 3b^2\chi\delta_L^2 + 2b^2\chi\delta_L\gamma +$$
$$3Tb^2\chi\xi + 3b^3\delta_L^2\gamma + b^2\gamma^2\delta_L + 2b\chi\gamma\delta_L^2 + Tb\chi\gamma\xi + b\delta_L^2\gamma^2$$

接下来结合式（3.42）~式（3.44）再证明 $a_1a_2-2a_0a_3>0$。上式中部分项可以直接得证，其余部分项需要由以下计算而来。

$$Pb\chi\delta_L^2 + P\chi\gamma\delta_L^2 > PT\chi\delta_L\xi + PQ\xi\delta_L^2,\ \chi\delta_L^2\gamma^2 + b\chi\delta_L^2\gamma > T\chi\delta_L\xi\gamma + Q\delta_L^2\gamma\xi$$

$$P^3\chi^2\delta_L > P\chi^2\delta_L(\gamma + b) > T\chi^2\gamma\xi + Q\chi\delta_L\gamma\xi,\ b^4\chi + b^3\chi\gamma > Qb^3\xi$$

$b^3\chi\gamma + b^2\chi\delta_L\gamma + b^2\chi\gamma^2 + b\chi\delta_L\gamma^2 > Qb^2\gamma\xi > Qb\delta_L\gamma\xi$，$P^2\chi^2\gamma > PQ\chi\gamma\xi$

$Pb^3\chi + Pb\chi\gamma^2 + 2Pb^2\chi\gamma > PQb^2\xi + PQb\gamma\xi$，$Pb^2\chi\delta_L + Pb\chi\delta_L\gamma > PQb\delta_L\xi$

$3b^3\chi^2\delta_L + 3b\chi^2\delta_L\gamma > 3Qb\chi\delta_L\xi$，$P\chi^2\delta_L^2 + P\chi^2\gamma^2 + P\chi^2\delta_L b > PQ\chi\delta_L\xi$

$2Pb^2\chi^2 + 2Pb\chi^2\gamma > 2PQb\chi\xi$，$P\chi^3\delta_L\gamma + P\chi^2\delta_L b > TP\chi^2\xi + PQ\chi\delta_L\xi$

$Pb^2\chi^2 + 2b^3\chi^2 + 3b^2\chi^2\gamma > 3b^3\chi^2 + 3b^2\chi^2\gamma > 3Qb^2\chi\xi$

$P^2\chi^2\gamma > 2\chi^2 b^2\gamma + 2\chi^2\gamma^2 b > PQ\chi\gamma\xi$，$P\chi\gamma^2\delta_L + P\chi b\delta_L\gamma > TP\chi\gamma\xi + PQ\delta_L\gamma\xi$

$\delta_L^2\chi^2(\gamma + b) > T\chi^2\delta_L\xi + Q\chi\delta_L^2\xi$，$P^2\chi^2\gamma\delta_L > PQ\delta_l\gamma\xi$

$\chi^2\delta_L\gamma^2 + \delta_L^2\chi^2 b + \chi^b\gamma^2 > \chi^2\delta\gamma^2 + \gamma b\chi^2\delta_L > Q\chi\delta_L\gamma\xi$

通过以上不等式，则可得证 $a_1a_2-2a_0a_3>0$。具体步骤略。

3.2.2 Mukandavire 的模型

Mukandavire 的模型（3.19）～（3.22）的地方病平衡点为 $X^* = (S^*, I^*, R^*, B^*)$：

$$S^* = N - \frac{(\gamma + \mu)I^*}{\mu} \tag{3.45}$$

$$I^* = \frac{\beta_e S^*}{\gamma + \mu - \beta_K S^*} - \frac{\delta\kappa}{\xi} \tag{3.46}$$

$$R^* = \frac{\gamma I^*}{\mu} \tag{3.47}$$

$$B^* = \frac{\xi I^*}{\delta} \tag{3.48}$$

定理 3.5 当 $R_0>1$ 时，系统（3.19）～（3.22）正地方病平衡点是局部渐近稳定的。

证明：通过求解方程（3.19）～（3.22）可得

$$I^*[A(I^*)^2 + BI^* + C] = 0 \tag{3.49}$$

其中：$A =- \beta_h(\gamma + \mu)\xi$

$B = \beta_h N\mu\xi - (\gamma + \mu)(\beta_e\xi + \beta_h\delta\kappa + \mu\xi)$

$C = \beta_e\xi\mu N - (\gamma + \mu)\mu\delta\kappa + \beta_h N\mu\delta\kappa$

由式（3.49）可知，$I^*=0$ 对应无病平衡点以及一个一元二次方程：

$$A(I^*)^2 + BI^* + C = 0 \tag{3.50}$$

该方程的两个根必须满足：

$$I_1^* I_2^* = \frac{C}{A} \tag{3.51}$$

$$I_1^* + I_2^* = -\frac{B}{A} \tag{3.52}$$

再求出基本再生数：

$$R_0 = \frac{N(\xi\beta_e + \delta\kappa\beta_h)}{\delta\kappa(\gamma + \mu)} \tag{3.53}$$

以及阈值：

$$\frac{dB_L}{dt} = \chi B_H - \delta_L B_L \tag{3.54}$$

当 $R_0>1$ 时，$N>S_c$，则有 $A<0$ 和 $C>0$，以及方程（3.51）的右侧小于零。因此方程（3.50）有一个唯一正根 I^*。另外，若 $R_0<1$ 意味着 $N<S_c$，则有 $C<0$，以及方程（3.51）的右侧大于零，即是当 $B<0$ 时，方程（3.52）的右侧小于零。

又因为当 $N<S_c$ 时，有 $(\gamma+\mu)>N\beta_h$，则可推出 $(\gamma+\mu)\mu\xi>N\beta_h\mu\xi$，由此可得出 $B<0$。则方程（3.50）有两个负根且正的地方病平衡点不存在，矛盾。

为了化简地方病平衡点的局部稳定性，令

$$P=\frac{\beta_e B^*}{\kappa+B^*}+\beta_h I^*, \qquad Q=\frac{\beta_e S^* \kappa}{(\kappa+B^*)^2}$$

将模型（3.19）~（3.22）的地方病平衡点化简为

$$J_B^* = \begin{bmatrix} -P-\mu & -\beta_h S & 0 & -Q \\ P & \beta_h S-(\gamma+\mu) & 0 & Q \\ 0 & \gamma & -\mu & 0 \\ 0 & \xi & 0 & \delta \end{bmatrix}$$

J_B^* 的特征多项式为

$$\begin{aligned}\mathrm{Det}(\lambda I - J_B^*) = {} & (\lambda+\mu)[\lambda+\mu](\lambda-\beta_h S^*+\gamma+\mu)(\lambda+\delta) + \\ & P(\lambda+\gamma+\mu)(\lambda+\delta) = \xi Q(\lambda+\mu)\end{aligned} \tag{3.55}$$

特征多项式（3.47）有一个负根 $\lambda=-\mu$。再将中括号中的式子展开得到

$$a_1\lambda^2 + a_2\lambda + a_3 = 0 \tag{3.56}$$

其中：$a_1=P+\delta+\gamma+2\mu-\beta_h S^*$

$a_2=\mu^2+P\delta+P\mu-Q\xi+\delta\gamma+2\delta\mu+\gamma\mu-\beta_h S^*\delta-\beta_h S^*\mu$

$a_3=\delta\mu^2+P\delta\gamma+P\delta\mu-Q\mu\xi+\delta\gamma\mu-\beta_h S^*\delta\mu$

Routh-Hurwitz 稳定性准则必须满足：

$$a_3>0, \quad a_2>0, \quad a_1>0, \quad a_1a_2-a_0a_3>0$$

由方程（3.46）可解得

$$\gamma+\mu=\frac{\beta_e S^*\xi\delta\kappa+\beta_e S^*\xi^2 I^*}{(\delta\kappa+\xi I^*)^2}+\beta_h S^*$$

注意到 $Q\xi=\frac{\delta^2\beta_e S^*\xi\kappa}{(\delta\kappa+\xi I^*)^2}+\beta_h S^*$，可以建立如下两个不等式：

$$\gamma+\mu>\beta_h S^* \tag{3.57}$$

$$\delta(\gamma+\mu)>Q\xi+\beta_h S^*\delta \tag{3.58}$$

接下来，通过不等式（3.57）先证明 $a_1>0$。

$$a_1=P+\delta+\mu+(\gamma+\mu)-\beta_h S^*>0 \tag{3.59}$$

再由两个不等式 $\delta(\gamma+\mu)>Q\xi+\beta_h S^*\delta$ 和 $\mu(\gamma+\mu)>\beta_h S^*\mu$，易得证 $a_2>0$。另外，可以通过 $\delta\mu(\gamma+\mu)>Q\xi\mu+\beta_h S^*\delta\mu$ 得证 $a_3>0$。

最后证明 $a_1a_2-a_0a_3>0$：

$a_2(\mu+\delta)-a_3=(\delta^2\gamma+\delta^2\mu-Q\delta\xi-\beta_h S^*\delta^2)+(\gamma\mu^2+\mu^3+\delta\gamma\mu+\delta\mu^2-\beta_h S^*\mu-\beta_h S^*\delta\mu)+P\delta^2+P\mu^2+\delta\mu^2+\delta^2\mu+P\delta\mu+P\gamma\mu$

再结合不等式（3.57）和（3.58），可得

$\delta^2(\gamma+\mu)>Q\xi\delta+\beta_h S^*\delta^2$

$\gamma\mu^2+\mu^2+\delta\gamma\mu+\delta\mu^2>\beta_h S^*\mu^2+\beta_h S^*\mu\delta$

则 a_2（$\mu+\delta$）>0 成立。又因为 $a_1>$（$\mu+\delta$），最后可得证 $a_1a_2>a_3$。

定理 3.5 可得证。

3.2.3 分支图形

在这部分，主要以 Hartley 的模型为例，利用分支图形证明其在 $R_0=1$ 点发生的稳定性变化。

定理 3.6 系统（3.1）~（3.5）在 $R_0=1$ 产生分支。

将模型（3.1）~（3.5）的地方病平衡点的方程 $A(I^*)^2+BI^*+C=0$ 写成：

$$A(I^*)^2+(DR_0-E)I^*+F(R_0-1)=0 \tag{3.60}$$

其中：$D=\xi^2 bS_C(\beta_L+\beta_b)$

$E=\xi(\gamma+b)(\beta_L\chi\kappa_H+\beta_H\delta_L\kappa_L)+b\xi(\gamma+b)(\chi\kappa_H+\delta_L\kappa_L)$

$F=\xi bS_C(\beta_L\chi\kappa_H+\beta_H\delta_L\kappa_L)$

则可求得

$$R_0=1+\frac{-A(I^*)^2+(E-D)I^*}{DI^*+F} \tag{3.61}$$

当 I^* 非常小时，方程（3.61）可近似为一条穿过点 $R_0=1$ 的直线。图 3.1

为系统（3.1）~（3.5）在 $R_0=1$ 处分支图。

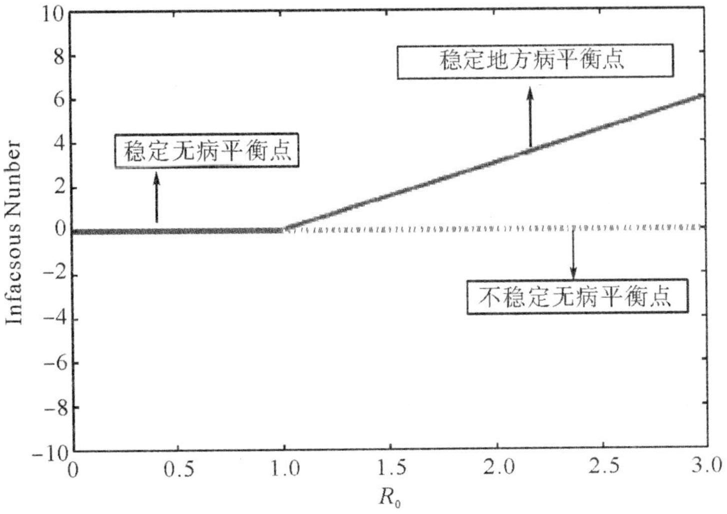

图 3.1　系统（3.1）~（3.5）在 $R_0=1$ 处分支图

3.3　数值模拟

在本节中采用 2008—2009 年津巴布韦霍乱为实例进行数值模拟。此次爆发于津巴布韦的霍乱是非洲地区近年来最严重的一次疫情，并受到世界各地的广泛关注。根据世界卫生组织（WHO）发布的数据，津巴布韦的霍乱爆发于 2008 年的 8 月，在爆发初期，受感染者人数急剧增加，2008 年 12 月 1 日有 11 735例染病者，2009 年 2 月 18 日有 79 613 例染病者，2009 年 3 月 17 日有 91 164例染病者。后因各种治疗手段的相继展开以及来自世界各地的医疗救助，到 2009 年 6 月，津巴布韦的霍乱开始得到有效控制。津巴布韦的总人口大约 12 000 000 人，为了计算的方便，按比例减少 1 200 倍系数使得其总人口为1 000。同时经过标准化后，在 10 周约有 10 例染病者，22 周左右约有 66 例染病者，在约 26.5 周时有约 76 例受感染的人口。模型中所用到的其他参数值如表 3.1 所示。

表 3.1　模型参数值

模型参数	参数符号	参数值
HI 吸收率	β_H	变量
LI 吸收率	β_L	变量
LI 半饱和率	κ_L	10^6cells/ml
HI 半饱和率	κ_H	1 428.6 cells/ml
自然出生率/死亡率	b	$(35yr)^{-1}$
病菌传播率	χ	$(5h)^{-1}$
个体丧失免疫率	ξ	10 cells/ml
病菌死亡率	δ_L	$(30d)^{-1}$
复原率	γ	$(5d)^{-1}$

注意到表 3.1 中 β_H 和 β_L 两个参数的值未知，且很难被测量并确定，是 ODE 模型中最敏感的两个参数，为了验证其敏感性，在表 3.2 中用目前最有效的验证参数敏感性和不确定性的拉丁超立方体抽样法（latin hypercube sampling，LHS）方法来验证这两个参数。LHS 方法通过计算在［-1，1］的偏等级相关系数（PRCC）来分析参数的敏感性以及不确定性。若 PRCC 的绝对值趋近于零，表示该参数对于整个结果输出的影响很小，即该值不敏感；相反若 PRCC 的绝对值趋近于 1，表示该参数对于整个结果输出的影响很大，即该值非常敏感。用受感染的总人数 I 作为 LHS 敏感度测试的输出结果，取样本大小为 400，结果表示在表格 3.2 中。若取不同的样本大小，也可以得到相似的结果。该测试的结果证明了 β_H 和 β_L 的敏感性，同时 β_H 相对于受感染的总人数特别敏感。

表 3.2　LHS 稳定性分析

参数	最小值	最大值	PRCC 值
β_L	0.01	3	0.245 957
β_H	0.01	3	-0.912 184

在模型模拟中，根据实际数据，取初始条件为：$I(0)=1$，$S(0)=9\,999$，$R(0)=1\,000$，$B_H(0)=B_L(0)=0$。取值 $\beta_L=0.126$，$\beta_H=0.099\,5$，模拟结果感染者人数随时间变化的曲线图（图 3.2），模型预测的结果与实际

数据基本完全吻合。再将 β_H 和 β_L 的值代入表达式（3.13）和（3.14），可以计算出基本再生数的值：

$$R_0 \approx 1.222 \tag{3.62}$$

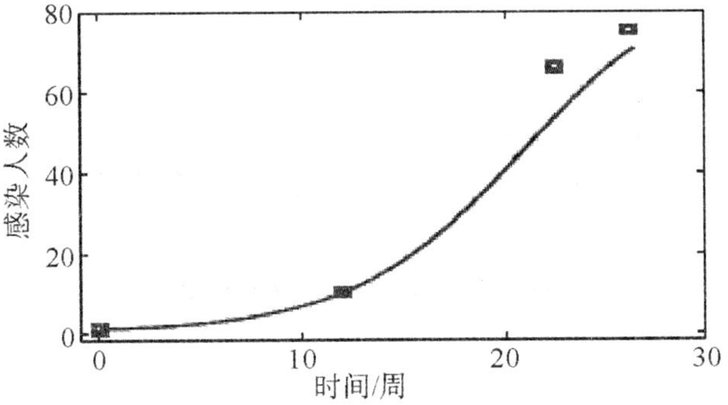

图 3.2 感染者人数随时间变化的曲线图

注：曲线代表模型的预测值，方块代表津巴布韦霍乱的实际数据

以及关键阈值：

$$S_C \approx 8\ 183 \tag{3.63}$$

再将表 3.1 中的模型参数代入方程（3.31），（3.27）~（3.30），可解得所有的地方病平衡点的值：

$S^* = 7\ 666$，　$I^* = 0.915\ 7$，　$R^* = 2\ 333$，　$B_H^* = 1.908$，　$B_L^* = 274.7$

注意该平衡点的值是在标准化降低 1 200 倍之后得到的，因此模型预测地方病平衡点的被感染者的实际人数为 1 099 人。

为了验证模型的预测性，将数值模型进行一个较长的时间，约 7 000 周。图 3.3 和图 3.4 代表长时间数值模型后，I、S 和 R 分别随时间的变化趋势图。图 3.3 中第一个峰值即代表本书研究的此次 2008—2009 年爆发的霍乱。I 到达峰值后逐渐下降至约为 0 值，表明大部分被感染者都痊愈并进入移出者仓室，因此在图 3.4 中可以首先看到一个相应的显著增加。随后由于人口的自然死亡，R 又会逐渐降低，S 慢慢增加，直到再一次霍乱爆发。这样的过程会不停重复，但是每一次霍乱爆发的峰值都会小于前一次的峰值，直到约 5 000 周之后，I 到达其地方病平衡点 $I^* = 0.915\ 7$，同时，S 和 R 也会收敛于各自的地方病平衡点。

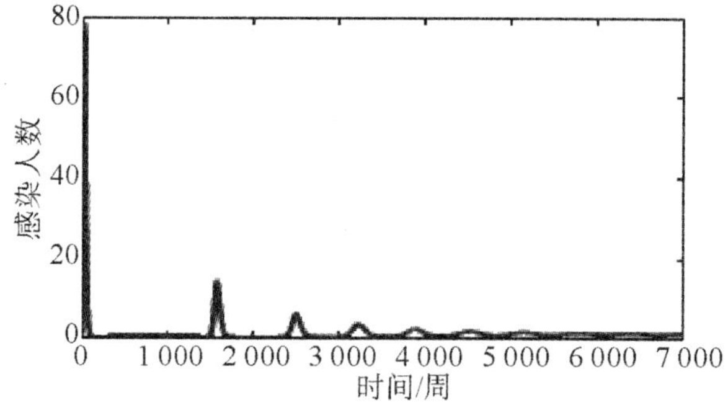

图 3.3 I 随时间的变化趋势图

注：初始条件 I（0）=1，S（0）=9 999，R（0）=1 000，B_H（0）= B_L（0）=0

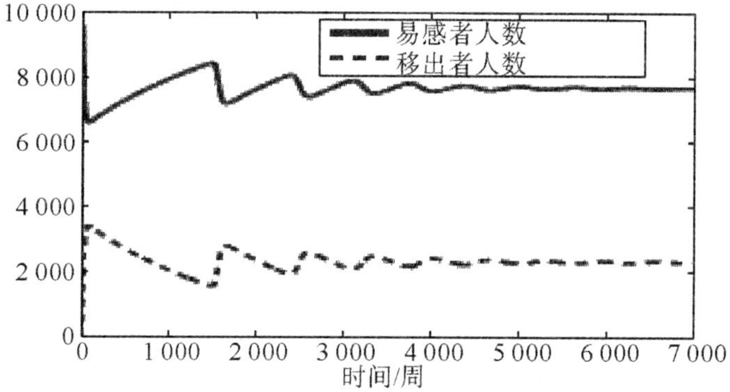

图 3.4 S 和 R 随时间的变化趋势图

注：初始条件 I（0）=1，S（0）=9 999，R（0）=1 000，B_H（0）=B_L（0）=0

图 3.5 和图 3.6 代表当取不同初始条件时 I，S 和 R 分别随时间的变化趋势图，I（0）=500，S（0）=8 500，R（0）=1 000，B_H（0）=B_L（0）=0。可以观察到和图 3.3 和图 3.4 非常类似的变化趋势，在约 5 000 周之后，I、S 和 R 分别达到各自的地方病平衡点。再取不同的初始条件，仍然得到相似的变化趋势（此处相似的图略）。由此可知地方病平衡点与初始条件无关，可以得出当 $R_0>1$ 时，该模型的地方病平衡点是全局渐近稳定的。

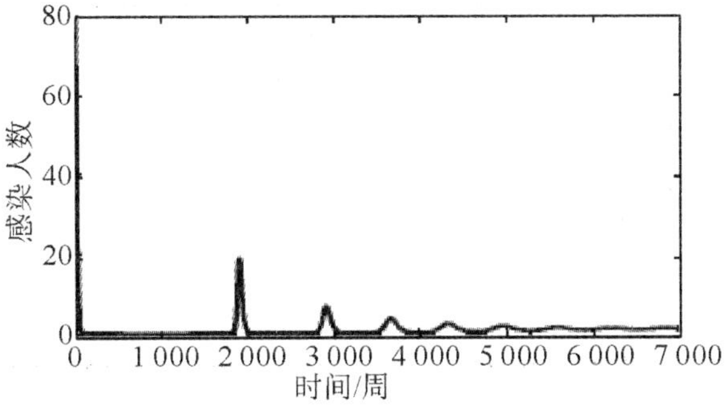

图 3.5 感染者人数随时间变化的趋势图

注：I 随时间的变化趋势图。初始条件：I（0）= 500，S（0）= 8 500，R（0）= 1 000，B_H（0）= B_L（0）= 0

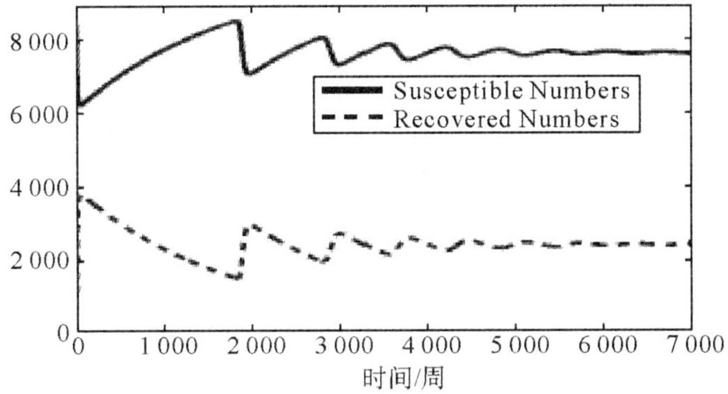

图 3.6 易感者和移出者人数随时间变化的趋势图

注：S 和 R 随时间的变化趋势图。初始条件：I（0）= 500，S（0）= 8 500，R（0）= 1 000，B_H（0）= B_L（0）= 0

最后，为了验证当 $R_0<1$ 时，模型无病平衡点的全局渐近稳定性，模型针对不同的总人数 N 和不同的初始条件进行数值模拟，不同情况下的变化趋势基本一致，如图 3.7 所示，被感染者迅速降为约为零值，并一直保持不变。

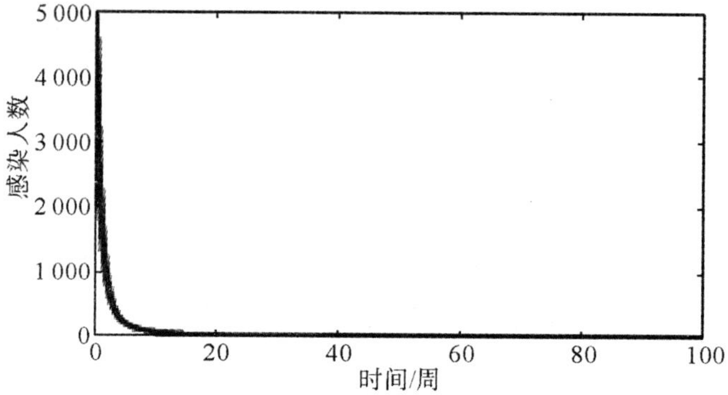

图 3.7 感染者人数随时间变化的趋势图

注：总人数 N=5 000，初始条件：I（0）=500，S（0）=4 500，R（0）=1 000，B_H（0）=B_L（0）=0

4 一般霍乱模型

在前三章提到的所有关于霍乱的模型，有两个主要因素，即不同的发生率（t 时刻在单位时间内被所有病人传染的人数）以及霍乱弧菌在环境中的传播因素。因此，本章主要构建一个具一般性的霍乱模型，兼具发生率和水源中的病菌浓度因素，并使得该一般模型可以广泛应用到所有水源性传染病模型中。

4.1 模型构造

构建一个一般性的霍乱模型如下：

$$\frac{dS}{dt} = bN - Sf(I,\ B) - bS \tag{4.1}$$

$$\frac{dI}{dt} = Sf(I,\ B) - (\gamma + b)I \tag{4.2}$$

$$\frac{dR}{dt} = \gamma I - bR \tag{4.3}$$

$$\frac{dB}{dt} = h(I,\ B) \tag{4.4}$$

其中 S、I 和 R 分别代表易感者、感染者和移出者仓室，B 为霍乱弧菌在水源中的浓度。总人数 $N=S+I+R$ 为一个常数。参数 b 为死亡率/出生率，γ 为复原率，f（I，B）为发生率，h（I，B）为病菌浓度在环境中的变化律。

若令

$$X = (S,\ I,\ R,\ B)^T \tag{4.5}$$

再将方程组（4.1）～（4.4）写成向量的形式为

$$\frac{\mathrm{d}X}{\mathrm{d}t} = F(X) \tag{4.6}$$

标注 4.1 允许 B 为一个常数或者向量。例如，可将 B 写为 $B=[B_H,\ B_L]$。

则可理解为

$$\frac{\mathrm{d}B}{\mathrm{d}t}=\begin{bmatrix}\frac{\mathrm{d}B_H}{\mathrm{d}t}\\ \frac{\mathrm{d}B_L}{\mathrm{d}t}\end{bmatrix},\ h(I,\ B)=\begin{bmatrix}h_H(I,\ B)\\ h_L(I,\ B)\end{bmatrix}$$

和

$$\frac{\partial f}{\partial B}=\begin{bmatrix}\frac{\partial f}{\partial B_H}\\ \frac{\partial f}{\partial B_L}\end{bmatrix},\quad \frac{\partial^2 f}{\partial B^2}=\begin{bmatrix}\frac{\partial^2 f}{\partial B_H^2} & \frac{\partial^2 f}{\partial B_H B_L}\\ \frac{\partial^2 f}{\partial B_L B_H} & \frac{\partial^2 f}{\partial B_L^2}\end{bmatrix},\quad \frac{\partial h}{\partial B}=\begin{bmatrix}\frac{\partial h_H}{\partial B_H} & \frac{\partial h_H}{\partial B_L}\\ \frac{\partial h_L}{\partial B_H} & \frac{\partial h_L}{\partial B_L}\end{bmatrix}$$

标注 4.2 若向量V的每一个元素都$\geqslant 0$（$\leqslant 0$），则向量$V\geqslant 0$（$\leqslant 0$）。若矩阵是半正定（负定）的，则矩阵$\boldsymbol{A}\geqslant 0$（$\leqslant 0$）。

当$I\geqslant 0$，$B\geqslant 0$时，再假设方程f和h满足以下条件：

(a) $f(0,\ 0)=0$，$h(0,\ 0)=0$。

(b) $f(I,\ B)\geqslant 0$。

(c) $\frac{\partial f}{\partial I}(I,\ B)\geqslant 0$，$\frac{\partial f}{\partial B}(I,\ B)\geqslant 0$，$\frac{\partial h}{\partial I}(I,\ B)\geqslant 0$，$\frac{\partial h}{\partial B}(I,\ B)\leqslant 0$。

(d) 矩阵 $D^2f=\begin{bmatrix}\frac{\partial^2 f}{\partial I^2} & \frac{\partial^2 f}{\partial I\partial B}\\ \frac{\partial^2 f}{\partial B\partial I} & \frac{\partial^2 f}{\partial B^2}\end{bmatrix}$处处负半定。

(e) 矩阵 D^2h 处处负半定。

假设条件（a）保证系统（4.6）的无病平衡点的存在性，使得

$$X_0=(N,\ 0,\ 0,\ 0,\ 0)^{\mathrm{T}} \tag{4.7}$$

假设条件（b）保证存在正的发生率。假设条件（c）中的前两个不等式保证增加染病者和病菌浓度能得到更高的发生率，条件（c）中的第三个不等式确保病菌正的死亡率。假设条件（d）是常见条件，可参见文献［56-58］。在该模型中，f（L，B）作为一个理想的发生率基于以下结果：当感染者人数或者水源中的病菌浓度较高时，发生率比I和B的线性发生率减慢。条件（e）表明在一个平衡水平，病菌的增长率比线性增长率较慢。另外，假设方程h（I，B）$=0$蕴涵一个方程$B=g$（I），即下列条件：

(f) g（I）$\geqslant 0$，g（I）$\leqslant 0$。

条件（f）说明水源中的病菌浓度随着感染者人数的增加而增加，而当感

染者人数非常大时，病菌增长率又会低于线性增长率。

基于假设条件（b）可知，若（S，I，R）的任何一个元素变为零时，该元素的微分为非负的。同时，由于$\frac{\mathrm{d}}{\mathrm{d}t}$（$S+I+R$）$=0$，$S(t)+I(t)+R(t)$会始终保持为一个常数。

引理 4.1 若 $S(0)\geqslant 0$，$I(0)\geqslant 0$，$R(0)\geqslant 0$，以及 $S(0)+I(0)+R(0)=N$，则 $S(t)\geqslant 0$，$I(t)\geqslant 0$，$R(t)\geqslant 0$，以及 $S(t)+I(t)+R(t)=N$。

标注 4.3 引理 4.1 确保模型（4.1）~（4.4）始终有解。解域为 R^2 中的正不变集：

$$(\bar{D}=\{(S,\ I,\ R)\mid S\geqslant 0,\ I\geqslant 0,\ R\geqslant 0,\ S+I+R=N\}$$

4.2 再生矩阵分析

用第 3 章中采用求再生矩阵谱半径的方法计算基本再生数，令

$$\begin{bmatrix}\frac{\mathrm{d}I}{\mathrm{d}t}\\ \frac{\mathrm{d}B}{\mathrm{d}t}\end{bmatrix}=\begin{bmatrix}Sf(I,\ B)\\ 0\end{bmatrix}-\begin{bmatrix}(\gamma+b)I\\ -h(I,\ B)\end{bmatrix}=\mathscr{F}-\mathscr{V} \tag{4.8}$$

则再生矩阵为$\boldsymbol{FV}^{-1}$，$\boldsymbol{F}$ 和$\boldsymbol{V}$ 分别是 2×2 的雅克比矩阵，并定义为

$$\boldsymbol{F}=D\mathscr{F}(X_0)=\begin{bmatrix}N\frac{\partial f}{\partial I}(0,\ 0) & N\frac{\partial f}{\partial B}(0,\ 0)\\ 0 & 0\end{bmatrix}$$

和

$$\boldsymbol{V}=D\mathscr{V}(X_0)=\begin{bmatrix}\gamma+b & 0\\ \frac{\partial h}{\partial I}(0,\ 0) & -\frac{\partial h}{\partial B}(0,\ 0)\end{bmatrix}$$

其中 X_0 是方程（4.7）中定义的 DFE。计算求得

$$\boldsymbol{V}^{-1}=\frac{-1}{\gamma+b}\begin{bmatrix}-1 & 0\\ \left[\frac{\partial h}{\partial B}(0,\ 0)\right]^{-1}\frac{\partial h}{\partial B}(0,\ 0) & \left[\frac{\partial h}{\partial B}(0,\ 0)\right]^{-1}(\gamma+b)\end{bmatrix}$$

由此再生矩阵为

$$\boldsymbol{FV}^{-1}=\frac{-1}{\gamma+b}\begin{bmatrix}-N\left[\frac{\partial f}{\partial I}(0,\ 0)-\frac{\partial f}{\partial B}(0,\ 0)\left(\frac{\partial h}{\partial B}(0,\ 0)\right)^{-1}\frac{\partial h}{\partial I}(0,\ 0)\right] & N(\gamma+b)\left(\frac{\partial h}{\partial B}(0,\ 0)^{-1}\frac{\partial f}{\partial B}(0,\ 0)\right)\\ 0 & 0\end{bmatrix}$$

其谱半径为 $\rho\ (FV^{-1}) = \max\limits_{1\le i\le 3} |\lambda_i|$，$\lambda_i$ 为 ith 特征根。

最后求得基本再生数为

$$R_0 = \frac{N}{\gamma + b}\left[\frac{\partial f}{\partial I}(0,\ 0) - \frac{\partial f}{\partial B}(0,\ 0)\left(\frac{\partial h}{\partial B}(0,\ 0)\right)^{-1}\frac{\partial h}{\partial I}(0,\ 0)\right] \tag{4.9}$$

由前面的假设条件 $h\ (I,\ B) = 0$ 定义一个方程 $B = g\ (I)$，则当 $I \geqslant 0$ 可得到

$$g(I) = -\left(\frac{\partial h}{\partial B}\right)^{-1}\frac{\partial h}{\partial I} \tag{4.10}$$

将式（4.10）代入式（4.9）可得

$$R_0 = \frac{N}{\gamma + b}\frac{\partial f}{\partial I}(0,\ 0) + \frac{N}{\gamma + b}\frac{\partial f}{\partial B}(0,\ 0)g'(0) \triangleq R_0^{hh} + R_0^{eh} \tag{4.11}$$

方程（4.11）揭示了 R_0 依赖于两个因素：一个是人与人之间的传播因素（R_0^{hh}），另一个是人与环境之间的传播因素（R_0^{eh}）。若 $\frac{\partial f}{\partial I}$（0，0）= 0，则 $R_0 = R_0^{eh}$；若 $\frac{\partial f}{\partial B}$（0，0）= 0，则 $R_0 = R_0^{hh}$。

定理 4.2 当 $R_0 < 1$ 时，模型（4.1）～（4.4）的无病平衡点是局部渐近稳定的，当 $R_0 > 1$ 时，无病平衡点不稳定。

4.3 DFE 全局稳定性

定理 4.3 当 $R_0 < 1$ 时，模型（4.1）～（4.4）的无病平衡点是全局渐近稳定的。

证明：令 $X_1 = (S,\ R)^T$，$X_2 = (I,\ B)^T$，和 $X_1^* = (N,\ 0)^T$。

则未被感染的系统为

$$\frac{\mathrm{d}}{\mathrm{d}t} = \begin{bmatrix} S \\ R \end{bmatrix} = F = \begin{bmatrix} bN - bS - Sf(I,\ B) \\ \gamma I - bR \end{bmatrix} \tag{4.12}$$

被感染的系统为

$$\frac{\mathrm{d}}{\mathrm{d}t} = \begin{bmatrix} I \\ B \end{bmatrix} = G = \begin{bmatrix} Sf(I,\ B) - (\gamma + b)I \\ h(I,\ B) \end{bmatrix} \tag{4.13}$$

当 $I = B = 0$（$X_2 = 0$）时，感染的系统（4.12）变为

$$\frac{\mathrm{d}}{\mathrm{d}t} = \begin{bmatrix} S \\ R \end{bmatrix} = \begin{bmatrix} bN - bS \\ -bR \end{bmatrix} \tag{4.14}$$

该方程的解为

$$R(t)=R(0)e^{-bt}, \quad 和 \quad S(t)=N-[N-R(0)]e^{-bt}$$

易知，当$t\to\infty$时，无论$R(0)$和$S(0)$如何取值，都有$R(t)\to 0$和$S(t)\to N$。因此可知$X_1^*=(N, 0)$是全局渐近稳定的。

接下来，再计算：

$$G=\frac{\partial G}{\partial X_2}(N, 0, 0, 0)X_2-\hat{G}=$$

$$\begin{bmatrix} N\frac{\partial f}{\partial I}(0, 0)-(\gamma+b) & N\frac{\partial f}{\partial B}(0, 0) \\ \frac{\partial h}{\partial I}(0, 0) & \frac{\partial h}{\partial B}(0, 0) \end{bmatrix}\begin{bmatrix} I \\ B \end{bmatrix}-$$

$$\begin{bmatrix} N\frac{\partial f}{\partial I}(0, 0)I+N\frac{\partial f}{\partial B}(0, 0)B-Sf(I, B) \\ \frac{\partial h}{\partial I}(0, 0)I+\frac{\partial h}{\partial B}(0, 0)B-h(I, B) \end{bmatrix}-$$

$$\begin{bmatrix} N\frac{\partial f}{\partial I}(0, 0)I+N\frac{\partial f}{\partial B}(0, 0)B-Sf(I, B) \\ \frac{\partial h}{\partial I}(0, 0)I+\frac{\partial h}{\partial B}(0, 0)B-h(I, B) \end{bmatrix}$$

显然由假设条件（c）可知，$\boldsymbol{A}=\frac{\partial G}{\partial X_2}(N, 0, 0, 0)$是一个$M$矩阵。由假设条件（d）可知$f(I, B)$在任意点$(I_0, B_0)\geqslant 0$都在切线平面以下，即是

$$f(I, B)\leqslant f(I_0, B_0)+\frac{\partial f}{\partial I}(I_0, B_0)(I-I_0)+\frac{\partial f}{\partial B}(I_0, B_0)(B-B_0) \tag{4.15}$$

特别地，设$(I_0, B_0)=(0, 0)$，再结合假设条件（a），对所有$(I, B)\geqslant 0$，可以得到

$$f(I, B)\leqslant\frac{\partial f}{\partial I}(0, 0)I+\frac{\partial f}{\partial B}(0, 0)B \tag{4.16}$$

相同的方法可以再结合假设条件（e），可得

$$f(I, B)\leqslant\frac{\partial f}{\partial I}(0, 0)I+\frac{\partial f}{\partial B}(0, 0)B \tag{4.17}$$

因此，对所有$I\geqslant 0$，$B\geqslant 0$，可得证$\hat{G}\geqslant 0$。则$\mathrm{DFE}X_0=(N, 0, 0, 0)$是全局渐近稳定的。

推论4.1 当 $R_0<1$ 时，模型（4.1）~（4.4）的任意解都有 $\lim\limits_{t\to\infty}X(t)=X_0$。

4.4 地方病平衡点

定理4.4 当 $R_0>1$ 时，模型（4.1）~（4.4）存在一个正的地方病平衡点；当 $R_0<1$ 时，模型（4.1）~（4.4）不存在正的地方病平衡点。

证明：由前文的假设 $h(I, B)=0$，决定了一个隐函数方程 $B=g(I)$。再令方程（4.1）和（4.2）的右侧为零，可以得到

$$S=\frac{bN}{b+f(I, g(I))}, \quad I=\frac{Sf(I, g(I))}{\gamma+b} \tag{4.18}$$

意味着

$$I=\widetilde{H}(I) \triangleq \frac{bNf(I, g(I))}{(\gamma+b)\{b+f(I, g(I))\}} \tag{4.19}$$

现在的问题则是考察 $\widetilde{H}(I)$ 在 $(0, \infty)$ 是否有一个平凡固定点。

很显然，当 $I\geqslant 0$ 时，有 $\widetilde{H}(I)\geqslant 0$，以及 $\widetilde{H}(0)=0$。再令 $P(I)=f(I, g(I))$，则有

$$\widetilde{H}(I)=\frac{bN}{\gamma+b}\frac{(b+P(I))P'(I)-P(I)P'(I)}{[b+P(I)]^2}=\frac{bN}{\gamma+b}\frac{bP(I)}{[b+P(I)]^2} \tag{4.20}$$

其中

$$P'(I)=\frac{\partial F}{\partial I}+\frac{\partial f}{\partial B}g'(I)\geqslant 0 \tag{4.21}$$

由假设条件（c）和（e），当 $I\geqslant 0$ 时，有 $\widetilde{H}(I)\geqslant 0$。特别地

$$\widetilde{H}(0)=\frac{N}{\gamma+b}P'(0)=R_0 \tag{4.22}$$

接下来，再计算 $\widetilde{H}''(I)$ 可得

$$\widetilde{H}''(0)=\frac{b^2N}{(\gamma+b)[b+P(I)]^3}\{[b+P(I)]P^{*}(I)-2[P'(I)]^2\} \tag{4.23}$$

其中

$$P'(I)=\frac{\partial^2 f}{\partial I^2}+2g'(I)\frac{\partial^2 f}{\partial I\partial B}+(g'(I))^2\frac{\partial^2 f}{\partial B}+\frac{\partial f}{\partial B}g'(I)$$

$$=[1,\ g'(I)]\begin{bmatrix}\dfrac{\partial^2 f}{\partial I^2} & \dfrac{\partial^2 f}{\partial I\partial B}\\ \dfrac{\partial^2 f}{\partial I\partial B} & \dfrac{\partial^2 f}{\partial B^2}\end{bmatrix}\begin{bmatrix}1\\ g'(I)\end{bmatrix}+\frac{\partial f}{\partial B}g'(I) \tag{4.24}$$

由假设条件（d）可知，矩阵$\begin{bmatrix}\dfrac{\partial^2 f}{\partial I^2} & \dfrac{\partial^2 f}{\partial I\partial B}\\ \dfrac{\partial^2 f}{\partial I\partial B} & \dfrac{\partial^2 f}{\partial B^2}\end{bmatrix}$是半负定的。由假设条件（e）可知，$g'(I)\leqslant 0$，则$P'\leqslant 0$。随之可得，对所有$I\geqslant 0$，都有$\widetilde{H}^*(I)\leqslant 0$。因此，$\widetilde{H}^*(I)$在$(0,\ \infty)$上是凹的增函数且$\widetilde{H}^*(0)=0$。

若$\widetilde{H}^*(I)=R_0<1$，则$\widetilde{H}$存在唯一一个正的I^*［图4.1-（a）］。若$\widetilde{H}(I)=R_0>1$，则$\widetilde{H}$不存在正的I^*［如图4.1-（b）］。

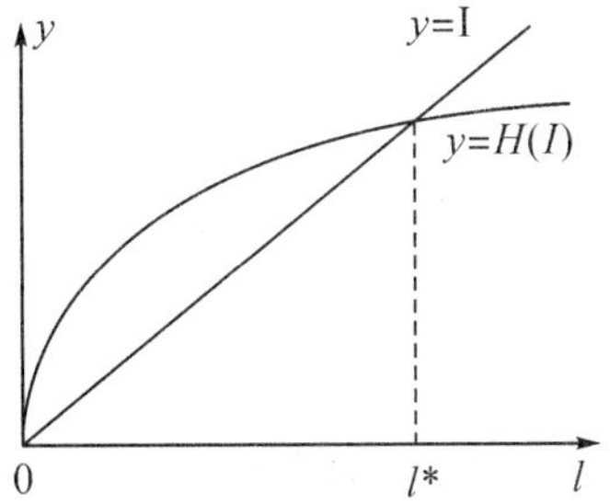

（a）当$\widetilde{H}'(0)>1$，$I>0$，曲线$y=\widetilde{H}(I)$与直线$y=I$存在唯一一个交点

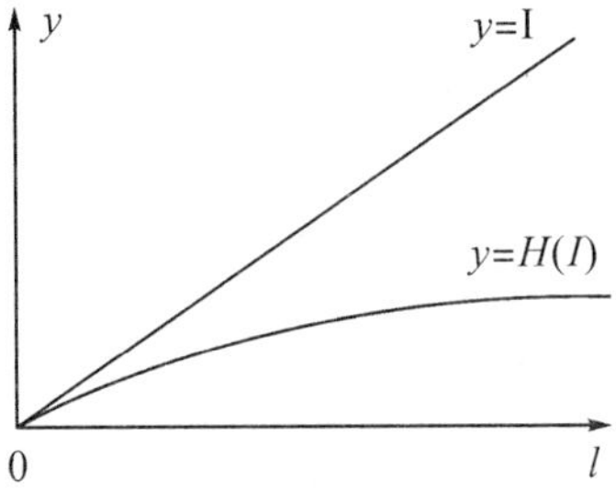

（b）当$\widetilde{H}'(0)<1$，曲线$y=\widetilde{H}(I)$与直线$y=I$不存在任何交点

图4.1　曲线与直线存在交点条件

标注4.5 当B为向量时$B=[B_H,\ B_L]$也有同样的结果。令$g(I)=[g_H(I),\ g_L(I)]^{\mathrm{T}}$和$g'(I)=[g_H'(I),\ g_L'(I)]^{\mathrm{T}}$。可以验证得到

$$P'(I)=\frac{\partial f}{\partial I}+\left[\frac{\partial f}{\partial B_H},\ \frac{\partial f}{\partial B_L}\right]\begin{bmatrix} g_H' \\ g_L' \end{bmatrix}=\frac{\partial f}{\partial I}+\frac{\partial f}{\partial B}g'(I)\geqslant 0$$

再求得

$$P'(I)=\frac{\partial^2 f}{\partial I^2}+2\left[\frac{\partial^2 f}{\partial I\partial B_H},\ \frac{\partial^2 f}{\partial I\partial B_L}\right]\begin{bmatrix} g_H' \\ g_L' \end{bmatrix}+$$

$$[g_H'\quad g_L']\begin{bmatrix} \frac{\partial^2 f}{\partial B_H^2} & \frac{\partial^2 f}{\partial B_H\partial B_L} \\ \frac{\partial^2 f}{\partial B_L\partial B_H} & \frac{\partial^2 f}{\partial B_L^2} \end{bmatrix}\begin{bmatrix} g_H' \\ g_L' \end{bmatrix}+\left[\frac{\partial f}{\partial B_H},\ \frac{\partial f}{\partial B_L}\right]\begin{bmatrix} g_H'' \\ g_L'' \end{bmatrix}$$

$$=[1,\ g_H',\ g_L']\begin{bmatrix} \frac{\partial^2 f}{\partial I^2} & \frac{\partial^2 f}{\partial I\partial B_H} & \frac{\partial^2 f}{\partial I\partial B_L} \\ \frac{\partial^2 f}{\partial I\partial B_H} & \frac{\partial^2 f}{\partial B_H^2} & \frac{\partial^2 f}{\partial B_H\partial B_L} \\ \frac{\partial^2 f}{\partial I\partial B_L} & \frac{\partial^2 f}{\partial B_H\partial B_L} & \frac{\partial^2 f}{\partial B_L^2} \end{bmatrix}\begin{bmatrix} 1 \\ g_H' \\ g_L' \end{bmatrix}+\left[\frac{\partial f}{\partial B_H},\ \frac{\partial f}{\partial B_L}\right]\begin{bmatrix} g_H' \\ g_L' \end{bmatrix}$$

4.5 地方病平衡点的稳定性

4.5.1 局部稳定性

模型（4.1）~（4.4）的雅克比矩阵为

$$\boldsymbol{J}_B=\begin{bmatrix} -b-f(I,\ B) & -S\frac{\partial f}{\partial I}(I,\ B) & 0 & -S\frac{\partial f}{\partial B}(I,\ B) \\ f(I,\ B) & S\frac{\partial f}{\partial I}(I,\ B)-(\gamma+b) & 0 & S\frac{\partial f}{\partial B}(I,\ B) \\ 0 & \gamma & -b & 0 \\ 0 & \frac{\partial h}{\partial I}(I,\ B) & 0 & \frac{\partial h}{\partial B}(I,\ B) \end{bmatrix} \tag{4.25}$$

地方病平衡点 $X^*=(S^*,\ I^*,\ R^*,\ B^*)$ 的各元素满足：

$$I^*=\frac{1}{\gamma+b}\frac{bNf(I^*,\ B^*)}{b+f(I^*,\ B^*)} \tag{4.26}$$

$$S^* = \frac{bN}{b + f(I^*, B^*)} \tag{4.27}$$

$$R^* = \frac{\gamma I^*}{b} \tag{4.28}$$

$$0 = h(I^*, B^*) \tag{4.29}$$

为了计算的方便，令

$$F = f(I^*, B^*), \quad E = \frac{\partial f}{\partial I}(I^*, B^*), \quad P = \frac{\partial f}{\partial B}(I^*, B^*)$$

$$Q = \frac{\partial h}{\partial B}(I^*, B^*), \quad T = \frac{\partial h}{\partial I}(I^*, B^*)$$

由假设条件（b）和（c），有 $F \geqslant 0$，$E \geqslant 0$，$P \geqslant 0$，$T \geqslant 0$，$Q \leqslant 0$。地方病平衡点的雅克比矩阵（4.25）变为

$$\boldsymbol{J}_B^* = \begin{bmatrix} -F-b & -S^*E & 0 & -S^*P \\ F & S^*E-(\gamma+b) & 0 & S^*P \\ 0 & \gamma & -b & 0 \\ 0 & T & 0 & Q \end{bmatrix}$$

$\boldsymbol{J}_B^*$ 的特征多项式为

$$\mathrm{Det}(\lambda I - J_B^*) = (\lambda + b)[(\lambda + b)(\lambda - S^*E + \gamma + b)(\lambda - Q) + F(\lambda + \gamma + b)]$$
$$(\lambda - Q) - (\lambda + b)S^*PT]$$

地方病平衡点 X^* 是局部渐近稳定的当且仅当特征多项式多有的根都有负实部。很明显 $\lambda = -b$ 为一个负根。为了研究剩余的三个根，将特征多项式方括号中的一元三次方程展开得

$$a_0\lambda^3 + a_1\lambda^2 + a_2\lambda + a_3 = 0 \tag{4.30}$$

其中

$$a_0 = 1 \tag{4.31}$$

$$a_1 = F - Q + 2b + \gamma - ES^* \tag{4.32}$$

$$a_2 = b^2 - FQ + Fb + F\gamma - 2Qb - Q\gamma + b\gamma + EQS^* - PTS^* - EbS^* \tag{4.33}$$

$$a_3 = -Qb^2 - FQb - FQ\gamma - Qb\gamma + EQbS^* - PTbS^* \tag{4.34}$$

Routh-Hurwitz 稳定性准则必须满足：

$$a_3 > 0,\ a_2 > 0,\ a_1 > 0,\ a_1a_2 - a_0a_3 > 0 \tag{4.35}$$

为了证明（4.35），先建立以下引理：

引理 4.2 在地方病平衡点 X^*，有以下不等式：

$$b+\gamma-ES^{*}\geqslant 0 \tag{4.36}$$

$$-Q(b+\gamma)\geqslant PTS^{*}-EQS^{*} \tag{4.37}$$

证明：由假设条件（d），可知对任意点（I_0，B_0）$\geqslant 0$，不等式（4.15）都是成立的。特别地，若令（I_0，B_0）=（I^{*}，B^{*}），可得

$$f(I,B)\leqslant f(I^{*},B^{*})+\frac{\partial f}{\partial I}(I^{*},B^{*})(I-I^{*})+\frac{\partial f}{\partial B}(I^{*},B^{*})(B-B^{*}) \tag{4.38}$$

再将 $B=B^{*}$，$I=0$ 代入，式（4.38）变为

$$0\leqslant f(0,B^{*})\leqslant f(I^{*},B^{*})-\frac{\partial f}{\partial I}(I^{*},B^{*})I^{*} \tag{4.39}$$

结合方程（4.26），（4.27）和不等式（4.39）可得

$$\begin{aligned}b+\gamma-ES^{*}&=(b+\gamma)-\frac{\partial f}{\partial I}(I^{*},B^{*})S^{*},\\&=\frac{bNf(I^{*},B^{*})}{[b+f(I^{*},B^{*})]I^{*}}-\frac{\partial f}{\partial I}(I^{*},B^{*})\frac{bN}{b+f(I^{*},B^{*})}\\&=\frac{bNf(I^{*},B^{*})}{[b+f(I^{*},B^{*})]I^{*}}\left[f(I^{*},B^{*})-\frac{\partial f}{\partial I}(I^{*},B^{*})I^{*}\right]\\&\geqslant 0\end{aligned} \tag{4.40}$$

接下来，基于假设条件（e），可得

$$h(I,B)\leqslant h(I^{*},B^{*})+\frac{\partial h}{\partial I}(I^{*},B^{*})(I-I_0)+\frac{\partial h}{\partial B}(I^{*},B^{*})(B-B^{*}) \tag{4.41}$$

注意到 h（I^{*}，B^{*}）= 0，h（0，0）= 0。再将 h（0，0）代入方程（4.41）可得

$$\frac{\partial h}{\partial I}(I^{*},B^{*})I^{*}+\frac{\partial h}{\partial B}(I^{*},B^{*})B^{*}\leqslant 0 \tag{4.42}$$

又由假设条件（c）可知$\frac{\partial h}{\partial I}$（$I^{*}$，$B^{*}$）$\leqslant 0$，不等式（4.42）意味着：

$$\bar{B}\triangleq B^{*}+\frac{\frac{\partial h}{\partial I}(I^{*},B^{*})}{\frac{\partial h}{\partial B}(I^{*},B^{*})}I^{*}\geqslant 0 \tag{4.43}$$

再将点（I，B）=（0，$\bar{B}$）代入不等式（4.38），可得

$$0 \leqslant f(0, \bar{B}) \leqslant f(I^*, B^*) - \frac{\partial f}{\partial I}(I^*, B^*)I^* + \frac{\partial f}{\partial B}(I^*, B^*) \frac{\frac{\partial h}{\partial I}(I^*, B^*)}{\frac{\partial h}{\partial B}(I^*, B^*)} I^* \tag{4.44}$$

结合不等式（4.44）和 $S^* f(I^*, B^*) = (\gamma+b) I^*$，$\frac{\partial h}{\partial B}(I^*, B^*)$，可得

$$\begin{aligned} -Q(\gamma+b) &= -\frac{\partial h}{\partial B}(I^*, B^*)(\gamma+b) \\ &\geqslant \frac{\partial f}{\partial B}(I^*, B^*)\frac{\partial h}{\partial I}(I^*, B^*)S^* - \\ &\quad \frac{\partial f}{\partial I}(I^*, B^*)\frac{\partial h}{\partial B}(I^*, B^*)S^* \\ &= PTS^* - EQS^* \end{aligned} \tag{4.45}$$

引理4.3 在地方病平衡点 X^*，（4.35）的四个不等式都成立。

证明：首先利用不等式（4.36）有

$$\begin{aligned} a_1 &= F - Q + 2b + \gamma - ES^* \\ &= f(I^*, B^*) - \frac{\partial h}{\partial B}(I^*, B^*) + 2b + \gamma - \frac{\partial f}{\partial I}(I^*, B^*)S^* \\ &> (b+\gamma) - \frac{\partial f}{\partial I}(I^*, B^*)S^* \\ &> 0 \end{aligned} \tag{4.46}$$

再利用不等式（4.36）和（4.37），可得

$$\begin{aligned} a_2 &= b^2 - FQ + Fb + F\gamma - 2Qb - Q\gamma + b\gamma + EQS^* - PTS^* - EbS^* \\ &= b(b+\gamma-ES^*) + (-Qb - Q\gamma + EQS^* - PTS^*) + (Fb + F\gamma - FQ - Qb) \\ &> 0 \end{aligned} \tag{4.47}$$

同理可得

$$\begin{aligned} a_3 &= -Qb^2 - FQb - FQ\gamma - Qb\gamma + EQbS^* - PTbS^* \\ &= b(-Qb - Q\gamma + EQS^* - PTS^*) + (-FQb - FQ\gamma) \\ &> 0 \end{aligned} \tag{4.48}$$

最后，注意到 $a_1 = F-Q+2b+\gamma-ES^* > -Q > 0$，以及

$$\begin{aligned} (-Q)a_2 - a_0a_3 &= (Q^2b + Q^2\gamma - EQ^2S^* + PTQS^*) + (FQ^2 + bQ^2 + PTbS^*) \\ &> 0 \end{aligned} \tag{4.49}$$

由以上可证得 $a_1a_2-a_0a_3>0$。

因此由 Routh-Hurwitz 稳定性准则可以建立如下结论：

定理 4.5 当 $R_0>1$ 时，模型（4.1）～（4.4）的地方病平衡点是局部渐近稳定的。

4.5.2 图形分支

定理 4.6 基于假设条件（a）～（f），模型（4.1）～（4.4）在点 $R_0=1$ 有一个前向分支。

标注 4.6 由定理 14 可知，模型（4.1）～（4.4）不会有后向分支，并且地方病水平和 R_0 持续相关。当 R_0 的值略大于 1 时，只会引起较低的地方病状态。长期来讲，令 R_0 保持小于 1 可以有效地消除霍乱的流行。

模型（4.1）～（4.4）在 R_0 点的分支图如图 4.2 所示。在无病平衡点，当 $R_0<1$ 时，$I=0$ 是稳定的，当 $R_0>1$ 时，$I=0$ 是不稳定的。而在地方病平衡点，

$$I=\widetilde{H}(I)=\widetilde{H}(0)=\widetilde{H}(0)I+Q(I) \tag{4.50}$$

其中

$$Q(I)=\sum_{m=2}^{\infty}\frac{\widetilde{H}^m(0)}{m!}I^m \tag{4.51}$$

又因为 $\widetilde{H}(0)=0$，$\widetilde{H}'(0)=R_0$，可得

$$I=R_0I+Q(I) \quad 或者 \quad R_0=1-\frac{Q(I)}{I} \tag{4.52}$$

基于（4.52），当 I 很小时，$R_0\approx 1-\frac{\widetilde{H}''(0)}{2}I$，即约为一条穿过分支点（$R_0$，$I$）=（1，0）的直线。当 $I\to\infty$ 时，$\frac{dR_0}{dI}\to\infty$，地方病平衡点的直线越来越趋于水平。

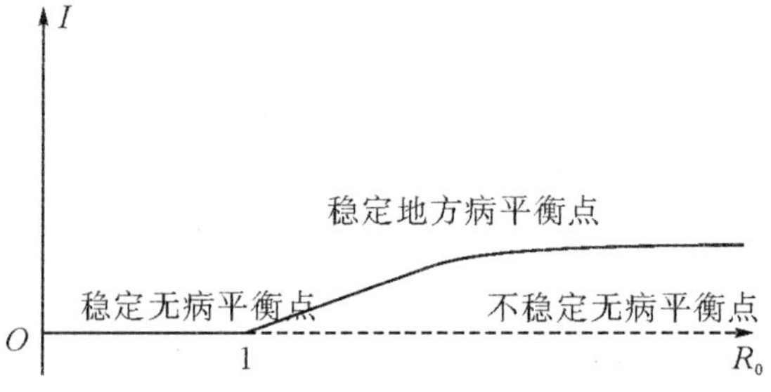

图 4.2 模型（4.1）～（4.4）在 R_0 点的前向分支图

4.6 举例应用

模型（4.1）~（4.4）可以广泛应用在目前很多霍乱模型中，接下来挑选三个具有代表性的模型进行一一验证。

Codeco 的模型

Codeco 的模型由下列 ODE 系统构成：

$$\frac{dS}{dt} = n(H - S) - a\frac{B}{\kappa + B}S \tag{4.53}$$

$$\frac{dI}{dt} = a\frac{B}{\kappa + B}S - rI \tag{4.54}$$

$$\frac{dB}{dt} = eI - (mb - nb)B \tag{4.55}$$

其中参数 n 代表死亡率/出生率，γ 为复原率，κ 为半饱和率，nb 和 mb 为病菌死亡率，e 为个体丧失免疫率。在该模型中只考虑了环境与人之间的传播途径，发生率为 $f(I, B) = a\frac{B}{\kappa+B}$，且病菌方程为 $h(I, B) = eI-(mb-nb)B$。

可以很容易验证所有的假设条件（a）~（e）对于系统（4.53）~（4.55）都满足。因此，上一节所有的分析结果都能应用到该模型中。基本再生数也可求得为

$$R_0 = \frac{N}{\gamma + b}\left[\frac{\partial f}{\partial I}(0, 0) + \frac{\partial f}{\partial B}(0, 0)g'(0)\right] = \frac{Nae}{\kappa(\gamma + b)(mb - nb)} \tag{4.56}$$

此结果与 Codeco 在其文献中得出的结论一致。

Mukandavire 等人的模型

Mukandavire 等人的模型（3.19）~（3.22）已在前文中给出。其中发生率为 $f(I, B) = \beta_e\frac{B}{\kappa+B}+\beta_h I$ 以及 $h(I, B) = \xi I-\delta B$。同样，可以很容易验证所有的假设条件（a）~（e）对于该模型都满足。

$$D^2f = \begin{bmatrix} 0 & 0 \\ 0 & \dfrac{-2\kappa\beta_e}{(\kappa + B)^3} \end{bmatrix} \quad 以及 \quad D^2h = \begin{bmatrix} 0 & 0 \\ 0 & 0 \end{bmatrix}$$

都是负半定的。再基于方程（4.11），基本再生数求得为

$$R_0 = \frac{N}{\gamma + b}\left(\beta_h + \frac{\beta_e}{\kappa}\frac{\xi}{\delta}\right) = \frac{N}{\delta\kappa(\gamma + b)}(\kappa\delta\beta_h + \xi\beta_e)$$

这与前文方程（3.24）中得到的结论一致。

Hartley 等人的模型

Hartley 等人的模型如前文（3.1）～（3.5）。其中 $B = [B_H, B_L]$，$f(I, B) = \beta_L \frac{B_L}{\kappa_L + B_L} + \beta_H S \frac{B_H}{\kappa_H + B_H}$，以及 $h(I, B) = \begin{bmatrix} \xi I - \chi B_H \\ \chi B_H - \delta_L B_L \end{bmatrix}$。

同理，可以验证所有的假设条件（a）～（e）对于该模型都满足。例如：

$$\frac{\partial f}{\partial B} = \left[\frac{\beta_H \kappa_H}{(\kappa_H + B_H)^2}, \frac{\beta_L \kappa_L}{(\kappa_L + B_L)^2}\right] > 0, \quad \frac{\partial h}{\partial B} = \begin{bmatrix} -\chi, & 0 \\ \chi & -\delta_L \end{bmatrix} < 0。$$

同时有

$$D^2 f = \begin{bmatrix} 0 & 0 & 0 \\ 0 & \frac{-2\kappa_H \beta_H}{(\kappa_H + B_H)^3} & 0 \\ 0 & 0 & \frac{-2\kappa_L \beta_L}{(\kappa_L + B_L)^3} \end{bmatrix}$$

和 $D^2 h = 0$ 都是半负定的。基本再生数可得

$$R_0 = \frac{N}{\gamma + b}\left[\frac{\partial f}{\partial B}(0, 0) g'(0)\right]$$

$$= \frac{N}{\gamma + b}\left[0 + \left(\frac{\beta_H}{\kappa_H}, \frac{\beta_L}{\kappa_L}\right)\begin{pmatrix} \frac{\xi}{\chi} \\ \frac{\xi}{\delta_L} \end{pmatrix}\right] = \frac{N\xi}{\gamma + b}\left(\frac{\beta_H}{\kappa_H \varphi} + \frac{\beta_L}{\kappa_L \delta_L}\right)$$

此结果与（3.17）的结论一致。

以上三个模型中所采用的总人口数 $N = 1\ 000$，初始条件为：$I(0) = 1$，$S(0) = N-1$，$R(0) = B(0) = 0$。图 4.3 所示为三种模型对易感者的数值模拟。图中的每条曲线的第一个峰值代表为由初始条件引发的霍乱爆发。三个模型中，Hartley 等人的模型因为同时考虑到霍乱弧菌的高度传播，因此表现出最大的感染者人数；而 Codeco 的模型因为只考虑到了环境与人之间唯一的传播途径，所以数值模型显示出只有最小的感染者人数。当第一个峰值之后三个模型的感染者人数都慢慢降低，随之又出现几次越来越小的震荡，直到最后趋于它们各自分别的地方病平衡点。又因为 Mukandavire 等人的模型同时包含环境与人和人与人之间的两种传播途径，所以展现出较多的震荡。最后，可以通

过计算求得 Codeco 的模型，Mukandavire 等人的模型，Hartley 等人的模型对感染者人数的地方病平衡点分别为：$I^{*}=0.88$，0.75，0.92。

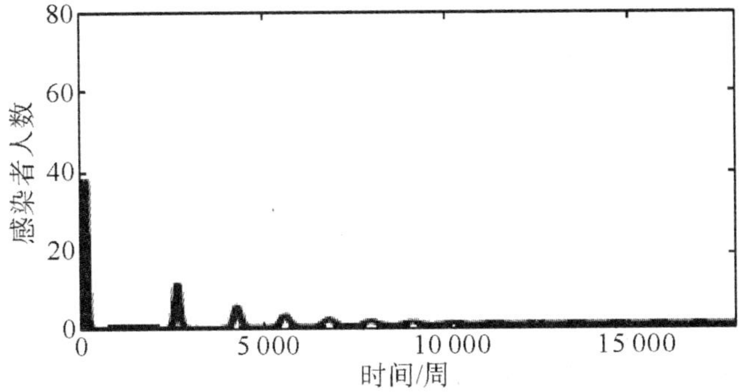

（a）Codeco 的模型

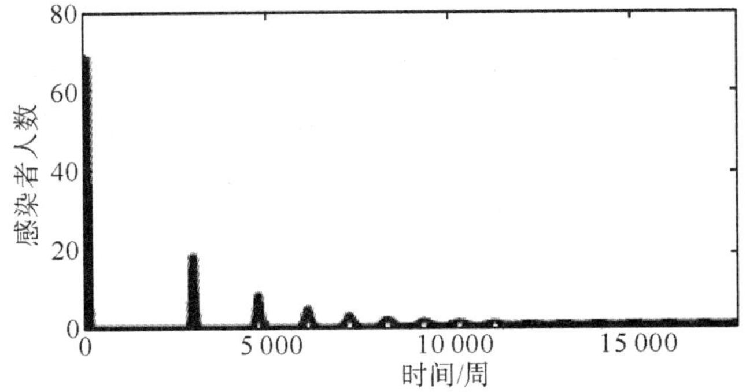

（b）Mukandavive 等人的模型

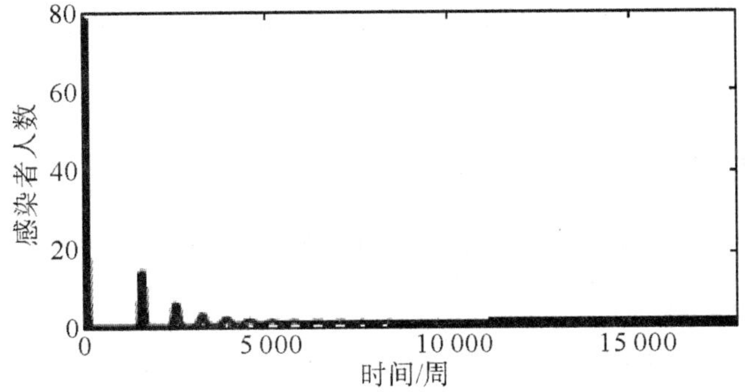

（c）Havtley 等人的模型

图 4.3　三种模型对易感者的数值模拟

5 全局稳定性分析

5.1 地方病平衡点的稳定性

两个简单的例子

为了证明地方病平衡点的全局稳定性，关键是证明不存在周期轨迹。对于四阶以上的高阶模型系统，常用的 Poincare-Bendixson 方法不再适用。本节先由两个简单的例子证明地方病稳定点的全局稳定性。

首先，假设发生率 $f(I, B) = C$，其中 C 为大于零的常数。考虑一个二阶模型如下：

$$\frac{dS}{dt} = bn - (C + b)S \tag{5.1}$$

$$\frac{dI}{dt} = CS - (\gamma - b)I \tag{5.2}$$

系统（5.1）～（5.2）有一个正的地方病平衡点（S^*，I^*）如下：

$$S^* = \frac{bN}{C + b} \quad 和 \quad I^* = \frac{bCN}{(C + b)(\gamma + b)} \tag{5.3}$$

首先可以很直接观察到下式成立：

$$\frac{\partial}{\partial S}[bN - (C + b)S] + \frac{\partial}{\partial I}[CS - (\gamma + b)I] = (\gamma + 2b + C) < 0$$

模型的可行域为：

$$D = \{(S, I) \mid S > 0, I > 0, S + I < N\} \tag{5.4}$$

此时不存在周期轨迹。

实际上，因为系统（5.1）和（5.2）是线性的，系统的解可以求得为：

$$S(t) = \frac{bN}{C + b} + \left[S(0) - \frac{bN}{C + b}\right] e^{-(C+b)t}$$

$$I(t)=\frac{bCN}{(C+b)(\gamma+b)}+k_1e^{-(C+\delta)t}+k_1e^{-(\gamma+b)t}$$

其中

$$k_1=\frac{C}{\gamma-C}[S(0)]-\frac{bN}{C+b},$$

$$k_2=I(0)-\frac{bCN}{(C+b)(\gamma+b)}-\frac{C}{\gamma-C}\left[S(0)-\frac{bN}{C+b}\right]$$

易知，不论当 S 和 I 的初始条件如何，都有当 $t\to\infty$ 时，$S(t)\to S^*$ 和 $I(t)\to I^*$。因此地方病平衡点（S^*，I^*）是全局渐近稳定的。

在第二个例子中，令 $f(I,B)=CI$，其中 C 为大于零的常数。简化后的二阶模型如下：

$$\frac{dS}{dt}=b(N-S)-CIS \tag{5.5}$$

$$\frac{dI}{dt}=CIS-(\gamma+b)I \tag{5.6}$$

系统（5.1）和（5.2）可以代表传统的 SI 模型，其地方病平衡点如下：

$$(S^*,I^*)=\left(\frac{\gamma+b}{C},\ \frac{bN}{\gamma+b}-\frac{b}{C}\right) \tag{5.7}$$

令 $P(S,I)=\frac{1}{I}$，可得

$$\frac{\partial}{\partial S}(PF_1)+\frac{\partial}{\partial I}(PF_2)=-\left(C+\frac{b}{I}\right)<0$$

在 D 中处处成立。因此无周期解，地方病平衡点（S^*，I^*）是全局渐近稳定的。

5.2 组合模型

接下来考虑一个含环境元素 B 的霍乱模型，与传统的 SIR 模型结合，构成如下 SIRB 模型：

$$\frac{\mathrm{d}S}{\mathrm{d}t}=\mu-\beta_1S\frac{B}{1+\alpha_1B}-\beta_2S\frac{I}{1+\alpha_2I}-\mu S \tag{5.8}$$

$$\frac{\mathrm{d}I}{\mathrm{d}t}=\beta_1S\frac{B}{1+\alpha_1B}+\beta_2S\frac{I}{1+\alpha_2I}-(\gamma+\mu)I \tag{5.9}$$

$$\frac{dB}{dt}=\xi I-\delta B \tag{5.10}$$

$$\frac{dR}{dt}=\gamma I-\mu R \tag{5.11}$$

注意到式（5.11）独立于式（5.8）和式（5.9），因此为一个三阶自治模型。总人数固定为 $S+I+R=1$。B 为霍乱病菌浓度，参数 μ 为出生率/死亡率，γ 为感染者的复原率，ξ 为病菌的传播率，δ 为病菌的死亡率，β_1 和 β_2 分别代表病菌在环境与人和在人与人之间分别的传播率，所有的参数都为正数。当 $\beta_1=0$ 时，模型不再含有直接的环境与人之间的传播模式，变为一个普通的 B 独立的 SIR 模型。当 $\beta_2=0$ 时，模型中不含有直接的人与人的传播模式。系数 α_1 和 α_2 分别代表不同传播模式的发生率。当 $\alpha_2=0$ 时，对应的发生率简化为标准双线性形式，这是目前大部分传染病模型使用的发生率。

定理 5.1 模型（5.8）~（5.10）的基本再生数为

$$R_0=\frac{N}{\gamma+b}\left(\beta_2+\beta_1\frac{\xi}{\delta}\right) \tag{5.12}$$

当 $R_0<1$ 时，存在唯一的无病平衡点（DFE）$X_0=(1,0,0)$ 是局部渐近稳定和全局渐近稳定的；当 $R_0>1$ 时，DFE 变得不稳定，且存在唯一的地方病平衡点是局部渐近稳定的。

模型（5.8）~（5.10）的全局稳定性的证明将采用 Lyapunov 方程和 Volterra-Lyapunov 稳定矩阵相结合的方法。首先模型的可行域为

$$\Delta=\{(S,I,B)\mid S\geqslant 0,I\geqslant 0,S+I,B\geqslant 0\}$$

在地方病平衡点 $X^*=(S^*,I^*,B^*)$，有如下方程：

$$\mu-\beta_1S^*\frac{B^*}{1+\alpha_1B^*}-\beta_2S^*\frac{I^*}{1+\alpha_2I^*}-\mu S^*=0 \tag{5.13}$$

$$\beta_1S^*\frac{B^*}{1+\alpha_1B^*}+\beta_2S^*\frac{I^*}{1+\alpha_1I^*}-(\gamma+\mu)I^*=0 \tag{5.14}$$

$$\xi I^*-\delta B^*=0 \tag{5.15}$$

由方程（5.14）和（5.15），容易推得

$$\begin{aligned}(\gamma+\mu)\delta&=\frac{\beta_1S^*\xi}{1+\alpha_1B^*}+\frac{\beta_2S^*\delta}{1+\alpha_2I^*}\\&>\frac{\beta_1S^*\xi}{(1+\alpha_1B)(1+\alpha_1B^*)}+\frac{\beta_2S^*\delta}{(1+\alpha_2I)(1+\alpha_2I^*)}\end{aligned} \tag{5.16}$$

构建 Lyapunov 方程如下：

$$V=\omega_1(S-S^*)^2+\omega_2(I-I^*)^2+\omega_3(B-B^*)^2 \tag{5.17}$$

其中 ω_1，ω_2 和 ω_3 都为正的常数。则有

$$\frac{\mathrm{d}V}{\mathrm{d}t}=2\omega_1(S-S^*)\frac{\mathrm{d}S}{\mathrm{d}t}+2\omega_2(I-I^*)\frac{\mathrm{d}I}{\mathrm{d}t}+2\omega_3(B-B^*)\frac{\mathrm{d}B}{\mathrm{d}t} \tag{5.18}$$

很显然的是当 $X=X^*$，$\frac{\mathrm{d}V}{\mathrm{d}t}$。接下来需要证明当 $X\neq X^*$ 时，在可行域处处都有 $\frac{dV}{dt}<0$。再将方程（5.8）~（5.11）和方程（5.13）与（5.14）代入式（5.18）可得

$$\begin{aligned}
\frac{\mathrm{d}V}{\mathrm{d}t}=&2\omega_1(S-S^*)\left(-\frac{\beta_1}{1+\alpha_1B}SB-\frac{\beta_2}{1+\alpha_2I}SI-\mu S+\frac{\beta_1}{1+\alpha_1B^*}S^*B^*+\right.\\
&\left.\frac{\beta_2}{1+\alpha_2I^*}+\mu S^*\right)+2\omega_2(I-I^*)\left[\frac{\beta_1}{1+\alpha_1B}SB+\frac{\beta_2}{1+\alpha_2I}SI-\right.\\
&\left.(\gamma+\mu)I-\frac{\beta_1}{1+\alpha_1B^*}S^*B^*-\frac{\beta_2}{1+\alpha_2I^*}S^*I^*+(\gamma+\mu)I^*\right]+\\
&2\omega_3(B-B^*)(\xi I-\delta B-\xi I^*+\delta B^*)\\
=&2\omega_1(S-S^*)\left[-\beta_1\left(\frac{SB}{1+\alpha_1B}-\frac{S^*B^*}{1+\alpha_1B^*}-\frac{S^*B}{1+\alpha_1B}+\frac{S^*B}{1+\alpha_1B}\right)-\right.\\
&\left.\beta_2(\frac{SI}{1+\alpha_2I}-\frac{S^*I^*}{1+\alpha_2I^*}-\frac{S^*I}{1+\alpha_2I}+\frac{S^*I}{1+\alpha_2I})-\mu(S-S^*)\right]+\\
&2\omega_2(I-I^*)\left[\beta_1\left(\frac{SB}{1+\alpha_1B}-\frac{S^*B^*}{1+\alpha_1B^*}-\frac{S^*B}{1+\alpha_1B}+\frac{S^*B}{1+\alpha_1B}\right)+\right.\\
&\left.\beta_2\left(\frac{SI}{1+\alpha_2I}-\frac{S^*I^*}{1+\alpha_2I^*}-\frac{S^*I}{1+\alpha_2I}+\frac{S^*I}{1+\alpha_2I}\right)-(\gamma+\mu)(S-S)\right]+\\
&2\omega_3(B-B^*)[\xi(I-I^*)-\delta(B-B^*)]\\
=&-2\omega_1\left(\frac{\beta_1B}{1+\alpha_1B}+\frac{\beta_2I}{1+\alpha_2I}+\mu\right)(S-S^*)^2-2\omega_1\frac{\beta_2S^*}{(1+\alpha_2I)(1+\alpha_2I^*)}\\
&(S-S^*)(I-I^*)-2\omega_2\frac{\beta_1S^*}{(1+\alpha_1B)(1+\alpha_1B^*)}(S-S^*)(B-B^*)+\\
&2\omega_2\left(\frac{\beta_1B}{1+\alpha_1B}+\frac{\beta_2I}{1+\alpha_2I}\right)(I-I^*)(S-S^*)+2\omega_2\left[\frac{\beta_2S^*}{(1+\alpha_2I)(1+\alpha_2I^*)}\right]-\\
&(\gamma+\mu)(I-I^*)^2+2\omega_2\frac{\beta_1S^*}{(1+\alpha_1B)(1+\alpha_1B^*)}(I-I^*)(B-B^*)+
\end{aligned}$$

$$2\omega_3\xi(I-I^*)(B-B^*)-2\omega_3\delta(B-B^*)^2$$

$$=Y(WA+A^{\mathrm{T}}W^{\mathrm{T}})Y^{\mathrm{T}}$$

其中 $Y=[S-S^*, I-I^*, B-B^*]$，$W=\mathrm{diag}(\omega_1, \omega_2, \omega_3)$，

$$A=\begin{bmatrix} -\frac{\beta_1 B}{1+\alpha_1 B}-\frac{\beta_2 I}{1+\alpha_2 I}-\mu & -\frac{\beta_2 S^*}{(1+\alpha_2 I)(1+\alpha_2 I^*)} & -\frac{\beta_1 S^*}{(1+\alpha_1 B)(1+\alpha_1 B^*)} \\ \frac{\beta_1 B}{1+\alpha_1 B}+\frac{\beta_2 I}{1+\alpha_2 I} & \frac{\beta_2 S^*}{(1+\alpha_2 I)(1+\alpha_2 I^*)}-(\gamma+\mu) & \frac{\beta_1 S^*}{(1+\alpha_1 B)(1+\alpha_1 B^*)} \\ 0 & \xi & -\delta \end{bmatrix} \tag{5.19}$$

若能证明矩阵A是 Volterra-Lyapunov 稳定的，就能证明出 X^* 的全局稳定性。由方程（5.19）可得其逆矩阵：

$$A^{-1}=\frac{1}{\det A}\begin{bmatrix} A_{11} & A_{12} & -\frac{\beta_1 S^*(\gamma+\mu)}{(1+\alpha_1 B)(1+\alpha_1 B^*)} \\ (\frac{\beta_1 B}{1+\alpha_1 B}+\frac{\beta_2 I}{1+\alpha_2 I})\delta & (\frac{\beta_1 B}{1+\alpha_1 B}+\frac{\beta_2 I}{1+\alpha_2 I}+\mu)\delta & \frac{\beta_1 S^*\mu}{(1+\alpha_1 B)(1+\alpha_1 B^*)} \\ (\frac{\beta_1 B}{1+\alpha_1 B}+\frac{\beta_2 I}{1+\alpha_2 I})\xi & (\frac{\beta_1 B}{1+\alpha_1 B}+\frac{\beta_2 I}{1+\alpha_2 I}+\mu)\xi & A_{33} \end{bmatrix}$$

其中：$A_{11}=(\gamma+\mu)\delta-\frac{\beta_1 S^*\xi}{(1+\alpha_1 B)(1+\alpha_1 B^*)}-\frac{\beta_2 S^*\delta}{(1+\alpha_2 I)(1+\alpha_2 I^*)}$，

$$A_{12}=\frac{\beta_1 S^*\xi}{(1+\alpha_1 B)(1+\alpha_1 B^*)}-\frac{\beta_2 S^*\delta}{(1+\alpha_2 I)(1+\alpha_2 I^*)},$$

$$A_{33}=(\frac{\beta_1 B}{(1+\alpha_1 B)}+\frac{\beta_2 I}{1+\alpha_2 I}+\mu)(\gamma+\mu)-\frac{\beta_2 S^*\delta}{(1+\alpha_2 I)(1+\alpha_2 I^*)},$$

再计算出：

$$\det A=-\left(\frac{\beta_1 B}{1+\alpha_1 B}+\frac{\beta_2 I}{1+\alpha_2 I}+\mu\right)\left[(\gamma+\mu)\delta+\frac{\beta_1 S^*\xi}{(1+\alpha_1 B)(1+\alpha_1 B^*)}-\frac{\beta_2 S^*\delta}{(1+\alpha_2 I^*)(1+\alpha_2 I^*)}\right]-\left(\frac{\beta_1 B}{1+\alpha_1 B}+\frac{\beta_2 I}{1+\alpha_2 I}\right)\left[\frac{\beta_1 S^*\xi}{(1+\alpha_1 B)(1+\alpha_1 B^*)}+\frac{\beta_2 S^*\delta}{(1+\alpha_2 I)(1+\alpha_2 I^*)}\right]$$

由不等式（5.16），易知 $\det A<0$。接下来证明如下引理：

引理 5.1 令$D=-A$ 和$E=(-A)^{-1}$，则存在一个正的 2×2 对角矩阵$\widetilde{W}=$

diag（ω_1，ω_2）使得$\widetilde{W}\widetilde{D}$ +（$\widetilde{W}\widetilde{D}$）^{T}>0 和$\widetilde{W}\widetilde{E}$ +（$\widetilde{W}\widetilde{E}$）^{T}>0。

证明：由不等式（5.16）和 det A<0，可以明显看到矩阵$\boldsymbol{A}^{-1}$的（1，1），（2，2）和（2，1）列都为负，（1，2）列为正，$\widetilde{A}^{-1}$也是 Volterra-Lyapunov 稳定的。因此，存在一个正的 2×2 对角矩阵$\widetilde{W}$ = diag（ω_1，ω_2）使得$\widetilde{W}\widetilde{A}^{-1}$+（$\widetilde{A}^{-1}$）$^{\mathrm{T}}\widetilde{W}^{\mathrm{T}}$<0。因为 E=（$-A$）$^{-1}$，可得$\widetilde{W}\widetilde{E}$ +（$\widetilde{W}\widetilde{E}$）^{T}>0。特别地，有

$$\widetilde{W}\widetilde{E} + (\widetilde{W}\widetilde{E})^T = \frac{1}{-\det A}Q$$

其中 2×2 的正定矩阵$\boldsymbol{Q}$为

$$Q = \begin{bmatrix} Q_{11} & Q_{12} \\ Q_{21} & Q_{22} \end{bmatrix}$$

$$Q_{11} = 2\omega_1\left[(\gamma+\mu)\delta - \frac{\beta_1 S^*\xi}{(1+\alpha_1 B)(1+\alpha_1 B^*)} - \frac{\beta_2 S^*\delta}{(1+\alpha_2 I)(1+\alpha_2 I^*)}\right]$$

$$Q_{12} = Q_{21} = \omega_2\delta\left(\frac{\beta_1 B}{1+\alpha_1 B} + \frac{\beta_2 I}{1+\alpha_2 I}\right) - \omega_1\begin{bmatrix} \dfrac{\beta_1 S^*\xi}{(1+\alpha_1 B)(1+\alpha_1 B^*)} \\ -\dfrac{\beta_1 S^*\delta}{(1+\alpha_1 I)(1+\alpha_2 I^*)} \end{bmatrix}$$

$$Q_{22} = 2\omega_2\delta\left(\frac{\beta_1 B}{1+\alpha_1 B} + \frac{\beta_2 I}{1+\alpha_2 I} + \mu\right)$$

同时，还有

$$\widetilde{W}\widetilde{D} + (\widetilde{W}\widetilde{D})^{\mathrm{T}} = P$$

2×2 的矩阵$\boldsymbol{P}$为

$$P = \begin{bmatrix} 2\omega_1\left(\dfrac{\beta_1 B}{1+\alpha_1 B} + \dfrac{\beta_2 I}{1+\alpha_2 I} + \mu\right) & P_{12} \\ P_{21} & 2\omega_2\left[(\gamma+\mu) - \dfrac{\beta_1 S^*}{(1+\alpha_2 I)(1+\alpha_2 I^*)}\right] \end{bmatrix}$$

其中 $P_{12} = P_{21} = \omega_1 \dfrac{\beta_2 S^*}{(1+\alpha_2 I)(1+\alpha_2 I^*)} - \omega_2\left(\dfrac{\beta_1 B}{1+\alpha_1 B} + \dfrac{\beta_2 I}{1+\alpha_2 I}\right)$ 。

接下来证明$\boldsymbol{P}$ >0。事实上，因为$\boldsymbol{Q}$ >0 有 det $\boldsymbol{Q}$ >0。

$$\det Q = \delta^2\left\{4\omega_1\omega_2(\gamma+\mu)\left[\frac{\beta_2 S^*\delta}{(1+\alpha_2 I)(1+\alpha_2 I^*)} + \mu\right] - \right.$$
$$2\omega_1\omega_2\left(\frac{\beta_1 B}{1+\alpha_1 B} + \frac{\beta_2 I}{1+\alpha_2 I}\right)\frac{\beta_2 S^*\delta}{(1+\alpha_2 I)(1+\alpha_2 I^*)} -$$

$$4\omega_1\omega_2\frac{\beta_2S^*\mu}{(1+\alpha_2I)(1+\alpha_2I^*)}-$$

$$\omega_1^2\left[\frac{\beta_2S^*\mu}{(1+\alpha_2I)(1+\alpha_2I^*)}\right]^2-\omega_2^2\left[\frac{\beta_1B}{1+\alpha_1B}+\frac{\beta_2I}{1+\alpha_2I}\right]^2\Bigg\}-$$

$$\Bigg\{2\omega_1\omega_2\delta\left(\frac{\beta_1B}{1+\alpha_1B}+\frac{\beta_2I}{1+\alpha_2I}\right)\frac{\beta_2S^*\xi}{(1+\alpha_1B)(1+\alpha_1B^*)}+$$

$$4\omega_1\omega_2\delta\mu\frac{\beta_1S^*\xi}{(1+\alpha_1B)(1+\alpha_1B^*)}+\omega_1^2\left[\frac{\beta_1S^*\xi}{(1+\alpha_1B)(1+\alpha_1B^*)}\right]+$$

$$2\omega_1^2\frac{\beta_1S^*\xi}{(1+\alpha_1B)(1+\alpha_1B^*)}\frac{\beta_2S^*\delta}{(1+\alpha_2I)(1+\alpha_2I^*)}\Bigg\}$$

$$=\delta^2(\det P)-T$$

其中 T 显然是正的，并且

$$\det P=4\omega_1\omega_2(\gamma+\mu)\left[\frac{\beta_2S^*}{(1+\alpha_2I)(1+\alpha_2I^*)}+\mu\right]-$$

$$2\omega_1\omega_2\left(\frac{\beta_1B}{1+\alpha_1B}+\frac{\beta_2I}{1+\alpha_2I}\right)\frac{\beta_2S^*\delta}{(1+\alpha_2I)(1+\alpha_2I^*)}-$$

$$4\omega_1\omega_2\frac{\beta_2S^*\mu}{(1+\alpha_2I)(1+\alpha_2I^*)}-$$

$$\omega_1^2\left[\frac{\beta_2S^*\mu}{(1+\alpha_2I)(1+\alpha_2I^*)}\right]^2-\omega_2^2\left(\frac{\beta_1B}{1+\alpha_1B}+\frac{\beta_2I}{1+\alpha_2I}\right)^2$$

则 $\det P>0$。注意到矩阵 $\boldsymbol{P}$ 的（1，1）列是正的，因此可得 $\boldsymbol{P}>0$。

引理 5.2 方程（5.19）中定义的矩阵 A 是 Volterra-Lyapunov 稳定的。

证明：由引理，存在一个正的 3×3 对角矩阵 $\boldsymbol{W}$ 使得 $\boldsymbol{W}(-\boldsymbol{A})+(-\boldsymbol{A})^{\mathrm{T}}\boldsymbol{W}^{\mathrm{T}}>0$。因此，$\boldsymbol{WA}+\boldsymbol{A}^{\mathrm{T}}\boldsymbol{W}^{\mathrm{T}}<0$。

据此，可以建立如下定理：

定理 5.2 当 $R_0>1$ 时，模型（5.8）~（5.10）的地方病平衡点是全局渐近稳定的。

定理 5.3 当 $R_0>1$ 时，Mukandavire 的模型（3.19）~（3.22）的地方病平衡点是全局渐近稳定的。

5.3 Hartley 的模型

在 5.2 节中介绍的模型是三维的，本节用 Hartley 的四维模型（3.1）~

(3.5) 为例将 5.2 节中证明全局稳定性的方法应用到高维模型中。

定理 5.4（参见第 3 章）Hartley 的模型（3.1）~（3.5）的基本再生数为

$$R_0=\frac{N\xi}{\gamma+b}\left(\frac{\beta_H}{\chi\kappa_H}+\frac{\beta_L}{\kappa_L\delta_L}\right) \tag{5.20}$$

当 $R_0<1$ 时，模型存在唯一的无病平衡点（DFE）$X_0=(1,0,0)$ 是局部渐近稳定的和全局渐近稳定的；当 $R_0>1$ 时，DFE 不稳定，模型的地方病平衡点 $X^*=(S^*,I^*,B^*)$ 是局部渐近稳定的。

可行域为

$$\Delta=\{(S,I,B)\mid S\geqslant 0,\ I\geqslant 0,\ S+I<1,\ B_H\geqslant 0,\ B_L\geqslant 0\}$$

在地方病平衡点的方程为

$$b-\beta_L S^*\frac{B_L^*}{\kappa_L+B_L^*}-\beta_H S^*\frac{B_H^*}{\kappa_H+B_H^*}-bS^*=0 \tag{5.21}$$

$$\beta_L S^*\frac{B_L^*}{\kappa_L+B_L^*}+\beta_H S^*\frac{B_H^*}{\kappa_H+B_H^*}-(\gamma+b)I^*=0 \tag{5.22}$$

$$\xi I^*-\chi B_H^*=0 \tag{5.23}$$

$$\chi B_H^*-\delta_L B_L^*=0 \tag{5.24}$$

由上述方程可得到

$$(\gamma+b)\chi\delta_L=\frac{\beta_L S^*\xi\chi}{\kappa_L+B_L^*}+\frac{\beta_H S^*\xi\delta_L}{\kappa_H+B_H^*}>\frac{\xi\delta_L}{P}+\frac{\xi\chi}{Q} \tag{5.25}$$

其中

$$\frac{\beta_H S^*\kappa_H}{(\kappa_H+B_H^*)(\kappa_H+B_H)}=\frac{1}{P},\qquad \frac{\beta_L S^*\kappa}{(\kappa_L+B_L^*)(\kappa_L+B_L)}=\frac{1}{Q}$$

构建 Lyapunov 方程如下：

$$V=\omega_1(S-S^*)^2+\omega_2(I-I^*)^2+\omega_3(B_H-B_H^*)^2+\omega_4(B_L-B_L^*)^2 \tag{5.26}$$

其中 ω_1，ω_2 和 ω_3 都为正的常数。则有

$$\frac{\mathrm{d}V}{\mathrm{d}t}=2\omega_1(S-S^*)\frac{\mathrm{d}S}{\mathrm{d}t}+2\omega_2(I-I^*)\frac{\mathrm{d}I}{\mathrm{d}t}+2\omega_3(B-B^*)\frac{\mathrm{d}B_H}{\mathrm{d}t}+2\omega_4(B_L-B_L^*)\frac{\mathrm{d}B_L}{\mathrm{d}t}$$

$$=2\omega_1(S-S^*)\left[-\beta_L\left(\frac{SB_L}{\kappa_L+B_L}-\frac{S^*B_L^*}{\kappa_L+B_L^*}-\frac{S^*B_L}{\kappa_L+B_L}+\frac{S^*B_L}{\kappa_L+B_L}\right)\right]-$$

$$\beta_H\left[\left(\frac{SB_H}{\kappa_H+B_H}-\frac{S^*B_H^*}{\kappa_H+B_H^*}-\frac{S^*B_H}{\kappa_H+B_H}+\frac{S^*B_H}{\kappa_H+B_H}\right)-b(S-S^*)\right]+$$

$$2\omega_2(I-I^*)\left[\beta_L\left(\frac{SB_L}{\kappa_L+B_L}-\frac{S^*B_L^*}{\kappa_L+B_L^*}-\frac{S^*B_L}{\kappa_L+B_L}+\frac{S^*B_L}{\kappa_L+B_L}\right)\right]+$$

$$\beta_H\left[\left(\frac{SB_H}{\kappa_H+B_H}-\frac{S^*B_H^*}{\kappa_H+B_H^*}-\frac{S^*B_H}{\kappa_H+B_H}+\frac{S^*B_H}{\kappa_H+B_H}\right)-(\gamma+b)(I-I^*)\right]+$$

$$2\omega_3(B_H-B_H^*)[\xi(I-I^*)-\chi(B_H-B_H^*)]+$$

$$2\omega_4(B_L-B_L^*)[\chi(B_H-B_H^*)-\delta_L(B_L-B_L^*)]$$

$$=2\omega_1(S-S^*)\left\{-\beta_L\left[\frac{B_L}{\kappa_L+B_L}(S-S^*)-\frac{S^*\kappa_L}{(\kappa_L+B_L^*)(\kappa_L+B_L)}(B_L^*-B_L)\right]+\right.$$

$$\left.\beta_H\left[\frac{B_H}{\kappa_H+B_H}(S-S^*)-\frac{S^*\kappa_H}{(\kappa_H+B_H^*)(\kappa_H+B_H)}(B_H^*-B_H)\right]-b(S-S^*)\right\}+$$

$$2\omega_2(I-I^*)\left\{\beta_L\left[\frac{B_L}{\kappa_L+B_L}(S-S^*)-\frac{S^*\kappa_L}{(\kappa_L+B_L^*)(\kappa_L+B_L)}(B_L^*-B_L)\right]+\right.$$

$$\left.\beta_H\left[(\frac{SB_H}{\kappa_H+B_H}-\frac{S^*B_H^*}{\kappa_H+B_H^*}-\frac{S^*B_H}{\kappa_H+B_H}+\frac{S^*B_H}{\kappa_H+B_H})-(\gamma+b)(I-I^*)\right\}+$$

$$2\omega_3\xi(I-I^*)(B_H-B_H^*)-2\omega_3\chi(B_H-B_H^*)^2+$$

$$2\omega_4\chi(B_L-B_L^*)(B_H-B_H^*)-2\omega_4\delta_L(B_L-B_L^*)^2$$

$$=-2\omega_1\frac{\beta_LB_L}{\kappa_L+B_L}(S-S^*)^2-2\omega_1\frac{\beta_LS^*\kappa_L}{(\kappa_L+B_L^*)(\kappa_L+B_L)}(S-S^*)(B_L-B_L^*)-$$

$$2\omega_1\frac{\beta_HB_H}{\kappa_H+B_H}(S-S^*)^2-2\omega_1\frac{\beta_HS^*\kappa_H}{(\kappa_H+B_H^*)(\kappa_H+B_H)}(S-S^*)(B_H-B_H^*)-$$

$$2\omega_1b(S-S^*)^2+$$

$$2\omega_2\frac{\beta_LB_L}{\kappa_L+B_L}(I-I^*)(S-S^*)+2\omega_2\frac{\beta_LS^*\kappa_L}{(\kappa_L+B_L^*)(\kappa_L+B_L)}(I-I^*)(B_L-B_L^*)+$$

$$2\omega_2\frac{\beta_HB_H}{\kappa_H+B_H}(I-I^*)(S-S^*)+2\omega_2\frac{\beta_HS^*\kappa_H}{(\kappa_H+B_H^*)(\kappa_H+B_H)}(I-I^*)(B_H-B_H^*)-$$

$$2\omega_2(\gamma+b)(I-I^*)^2+2\omega_3\xi(I-I^*)(B_H-B_H^*)-2\omega_3\chi(B_H-b_H^*)^2+$$

$$2\omega_4\chi(B_L-B_L^*)(B_H-B_H^*)-2\omega_1\delta_L(B_L-B_l^*)^2$$

$$=Y(WA+W^{\mathrm{T}}W^{\mathrm{T}})Y^{\mathrm{T}} \tag{5.27}$$

其中$Y=[S-S^*,\ I-I^*,\ B_H-B_H^*,\ B_L-B_L^*]$，$W=\mathrm{diag}(\omega_1,\ \omega_2,\ \omega_3,\ \omega_4)$，

$$A =$$

$$\begin{bmatrix} -\frac{\beta_L B_L}{\kappa_L + B_L} - \frac{\beta_H B_H}{\kappa_H + B_H} - b & 0 & \frac{\beta_H S^* \kappa_H}{(\kappa_H + B_H^*)(\kappa_H + B_H)} & -\frac{\beta_L S^* \kappa_L}{(\kappa_L + B_L^*)(\kappa_L + B_L)} \\ \frac{\beta_L B_L}{\kappa_L + B_L} + \frac{\beta_H B_H}{\kappa_H + B_H} & -(\gamma + b) & \frac{\beta_H S^* \kappa_H}{(\kappa_H + B_H^*)(\kappa_H + B_H)} & \frac{\beta_L S^* \kappa_L}{(\kappa_L + B_L^*)(\kappa_L + B_L)} \\ 0 & \xi & -\chi & 0 \\ 0 & 0 & \chi & -\delta L \end{bmatrix} \tag{5.28}$$

若能证明（5.28）中定义的矩阵$\boldsymbol{A}$是 Volterra-Lyapunov 稳定的，即可证明地方病平衡点X^*是全局渐近稳定的。证明的方法和 5.2 中的证明方法一致，因此在此省略掉一些计算过程，计算步骤如下：

步骤 1：首先证明矩阵$\boldsymbol{U} = \overline{\boldsymbol{A}^{-1}}$是 Volterra-Lyapunov 稳定的。3×3 的矩阵$\boldsymbol{U}$可写为

$$\boldsymbol{U} = \frac{1}{\det A}\begin{bmatrix} -[\gamma + b]\chi\delta_L - \frac{\xi\delta_L}{P} - \frac{\xi\chi}{Q} & \frac{\xi\delta_L}{P} + \frac{\xi\chi}{Q} & (\gamma + b)(\frac{\delta_1}{P} + \frac{\chi}{P}) \\ -T\chi\delta_L & -(T + b)\chi\delta_1 & -b(\frac{\delta_L}{P} + \frac{\chi}{P}) \\ -T\xi\delta & -(T + b)\xi\delta_L & -(T + b)(\gamma + b)\delta_L \end{bmatrix} \tag{5.29}$$

其中 $T=\frac{\beta_L B_L}{\kappa_L+B_L}+\frac{\beta_H B_H}{\kappa_H+B_H}$

$$\det A = \chi\delta_L(\gamma + b)(T + b) + b\left(\frac{\xi\delta_L}{P} + \frac{\xi\chi}{Q}\right) > 0$$

容易观察到 2×2 的矩阵$\overline{\boldsymbol{U}}$是 Volterra-Lyapunov 稳定的。因此，存在一个 2×2 的正对角矩阵$\overline{\boldsymbol{M}} = \mathrm{diag}(m_1, m_2)$，使得$\boldsymbol{MU}+(\boldsymbol{MU})^{\mathrm{T}}<0$。再令$\boldsymbol{D} = -\boldsymbol{U}$和$\boldsymbol{E} = \boldsymbol{D}^{-1} = -\boldsymbol{U}^{-1}$，也可得$\overline{\boldsymbol{ME}} + (\overline{\boldsymbol{ME}})^T>0$。因此，至少存在一个 3×3 的正对角矩阵$\boldsymbol{M} = \mathrm{diag}(m_1, m_2, m_3)$使得

$$\boldsymbol{M}(-\boldsymbol{U}) + (-\boldsymbol{U})^{\mathrm{T}}\boldsymbol{M}^{\mathrm{T}} > 0 \tag{5.30}$$

同时也意味着$\boldsymbol{MU} + \boldsymbol{U}^{\mathrm{T}}\boldsymbol{M}^{\mathrm{T}}<0$。即可得证$\boldsymbol{U}$是 Volterra-Lyapunov 稳定的。

步骤 2：证明在（5.30）中定义的矩阵$\boldsymbol{M}$满足：

$$\boldsymbol{M}(\overline{-\boldsymbol{A}}) + (\overline{-\boldsymbol{A}})^{\mathrm{T}}\boldsymbol{M}^{\mathrm{T}} > 0 \tag{5.31}$$

证明（5.31）的关键是证明$\boldsymbol{M}(\overline{-\boldsymbol{A}}) + (\overline{-\boldsymbol{A}})^{\mathrm{T}}\boldsymbol{M}^{\mathrm{T}}>0$的行列式是正的。经过一些计算可得：

$$\det\{(\det A)[\boldsymbol{M}(-\boldsymbol{U})+(-\boldsymbol{U})^{\mathrm{T}}\boldsymbol{M}^{\mathrm{T}}]\}$$

$$=\left\{T\chi\delta_L^3(\gamma+b)+b\delta_L^2\left[\chi\delta_L(\gamma+b)-\frac{\xi\delta_L}{P}-\frac{\xi\chi}{Q}\right]\right\}\det[M(-U)+(-U)^TM^T]-$$

$$2m_1m_2^2b^2\left(\frac{\delta_L}{P}+\frac{\chi}{Q}\right)^2\left[\chi\delta_L(\gamma+b)-\frac{\xi\delta_L}{P}-\frac{\xi\chi}{Q}\right]-2m_1m_2^2Tb\chi\delta_L(\gamma+b)\left(\frac{2\delta_L\chi}{PQ}+\frac{\chi^2}{Q^2}\right)-$$

$$4m_1m_2m_3Tb\xi\frac{\delta_L^2}{P}(T+b)\left[\chi\delta_L(\gamma+b)-\frac{\xi\delta_L}{P}-\frac{\xi\chi}{Q}\right]-6m_1m_2m_3T^2\xi\chi\frac{\delta_L^2}{P}(\gamma+b)-$$

$$2m_1m_2m_3Tb\xi\chi\frac{\delta_L^3}{P}(\gamma+b)-2m_1m_2m_3Tb\xi^2\delta_L\left(\frac{\delta_L}{P}+\frac{\chi}{Q}\right)^2-$$

$$4m_1m_2m_3Tb\xi\chi\delta_L^2\frac{\chi}{Q}(\gamma+b)-4m_1m_2m_3b\xi\delta_L\frac{\chi}{Q}(T+b)\left[\chi\delta_L(\gamma+b)-\frac{\xi\delta_L}{P}-\frac{\xi\chi}{Q}\right]-$$

$$2m_1^2m_2T\chi\delta_L(\gamma+b)^2\left(\frac{2\delta_L\chi}{PQ}+\frac{\chi^2}{Q^2}\right)-8m_1m_2m_3T\xi\delta_L^2(T+b)(\gamma+b)-$$

$$2m_1^2m_2(T+b)(\gamma+b)\left(\frac{2\delta_L\chi}{PQ}+\frac{\chi^2}{Q^2}\right)\left[\chi\delta_L(\gamma+b)-\frac{\chi\delta_L}{P}-\frac{\xi\chi}{Q}\right]$$

又由于$\boldsymbol{M}(-\boldsymbol{U})+(-\boldsymbol{U})^{\mathrm{T}}\boldsymbol{M}^{\mathrm{T}}>0$和$\det A>0$，可得

$$\det\{(\det A)[\boldsymbol{M}(-\boldsymbol{U})+(-\boldsymbol{U})^{\mathrm{T}}\boldsymbol{M}^{\mathrm{T}}]\}>0$$

结合不等式（5.25），易得

$$\det[\boldsymbol{M}(\overline{-\boldsymbol{A}})+(\overline{-\boldsymbol{A}})^{\mathrm{T}}\boldsymbol{M}^{\mathrm{T}}]>0$$

步骤3：证明在（5.28）中定义的矩阵$\boldsymbol{A}$是Volterra-Lyapunov稳定的。

由式（5.30）和式（5.31），存在一个$m_4>0$，使得对$\boldsymbol{W}=\mathrm{diag}(\omega_1,\omega_2,\omega_3,\omega_4)$，$\omega_i=m_i$（$1\leqslant i\leqslant 4$），都有$\boldsymbol{W}(-\boldsymbol{A})+(-\boldsymbol{A})^{\mathrm{T}}\boldsymbol{W}^{\mathrm{T}}>0$，也即$\boldsymbol{WA}+\boldsymbol{A}^{\mathrm{T}}\boldsymbol{W}^{\mathrm{T}}<0$。

最后，将上面的三个步骤所得结论总结成如下定理：

定理5.5 当$R_0>1$时，模型（3.1）~（3.5）的地方病平衡点是全局渐近稳定的。

5.4 数值模拟

本节为证明地方病平衡点的全局稳定性进行数值模拟。首先考虑典型的三维模型，如Codeco的模型（4.53）~（4.55）。计算可得基本再生数为$R_0=1.51$，且地方病平衡点为$I^*\approx16.98$，$S^*\approx6606$。同时，再考虑另外一个三维模型，如Mukandavire的模型（3.19）~（3.22）。计算可得基本再生数为$R_0=$

1.23，且地方病平衡点为 $I^* \approx 1.16$，$S^* \approx 10\ 732$。图 5.1 和图 5.2 描述了 Codeco 模型和 Mukandavire 模型在各自地方病平衡点分别的全局稳定性。在数值模拟中分别取五个不同的初始条件：$I(0) = 1$，100，200，600，1 000，分别画出五条数值模拟曲线。由图 5.1 和图 5.2 可以清楚看出五条轨线都收敛于各自的地方病平衡点，可以证明各自的全局渐近稳定性。

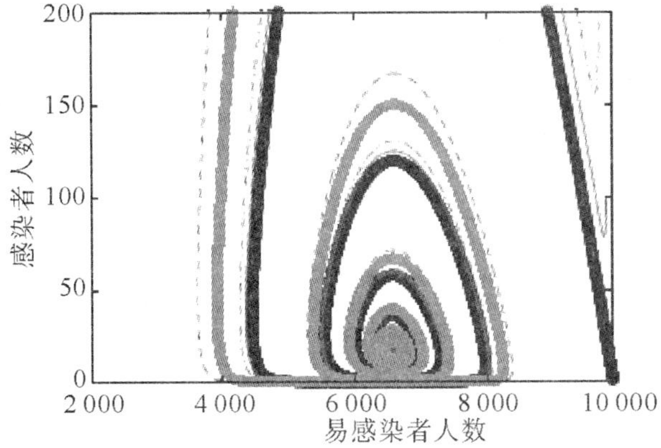

图 5.1　Codeco 模型的全局稳定性

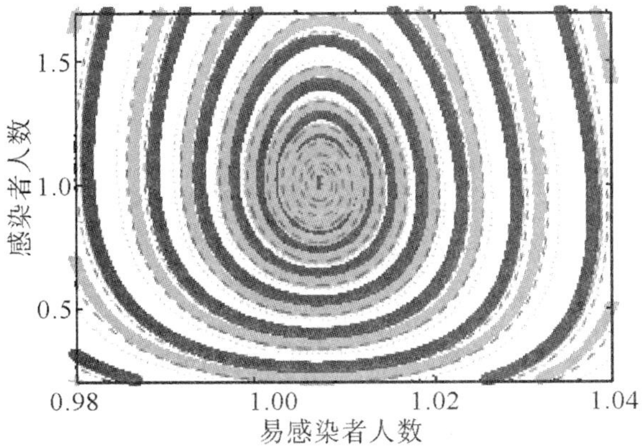

图 5.2　Mukandavire 模型的全局稳定性

接下来再对 Hartley 等人的四维模型进行数值模拟。计算可得基本再生数为 $R_0 = 18.83$，且地方病平衡点为 $I^* \approx 4.33$，$S^* \approx 534$。和图 5.1 和图 5.2 一样，取五个不同的初始条件：$I(0) = 1$，100，200，600，1 000，如图 5.3 所示，也可以清晰观察出五条轨线都收敛于地方病平衡点，全局渐近稳定性得证。同时，又由于该模型结合了病菌高传播状态，在同样的参数设定下，

Hartley 等人的模型有很高的感染者人数，约占总人口的 36%，这也可以解释为何该模型有极高的基本再生数。因此该模型适合于严重的，传播较快的霍乱疫情，而 Codeco 的模型适合描述较轻微的霍乱疫情。

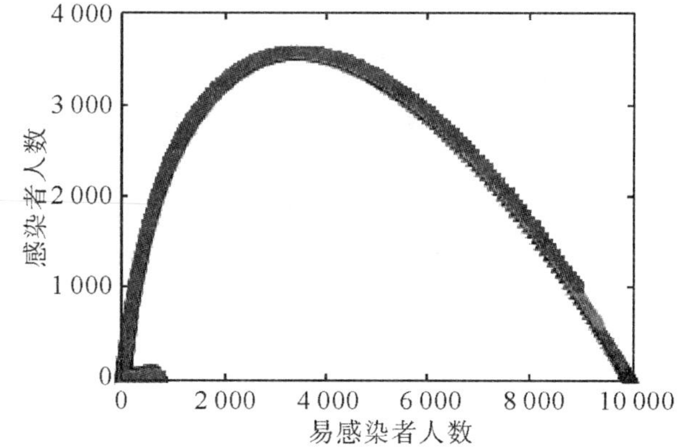

图 5.3　Hartley 模型的全局稳定性

6 带时滞模型

具有时间滞后（时滞）的数学模型反映了在 t 时刻的运动变化规律，不仅取决于 t 时刻本身，还受到 t 时刻以前的某些状况或因素的影响，所以考虑时滞因素往往能更准确地反映自然客观事实。本书研究的霍乱模型中霍乱弧菌有一定的潜伏期，一般为几小时到十几天不等。在大部分的霍乱研究中，为了计算的简便，并没有考虑时滞的因素。但只有引入时滞，才能更好地描述霍乱模型。

6.1 单时滞霍乱模型

6.1.1 时滞模型

为了进一步控制水源性传染病的流行，首先考虑霍乱弧菌在不洁水源中会存活一段较长的时间，即增加对时滞的考量；其次考虑预防接种和利用消毒剂消毒不洁水源都是控制霍乱传播的有效手段，建立并研究一个同时含有预防接种和消毒不洁水源双重控制策略的霍乱时滞模型如下：

$$\frac{dS}{dt} = \mu N - \beta_W WS - \beta_1 SI - (\mu + \phi)S + \psi V \tag{6.1}$$

$$\frac{dI}{dt} = \beta_W WS + \beta_I SI - (\gamma + \mu + u_1)I + \sigma\beta_1 VI \tag{6.2}$$

$$\frac{dV}{dt} = \phi S - \sigma\beta_I VI - (\mu + \psi)V \tag{6.3}$$

$$\frac{dW}{dt} = \pi I - \xi W - dNW - \chi WT \tag{6.4}$$

$$\frac{dT}{dt} = \theta W(t - \tau) - \alpha T - \eta WT \tag{6.5}$$

$$\frac{dR}{dt}=\gamma T-\mu R \tag{6.6}$$

设总人数 $N=S+I+V+R$，且总人口数与饮水的供给和成正比，S、I、V 和 R 分别表示易感染者、染病者、接种疫苗者和移出者，W 为霍乱病菌浓度，T 为消毒剂在水源中的浓度。消毒剂可以很有效地杀死水源中的霍乱弧菌并且控制其传播，本书假设消毒剂的浓度与失效率成正比，也与水源中霍乱病菌浓度成正比。再假设消毒剂的自然丧失率与其浓度成比例，且消毒剂摄取了霍乱弧菌后，其吸收率是与病毒的密度以及消毒剂的浓度成比例的。模型中其他的参数 β_I 和 β_W 分别表示环境与人之间传播和人与人之间传播的传染率系数，μ_1 和 μ 分别表示感染者和非感染者不同的死亡率，ϕ 为疫苗接种率，α 为消毒剂的失效率，π 为霍乱病菌的增长率，ξ 为霍乱病菌的自然丧失率，d 为作为安全用水提供给住户的水源中霍乱病菌的丧失率，χ 为当使用了消毒剂后霍乱病菌浓度的丧失率，θ 为使用消毒剂的浓度，η 为消毒剂在水源中的有效吸收率，γ 为染病者的复原率，τ 表示病菌在不洁水源中的潜伏期。σ 表示疫苗的有效率，当 $\sigma=0$ 为该疫苗完全有效，$\sigma=1$ 意味着疫苗没有效果。所有的参数都为正数。

模型的初始条件如下：

$$S\geqslant 0,\ I\geqslant 0,\ V\geqslant 0,\ W\geqslant 0,\ I\geqslant 0,\ R\geqslant 0$$

注意到系统方程中 R 的独立性［在方程组（6.1）~（6.6）中均不含有 R］，所以为了简化计算，在后面的分析中只考虑方程（6.1）~（6.5）即可。

6.1.2 无病平衡点的稳定性

将方程组（6.1）~（6.5）写成向量的形式为

$$\frac{\mathrm{d}X}{\mathrm{d}t}=F(X) \tag{6.7}$$

且

$$X=(S,\ I,\ V,\ W,\ T)^{\mathrm{T}} \tag{6.8}$$

可以很直接地看出模型（6.1）~（6.5）有唯一一个正无病平衡点（DFE）：

$$X_0=\left(\frac{N(\mu+\psi)}{\mu+\psi+\phi},\ 0,\ \frac{N\phi}{\mu+\psi+\phi},\ 0,\ 0\right)^{\mathrm{T}} \tag{6.9}$$

基本再生数可求得为：

$$R_0=\frac{\beta_1 N(\mu+\psi+\sigma+\phi)}{(\mu+\psi+\phi)(\gamma+\mu)}+\frac{\beta_W\pi N(\mu+\psi)}{(\mu+\psi+\phi)(\gamma+\mu)(\xi+dN)} \tag{6.10}$$

由表达式（6.10）可知，R_0'（ϕ）<0，即 R_0 依赖于免疫系数 ϕ。这意味

着系数 ϕ 在控制基本再生数的大小中起着重要作用。并且当 $\phi=0$ 时，基本再生数变为

$$R_0 = \frac{\beta_I N}{(\gamma + \mu)} + \frac{\beta_W \pi N}{(\gamma + \mu)(\xi + dN)} \tag{6.11}$$

接下来先讨论当 $\tau=0$ 时，模型的稳定性。首先计算模型在地方病平衡点的雅克比矩阵如下：

$$J_0 = \begin{bmatrix} -\mu-\phi & -\beta_I S_0 & \psi & -\beta_W S_0 & 0 \\ 0 & Q & 0 & \beta_W S_0 & 0 \\ \phi & -\beta_I S_0 & -\mu-\psi & 0 & 0 \\ 0 & \xi & 0 & -\xi-dN & 0 \\ 0 & 0 & 0 & \theta & -\alpha \end{bmatrix}$$

其中 $Q=\gamma+\mu-\beta_I S_0-\sigma\beta_I V_0$，当 $R_0<1$ 时，易知 $Q>0$。J_0的特征多项式为

$$\mathrm{Det}(\lambda I - J_0) = (\lambda + \alpha)(\lambda^4 + a_3\lambda^3 + \alpha_2\lambda^2 + a_2\lambda + a_0) \tag{6.12}$$

其中 $a_3 = (2\mu + \phi + \psi) + (\xi + dN) + Q$,

$a_2 = \mu(\mu + \phi + \psi) + (\xi + dN)(2\mu + \phi + \psi) + Q(2\mu + \phi + \psi) + Q(\xi + dN) - \beta_W \pi S$,

$a_1 = \mu(\mu + \phi + \psi) + (\xi + dN) + \mu Q(\mu + \phi + \psi) + Q(2\mu + \phi + \psi)(\xi + dN) - \beta_W \pi S(2\mu + \phi + \psi)$,

$a_0 = \mu Q(\mu + \phi + \psi)(\xi + dN) - \beta_W \pi S\mu(\mu + \phi + \psi)$。

特征多项式（6.12）有一个负根 $\lambda=-\alpha$。为了证明剩下的四个根都有负实部，由 Routh-Hurwitz 准则，稳定的充要条件为

$$a_3 > 0,\ a_1 > 0,\ a_0 > 0,\ a_1(a_2a_3 - a_1) > a_0a_3^2 \tag{6.13}$$

由 $R_0<1$，易推得 $Q(\xi+dN)>\beta_W\pi S$。因此（6.13）的四个条件都可以很容易计算出（此处省略计算）。则建立以下定理：

定理 6.1 当 $R_0<1$ 时，模型（6.1）~（6.5）的无病平衡点是局部渐近稳定的。

接下来证明当 $R_0<1$ 时，模型（6.1）~（6.5）的无病平衡点是全局渐近稳定的。C. M. Kribs-Zaleta 的文献中介绍了如下引理：

引理 6.1 给定一个非负的一致有界的可测序列 f_n，有

$$\int \lim\inf f_n \leqslant \int \lim\inf \int f_n \leqslant \lim\sup \int f_n \leqslant \int \lim\sup f_n$$

再建立如下定理：

定理 6.2 当 $R_0<1$ 时，模型（6.1）~（6.5）的无病平衡点是全局渐近稳

定的。

证明：由方程（6.4）可得

$$W(t)=\int_{-\infty}^{t}(\pi I-\chi WT)e^{(-\xi-dN)(t-s)}ds \tag{6.14}$$

先作替换 $x=t-s$，再在方程（6.14）的左右两边对 W（t）同时取 lim sup，并运用引理 6.1 可得

$$\begin{aligned}\limsup_{t\to\infty}W(t)&=\limsup_{t\to\infty}\int_{0}^{\infty}[\pi I(t-x)-\chi W(t-x)T(t-x)]e^{(-\xi-dN)x}dx\\&\leqslant\int_{0}^{\infty}\limsup_{t\to\infty}\pi I(t-x)e^{(-\xi-dN)x}dx\\&\leqslant\limsup_{t\to\infty}\pi I(t)\int_{0}^{\infty}e^{(-\xi-dN)x}dx\\&=\frac{\pi}{\xi+dN}\limsup_{t\to\infty}I(t)\end{aligned} \tag{6.15}$$

同理，对 I（t）采取同样的方法可得

$$\begin{aligned}I(t)&=\int_{-\infty}^{t}(\beta_W WS+\beta_I SI+\sigma\beta_1 VI)e^{-(\gamma+\mu)(t-s)}ds\\&\leqslant\limsup_{t\to\infty}\int_{0}^{\infty}[\beta_W W(t-x)(N-V(t-x))+\beta_I I(t-x)N\\&\quad-\beta_I V(t-x)I(t-x)(1-\sigma)]e^{-(\gamma+\mu)x}dx\\&\leqslant\limsup_{t\to\infty}\int_{0}^{\infty}[\beta_W W(x)N+\beta_I I(t)N]e^{-(\gamma+\mu)x}dx\\&\leqslant\frac{\dfrac{\beta_W\pi N}{\xi+dN}+\beta_I N}{\gamma+\mu}\limsup_{t\to\infty}I(t)\end{aligned} \tag{6.16}$$

如果$\frac{\frac{\beta_W\pi N}{\xi+dN}+\beta_I N}{\gamma+\mu}<1$，不等式（6.16）成立当且仅当 $\limsup_{t\to\infty}I(t)=0$。由此，DFE 的全局稳定性得证。

6.1.3 当 $\tau=0$ 时，地方病平衡点稳定性

模型（6.1）~（6.5）的地方病平衡点 X^* 由以下方程确定：

$$\mu N-\beta_W W^*S^*-\beta_I S^*I^*-(\mu+\phi)S^*+\psi V^*=0 \tag{6.17}$$

$$\beta_W W^*S^*+\beta_1 S^*I^*-(\gamma+\mu+u_1)I^*+\sigma\beta_1 V^*I^*=0 \tag{6.18}$$

$$\phi S^*-\sigma\beta_1 V^*I^*-(\mu+\psi)V^*=0 \tag{6.19}$$

$$\pi I^*-\xi W^*-dNW^*+\chi W^*T^*=0 \tag{6.20}$$

$$\theta W^{*} - \alpha T^{*} - \chi W^{*} T^{*} = 0 \tag{6.21}$$

为了简化计算，先令 $a_{11}^{*}=-\beta_W W^{*}-\beta_I I^{*}-(\mu+\phi)$，$a_{45}^{*}=\theta-\eta T^{*}$，$a_{11}^{*}=\beta_W W^{*}+\beta_I I^{*}$，$a_{22}^{*}=\beta_I S^{*}+\sigma\beta_1 V^{*}-(\gamma+\mu)$，$a_{55}^{*}=-\alpha-\eta W^{*}$，$a_{33}^{*}=-\alpha\beta_I I^{*}-(\mu+\psi)$，$a_{44}^{*}=-\xi-dN-\chi T^{*}$，雅克比矩阵为

$$\begin{bmatrix} a_{11}^{*} & -\beta_I S^{*} & \psi & -\beta_W S^{*} & 0 \\ a_{21}^{*} & a_{22}^{*} & \sigma\beta_I V^{*} & \beta_W S^{*} & 0 \\ \phi & \sigma\beta_I V^{*} & a_{33}^{*} & 0 & 0 \\ 0 & \pi & 0 & a_{44}^{*} & -\chi W^{*} \\ 0 & 0 & 0 & a_{45}^{*} & a_{55}^{*} \end{bmatrix}$$

其特征多项式为

$$Det(\lambda I - J_B^{*}) = \lambda^5 + a_4\lambda^4 + a_3\lambda^3 + a_2\lambda^2 + a_1\lambda + a_0$$

其中：$a_1 = -a_{11}^{*} - a_{22}^{*} - a_{33}^{*} - a_{44}^{*} - a_{55}^{*}$

$a_2 = a_{11}^{*}a_{22}^{*} + a_{11}^{*}a_{33}^{*} + a_{11}^{*}a_{44}^{*} + a_{11}^{*}a_{55}^{*} + a_{22}^{*}a_{33}^{*} + a_{22}^{*}a_{44}^{*} + a_{22}^{*}a_{55}^{*} + a_{33}^{*}a_{44}^{*} + a_{33}^{*}a_{55}^{*} + a_{44}^{*}a_{55}^{*} + \beta_I a_{21}^{*}S^{*} + \chi a_{45}^{*}W^{*} + \sigma^2\beta_I^2 I^{*}V^{*} - \beta_W\pi S^{*} - \psi\phi$

$a_3 = -a_{11}^{*}a_{22}^{*}a_{33}^{*} - a_{11}^{*}a_{22}^{*}a_{44}^{*} - a_{11}^{*}a_{22}^{*}a_{55}^{*} - a_{11}^{*}a_{33}^{*}a_{44}^{*} - a_{11}^{*}a_{33}^{*}a_{55}^{*} - a_{11}^{*}a_{44}^{*}a_{55}^{*} - a_{22}^{*}a_{33}^{*}a_{44}^{*} - a_{22}^{*}a_{33}^{*}a_{44}^{*} - a_{22}^{*}a_{33}^{*}a_{55}^{*} - a_{22}^{*}a_{44}^{*}a_{55}^{*} + \sigma\beta_I^2\phi I^{*}S^{*} - \sigma^2\beta_I^2 I^{*}V^{*}(a_{11}^{*} + a_{44}^{*} + a_{55}^{*}) - \beta_I a_{21}^{*}S^{*}(a_{33}^{*} + a_{44}^{*} + a_{55}^{*}) + \psi\phi\beta_I a_{21}^{*}V^{*}$

$a_4 = a_{11}^{*}a_{22}^{*}a_{33}^{*}a_{44}^{*} + a_{11}^{*}a_{22}^{*}a_{33}^{*}a_{55}^{*} + a_{11}^{*}a_{22}^{*}a_{44}^{*}a_{55}^{*} + a_{11}^{*}a_{33}^{*}a_{44}^{*}a_{55}^{*} + a_{22}^{*}a_{33}^{*}a_{44}^{*}a_{55}^{*} + \sigma^2\beta_I^2 I^{*}V^{*}(a_{11}^{*}a_{44}^{*} + a_{11}^{*}a_{55}^{*} + a_{44}^{*}a_{55}^{*}) + \beta_I a_{21}^{*}S^{*}(a_{33}^{*}a_{44}^{*} + a_{35}^{*}a_{55}^{*} + a_{44}^{*}a_{55}^{*}) + \chi a_{45}^{*}W^{*}(a_{11}^{*}a_{22}^{*} + a_{11}^{*}a_{33}^{*} + a_{22}^{*}a_{33}^{*} + \sigma^2\beta_I^2 I^{*}V^{*} + \beta_I a_{21}^{*}S^{*} - \psi\phi) - \sigma\beta_I(\psi a_{21}^{*}V^{*} + \phi\beta_I S^{*})(a_{44}^{*} + a_{55}^{*}) - \psi\phi(a_{22}^{*}a_{44}^{*} + a_{22}^{*}a_{55}^{*} + a_{44}^{*}a_{55}^{*})$

$a_5 = -a_{11}^{*}a_{22}^{*}a_{33}^{*}a_{44}^{*}a_{55}^{*} - \chi a_{11}^{*}a_{22}^{*}a_{33}^{*}a_{45}^{*}W^{*} + \chi\psi\beta_I a_{21}^{*}a_{45}^{*}V^{*}W^{*}(\sigma + \phi) - \chi\beta_I a_{21}^{*}a_{33}^{*}a_{45}^{*}S^{*}W^{*} + \chi\psi\phi a_{22}^{*}a_{45}^{*}W^{*} + \beta_W\pi a_{33}^{*}a_{55}^{*}S^{*}(a_{11}^{*} + a_{21}^{*}) - \beta_W\pi\psi\phi a_{55}^{*}S^{*} - \beta_I\beta_W\pi\sigma\phi a_{55}^{*}I^{*}S^{*} - \sigma^2\beta_1^2 a_{11}^{*}a_{44}^{*}a_{55}^{*}I^{*}V^{*} - \beta_I a_{21}^{*}a_{33}^{*}a_{44}^{*}a_{55}^{*}S^{*} + \sigma\beta_I a_{44}^{*}a_{55}^{*}(\phi I^{*}S^{*} + \psi a_{21}^{*}V^{*}) + \psi\phi a_{22}^{*}a_{44}^{*}a_{55}^{*}$

则由 Routh-Hurwitz 准则，稳定的充要条件为

$$a_5 > 0,\ a_1a_2 - a_3 > 0,\ a_3(a_1a_2 - a_3) - a_1(a_1a_4 - a_5) > 0$$
$$a_4[a_3(a_1a_2 - a_3) - a_1(a_1a_4 - a_5)] - a_5[a_2(a_1a_2 - a_3) - (a_1a_4 - a_5)] > 0 \tag{6.22}$$

通过计算得证以上不等式，（计算略），并建立如下定理：

定理 6.3 当 $R_0>1$ 时，模型（6.1）~（6.5）的地方病平衡点是局部渐近

稳定的。

6.1.4 当 $\tau\neq 0$ 时，地方病平衡点稳定性

首先令：$s=S-S^*$，$v-V-V^*$，$i=I-I^*$，$w=W-W^*$，以及 $f=T-T^*$，其中 s，i，v，w 和 f 是围绕 X^* 的微小扰动。在地方病平衡点的特征方程可计算得

$$\lambda^5+A_1\lambda^4+A_2\lambda^3+A_3\lambda^2+A_4\lambda+A_5+(B_1\lambda^3+B_2\lambda^2+B_3\lambda+B_4)e^{-\lambda\tau}=0 \tag{6.23}$$

其中

$A_1=-a_{11}^*-a_{22}^*-a_{33}^*-a_{44}^*-a_{55}^*$,

$A_2=a_{11}^*a_{22}^*+a_{11}^*a_{33}^*+a_{11}^*a_{44}^*+a_{11}^*a_{55}^*+a_{22}^*a_{33}^*+a_{22}^*a_{44}^*+a_{22}^*a_{55}^*+a_{44}^*a_{55}^*+$
$\beta_I a_{21}^*S^*+\sigma^2\beta_I^2I^*V^*-\chi\eta W^*T^*-\beta_W\pi S^*-\psi\phi$,

$A_3=-a_{11}^*a_{22}^*a_{33}^*-a_{11}^*a_{22}^*a_{44}^*-a_{11}^*a_{22}^*a_{55}^*-a_{11}^*a_{33}^*a_{44}^*-a_{11}^*a_{33}^*a_{55}^*-$
$a_{11}^*a_{44}^*a_{55}^*-a_{22}^*a_{33}^*a_{44}^*-$
$a_{22}^*a_{33}^*a_{55}^*-a_{22}^*a_{44}^*a_{55}^*-a_{33}^*a_{44}^*a_{55}^*+\chi\eta W^*T^*(a_{11}^*+a_{22}^*+a_{33}^*)+\psi\phi(a_{22}^*+a_{44}^*+a_{55}^*)+$
$\beta_W\pi S^*(a_{11}^*+a_{33}^*+a_{55}^*+a_{21}^*)+\sigma\phi\beta_I^2I^*S^*-\sigma^2\beta_I^2I^*V^*(a_{11}^*+a_{44}^*+a_{55}^*)-$
$\beta_I a_{21}^*S^*(a_{33}^*+a_{44}^*+a_{55}^*)+\sigma\psi\beta_I\beta_I^2a_{21}^*V^*$

$A_4=a_{11}^*a_{22}^*a_{33}^*a_{44}^*+a_{11}^*a_{22}^*a_{33}^*a_{55}^*+a_{11}^*a_{22}^*a_{44}^*a_{55}^*+a_{11}^*a_{33}^*a_{44}^*a_{55}^*+a_{22}^*a_{33}^*a_{44}^*a_{55}^*-$
$\chi\eta W^*T^*(a_{11}^*a_{22}^*+a_{11}^*a_{33}^*+a_{22}^*a_{33}^*)+\sigma^2\beta_I^2I^*V^*(a_{11}^*a_{44}^*+a_{11}^*a_{55}^*+a_{44}^*a_{55}^*)-$
$\beta_W\pi S^*(a_{11}^*a_{33}^*+a_{11}^*a_{55}^*+a_{33}^*a_{55}^*+a_{21}^*a_{33}^*+a_{21}^*a_{55}^*)+\chi\eta\sigma^2\beta_I^2I^*V^*W^*T^*+$
$\beta_I a_{21}^*S^*(a_{33}^*a_{44}^*+a_{33}^*a_{55}^*+a_{44}^*a_{55}^*)+\psi\phi(\chi\eta^*W^*I^*+\beta_W\pi S^*)-$
$\sigma\phi\beta_I^2S^*I^*(a_{44}^*+a_{55}^*)+\beta_I\sigma\psi a_{21}^*V^*(a_{44}^*+a_{55}^*)+\beta_I\beta_W\sigma\psi\pi S^*I^*-$
$\psi\phi(a_{22}^*a_{44}^*+a_{22}^*a_{55}^*+a_{44}^*a_{55}^*)-\beta_I\chi\eta a_{21}^*S^*W^*T^*$

$A_5=-a_{11}^*a_{22}^*a_{33}^*a_{44}^*a_{55}^*+\chi\eta a_{11}^*a_{22}^*a_{33}^*W^*T^*+\beta_W\pi S^*a_{33}^*a_{55}^*(a_{11}^*+a_{21}^*)+$
$(a_{44}^*a_{55}^*-\chi\eta W^*T^*)(\sigma^2\beta_I^2I^*V^*-\beta_I a_{21}a_{33}^*S^*+\sigma\beta_I^2\phi I^*S^*-\sigma\beta_I\psi a_{21}^*V^*+$
$\psi\phi a_{22}^*)-\beta_I\beta_W\sigma\phi\pi a_{55}^*S^*I^*-\psi\phi\beta_W\pi a_{55}S^*$

以及

$B_1=\chi\theta W^*$

$B_2=-\chi\theta W^*(a_{11}^*+a_{22}^*+a_{33}^*)$

$B_3=\chi\theta W^*(a_{11}^*a_{22}^*+a_{11}^*a_{33}^*+a_{22}^*a_{33}^*+\beta_I a_{21}S^*+\sigma\beta_I^2I^*V^*-\psi\phi)$

$B_4=\chi\theta W^*(-a_{11}^*a_{22}^*a_{33}^*+\sigma^2\beta_I^2a_{11}^*I^*V^*-\beta_I a_{21}a_{33}^*S^*+\sigma\phi\beta_I I^*S^*-\sigma\psi\beta_I a_{21}^*V^*$
$+\psi\phi a_{22}^*)$

设 $\lambda=i\omega$ 是方程（6.23）的一个根，将 λ 代入方程并分离实部和虚部后，

可得到下面的两个方程：

$$A_1\omega^4 - A_3\omega^2 + (-B_1\omega^3 + B_3\omega)\sin(\omega\tau) - (B_2\omega^2 - B_4)\cos(\omega\tau) + A_5 = 0 \tag{6.24}$$

$$\omega^5 - A_2\omega^3 + A_4\omega + (B_2\omega^2 - B_4)\sin(\omega\tau) + (-B_1\omega^3 + B_3\omega)\cos(\omega\tau) = 0 \tag{6.25}$$

将方程（6.24）和（6.25）平方相加：

$$(A_1\omega^4 - A_3\omega^2 + A_5)^2 + (\omega^5 - A_2\omega^3 + A_4\omega)^2 -$$
$$(B_2\omega^2 - B_4)^2 + (-B_1\omega^3 + B_3\omega)^2 = 0$$

再令 $\omega^2=x$ 得到

$$F(x) = x^5 + C_4x^4 + C_3x^3 + C_2x^2 + C_1x + + C_0 = 0 \tag{6.26}$$

其中，$C_1 = A_4^2 - 2A_3A_5 + 2B_2B_4 - B_3^2$，$C_2 = A_3^2 + 2A_1A_5 + 2B_1B_3 - B_2^2 - 2A_2A_4$，$C_3 = A_2^2 + 2A_4 - 2A_1A_3 - B_1^2$，$C_4 = A_1^2 - 2A_2$，$C_0 = A_5^2 - B_4^2$。

如果系数 C_1 满足 Routh-Hurwitz 条件，则方程（6.26）不会有任何正根，因此我们不会得到满足方程（6.24）和（6.25）的正 ω。在这种情况下有以下定理：

定理 6.4 当 $R_0>1$，$\tau>0$ 时，如果 Routh-Hurwitz 条件满足，模型（6.1）~（6.5）的地方病平衡点是局部渐近稳定的。

另外，若系数 C_1 不满足 Routh-Hurwitz 条件，设 $F(0) = C_0<0$ 成立，以及 $\lim\limits_{t\to\infty}F(x)= \infty$ 可以确保方程（6.26）存在一个正的实根，使得方程（6.23）必有一对纯虚根$\pm i\omega_0$。从方程（6.24）和（6.25）可解得时滞临界值 τ_n 的表达式如下：

$$\tau_n = \frac{1}{\omega_0}\arccos\frac{\omega_0^2(B_2 - A_1B_1) - A_2B_2}{B_1^2\omega_0^2 + B_2^2} + \frac{2n\pi}{\omega_0} \tag{6.27}$$

对方程（6.23）左右两边同时求 λ 关于 τ 的导数得到

$$(5\lambda^4 + 4A_1\lambda^3 + 3A_2\lambda^2 + 2A_3\lambda + A_4)\frac{d\lambda}{d\tau} + e^{-\lambda\tau}(3B_1\lambda^2 + 2B_2\lambda + B_3)\frac{d\lambda}{d\tau}$$
$$+ e^{-\lambda\tau}(B_1\lambda^3 + B_2\lambda^2 + B_3\lambda + B_4)\left(-\tau\frac{d\lambda}{d\tau} - \lambda\right) = 0 \tag{6.28}$$

化简可得

$$\left(\frac{d\lambda}{d\tau}\right)^{-1} = \frac{(5\lambda^4 + 4A_1\lambda^3 + 3A_2\lambda^2 + 2A_3\lambda + A_4)e^{\lambda\tau}}{(B_1\lambda^3 + B_2\lambda^2 + B_3\lambda + B_4)\lambda} + \frac{3B_1\lambda^2 + 2B_2\lambda + B_3}{(B_1\lambda^3 + B_2\lambda^2 + B_3\lambda + B_4)\lambda} - \frac{\tau}{\lambda} \tag{6.29}$$

因此可以计算求得

$$\theta = \text{sign}\left[\frac{d(\text{Re}(\lambda))}{d\tau}\right]_{\lambda = i\omega_0}$$

$$= \text{sign}\left[\text{Re}\frac{d\lambda}{d\tau}\right]_{\lambda = i\omega_0}$$

$$= \text{sign}\frac{1}{H}[(B_3\omega_0 - B_1\omega_0^3)\sin(\omega_0\tau) + B_2\omega_0^2 - B_4)\cos(\omega_0\tau)(4A_1\omega_0^2 - 2A_3) - (B_3\omega_0^2 - B_1\omega_0^4)\cos(\omega_0\tau) + (B_2\omega_0^2 - B_4)\sin(\omega_0\tau)(5\omega_0^3 - 3A_2\omega_0 + A_4) - 2B_2(B_2\omega_0^2 - B_4) - (B_3 - 3B_1\omega_0^2)(B_3\omega_0^2 - B_1\omega_0^4)]$$

$$= \text{sign}\frac{1}{H}[(A_1\omega_0^4 - A_3\omega_0^2 + A_5)(4A_1\omega_0^2 - 2A_3) = (\omega_0^5 - A_2\omega_0^3 + A_4\omega_0)(5\omega_0^3 - 3A_2\omega_0 + A_4)] - 2B_2(B_2\omega_0^2 - B_4) - (B_3 - 3B_1\omega_0^2)(B_3\omega_0^2 - B_1\omega_0^4)]$$

$$= \text{sign}\frac{1}{H}[-3\omega_0^2(-\omega_0^2 + a_2) + a_2(-\omega_0^2 + a_2) - 2a_1(-a_1\omega_0^2 + a_3) - b_1^2]$$

$$= \text{sign}\frac{1}{H}[5x^4 + 4C_4x^3 + 3C_3x^2 + 2C_2x + C_1]$$

$$= \text{sign}\frac{1}{H}F'(x) \tag{6.30}$$

其中 $H=(B_1\omega_0^3-B_3\omega_0)^2+(B_4-B_2\omega_0^2)^2$。又由前面的假设条件 $C_0<0$ 可知，$F'(x)>0$，则上述方程一定大于 0。即意味着当 $\tau>\tau_0$ 时，至少存在一个根有一个正实部并且从左向右穿过虚轴。因此当 $\tau=\tau_0$ 时，Hopf 分支产生，并在 $\tau=\tau_0$ 附近产生一簇周期解。由 Hopf 分支定理，可以得到下面的定理。

定理 6.5 当 $R_0>1$，时滞 $\tau\in[0,\tau_0]$ 时，如果 Routh-Hurwitz 条件满足，系统（6.1）~（6.5）的地方病平衡点是局部渐近稳定的；当时滞 $\tau>\tau_0$ 时，系统（6.1）~（6.5）不稳定。当 $\tau=\tau_0$ 时，系统在地方病平衡点产生 Hopf 分支，并在 $\tau=\tau_0$ 附近产生一簇周期解。

6.1.5 数值模拟

本节采用世界卫生组织（WHO）发布的 2008—2009 年津巴布韦霍乱的数据进行模型的数值模拟。津巴布韦的总人口大约 1 200 万人，为了计算的方便，本节按比例减少 1 200 倍系数使得其总人口为 1 000 人，模型中所用到的其他参数值为 $N=1\ 000$，$\mu=0.000\ 442$，$\pi=70$，$\xi=0.233\ 33$，$d=0.000\ 014$，$\chi=0.99$，$\alpha=1$，$\theta=0.001$，$\gamma=1.4$，$\sigma=0.2$，$\phi=0.003$，$\beta_I=0.000\ 12$，$\beta_W=0.000\ 000\ 42$，$\eta=0.000\ 4$，$\psi=0.05$。初始条件为：$S_0=9\ 890$，$I_0=10$，$V_0=100$，$T_0=10$ 和 $W_0=0$。

当 $\tau=0$ 时

把所有的参数代入 R_0 的表达式，可求得 $R_0=1.7$，即在这种情况下，霍乱会在津巴布韦流行开来，并且最终的地方病平衡点的值也可求得为 $(S^*, I^*, V^*, R^*) = (4\ 938.65, 0.442, 2\ 960.5, 2\ 100.2)$，这与津巴布韦的霍乱传播实际情况相符合。图 6.1 和图 6.2 表示 S^*，I^*，V^* 和 R^* 随时间的变化趋势。从图 6.1 可以观察到染病者人数在 27 周的时候达到最高峰 72（除以 1 200 倍系数后的值），然后直接下降到接近于 0，说明在进行有效的防疫之后，此次疫情已消除。考虑长期的情况，从图 6.2 可知，在第一次疫情爆发结束之后，还会有若干次疫情再度爆发，但最高峰值会越来越小，直到 384 年后 S^*，V^* 和 R^* 最终达到自己稳定值分别为 4 938.65，2 960.5 和 2 100.2，此时在津巴布韦的霍乱才最终彻底消除。

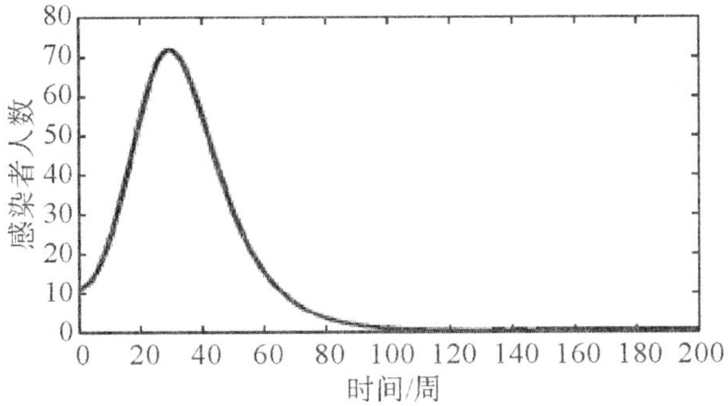

图 6.1　当 $\tau=0$ 时，I^* 随时间变化趋势图

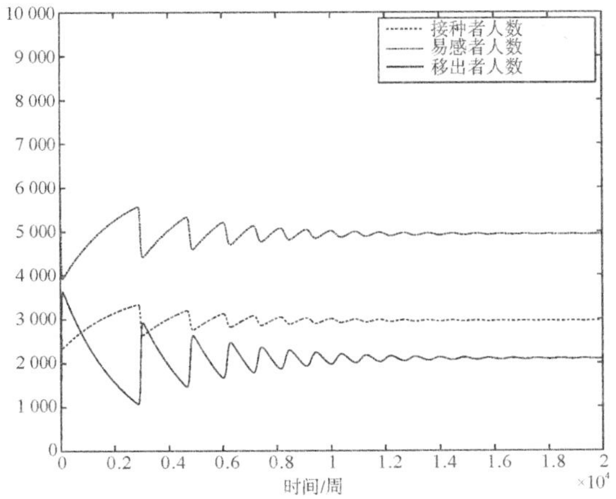

图 6.2　当 $\tau=0$ 时，S^*，V^* 和 R^* 随时间变化的趋势图

图 6.3 和图 6.4 分别表示在没有预防接种和没有进行水源消毒的情况下染

病者人数随时间变化趋势。可以明显看出，在缺失预防接种或者水源消毒后，染病者人数明显高于图 6.1 中的染病者人数，说明这两种预防控制措施非常有效，都可以极大地降低霍乱传播。

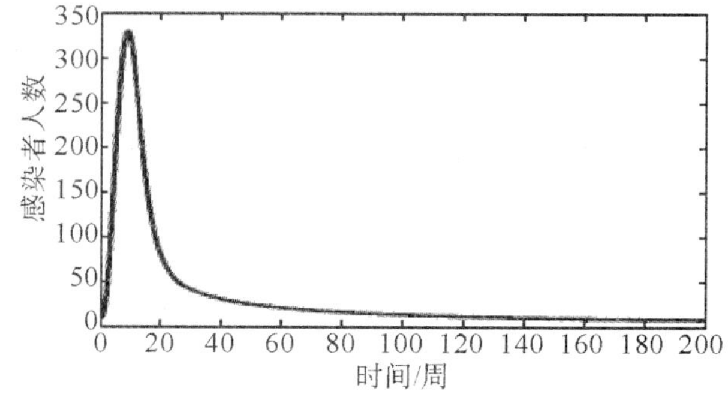

图 6.3　缺失预防接种时，I^* 随时间变化的趋势图

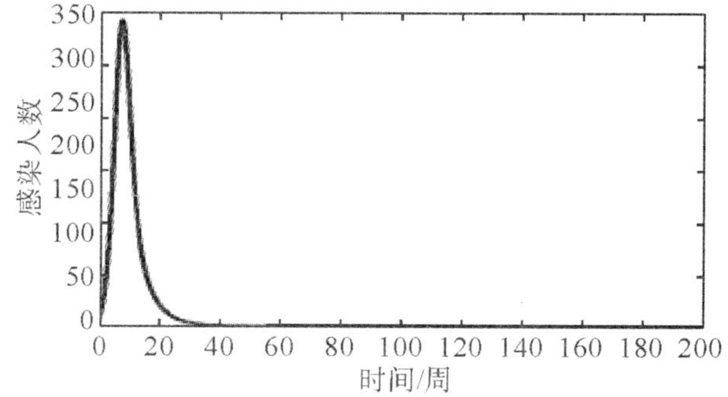

图 6.4　缺失水源消毒时，I^* 随着时间变化的趋势图

在本节采用和上节同样的参数值和初始条件对 $\tau \neq 0$ 的情况进行数值模拟，此时时滞临界值 τ_0 可求得为 2.88。从图 6.5 可知，当取 $\tau=2$ 时，I^* 和 R^* 的振动逐渐降低，并最终趋于它们分别的稳定值，同时 S^* 和 V^* 也同样最终趋于它们的平衡点。然后当时滞大于阈值时，系统的稳定性会发生变化。图 6.6 中，时滞取值为 4 时，可以看出 S^*，I^*，V^* 和 R^* 都开始发生不稳定的变化。说明对传染病进行模拟和预测时，在时滞变大的情况下，对未来的预测会变得更加困难。

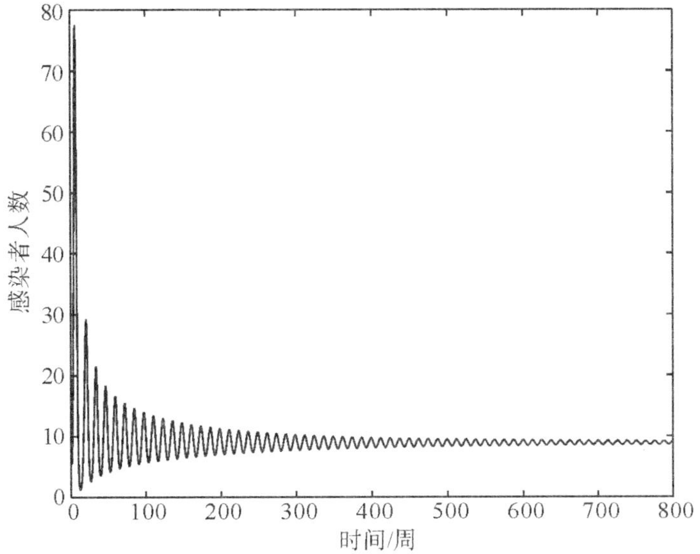

（a）$\tau=2$ 时，S^{*} 随时间变化的趋势图

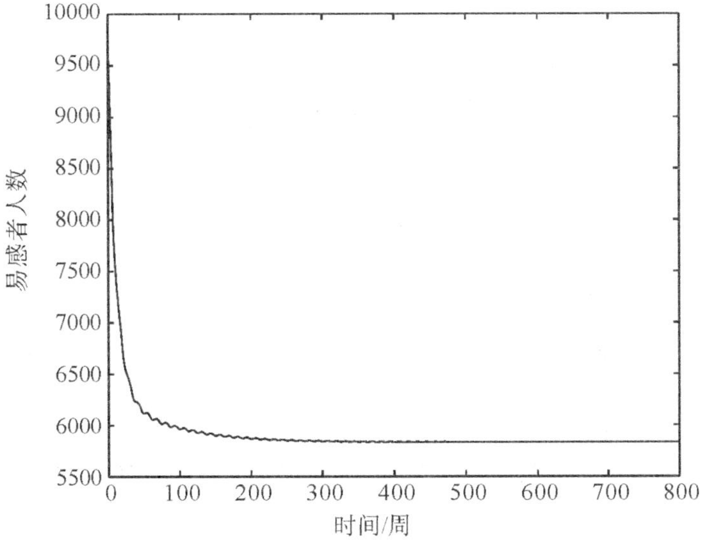

（b）$\tau=2$ 时，I^{*} 随时间变化的趋势图

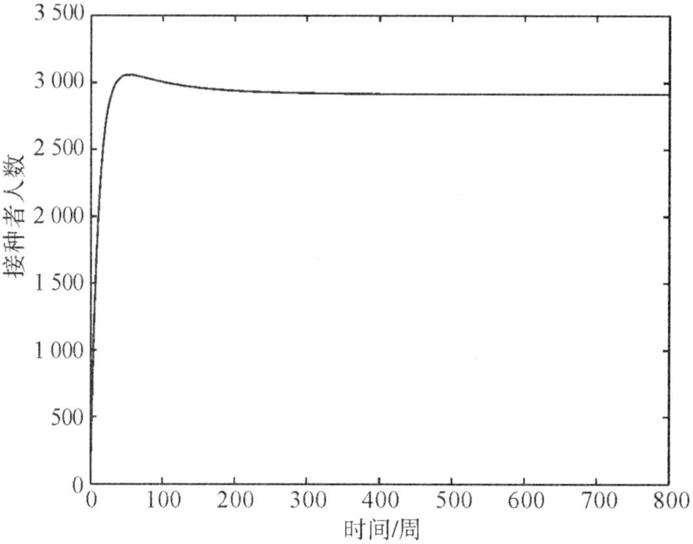

（c） $\tau=2$ 时，V^* 随时间变化的趋势图

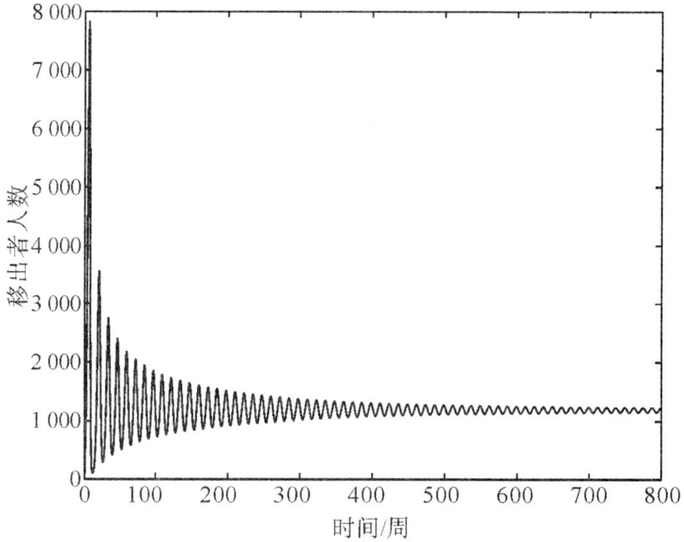

（d） $\tau=2$ 时，R^* 随时间变化的趋势图

图 6.5

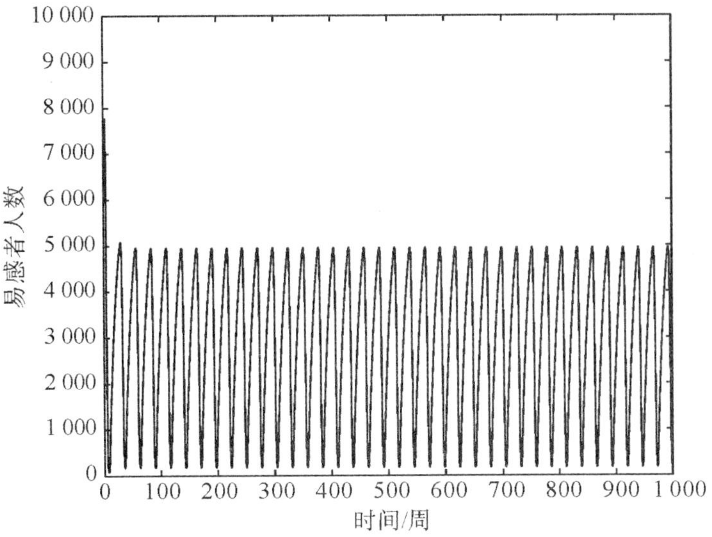

（a）$\tau=4$ 时，S^* 随时间变化的趋势图

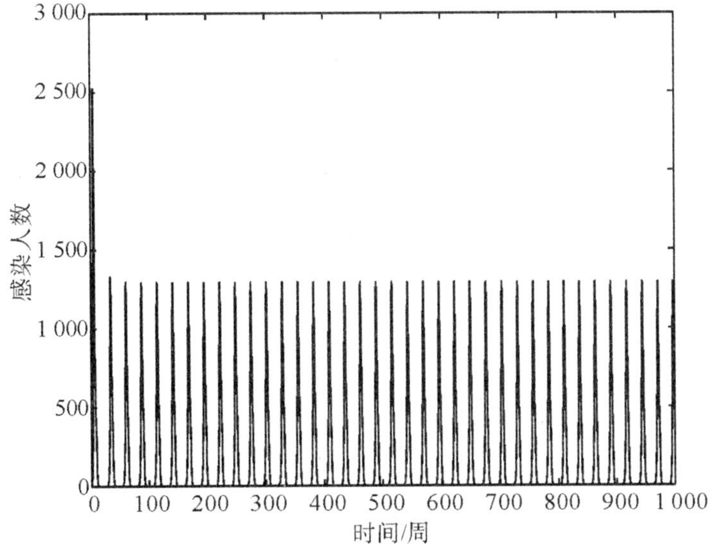

（b）$\tau=4$ 时，I^* 随时间变化的趋势图

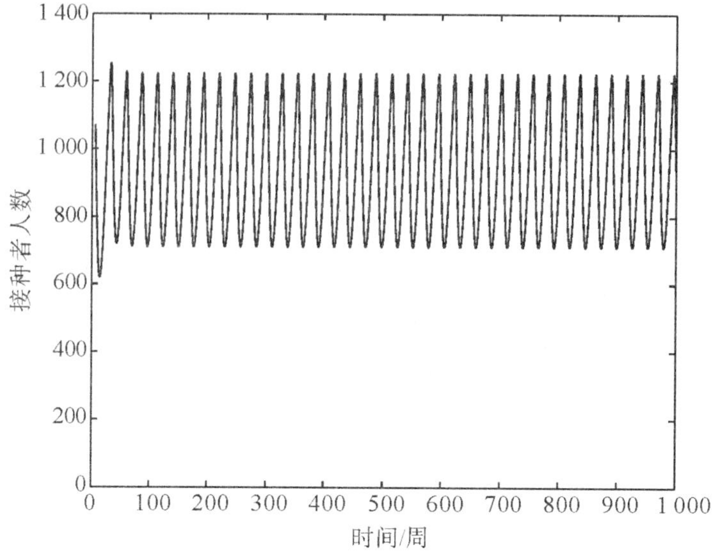

（c）$\tau=4$ 时，V^* 随时间变化的趋势图

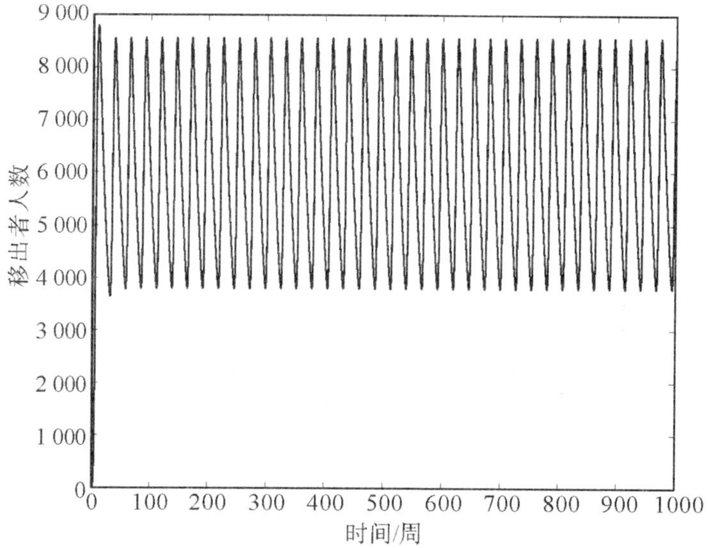

（d）$\tau=4$ 时，R^* 随时间变化的趋势图

图 6.6

小结

本节建立并分析了一个同时含有预防接种和水源消毒的霍乱时滞模型。首先研究了模型地方病平衡点的稳定性，并通过分析相应特征方程根的分布，得出结论：当时滞大小超过一个阈值的时候，稳定性发生变化，产生了 Hopf 分支，系统产生波动。此结论说明了时滞模型比一般的 ODE 模型具有更大的现实意义，但计算上也更加困难。最后要注意尽管大剂量地进行水源杀毒可以在短时间内有效地控制霍乱疫情的流行，但在现实生活中，使用大剂量的杀毒剂又会对人体健康造成巨大危害，因此政策制定者要同时考虑到对人体健康的影响和安全的因素，合理控制杀毒剂的使用。

6.2 双时滞霍乱模型

近年来随着社会的不断进步，科学技术的不断发展，大众媒体如电视、广播、网络、手机、数字媒体等也随之蓬勃发展起来。一些研究者注意到媒体效应在传染病防控中起到了举足轻重的作用。媒体传播以其独有的传播优势帮助人们不受时间和空间的限制，以最快的速度和最高的效率传递信息与知识，加速人与人之间的交流。当传染病爆发时，不管身处何地，人们都能迅速通过媒体途径了解传染病的相关信息，包括感染原因、传播方式、预防方法等，这些正确的信息可以引导人们积极防范疾病、规避风险、稳定情绪，从而控制传染病的流行。例如，H1N1 流感自 2009 年从墨西哥爆发后，公共媒体对感染症状、感染者数量、死亡病例数量和预防措施等信息及时进行报道，人们的行为和习惯因此受到影响，自发地开始戴口罩、勤洗手、尽量少去人多的公众场合等，从而减少疾病传播的有效接触率，直接降低了感染者的数量。所以研究媒体信息传播对传染病的预防控制具有重要意义。

2007 年 Liu 首次引入媒体报道这一因素建立一个 EIH 模型，引入媒体影响因子函数 $f(E, I, H) = e^{-a_1E-a_2I-a_3H}$，研究媒体报道对传染病多次爆发或持续周期震荡带来的影响。但该模型并没有考虑到总人口数量的变化。Misra 等建立了利用媒体效应来控制传染病的 SISM 模型，考虑到了易感者在媒体宣传作用下成为一类有防控意识的易感者，感染者人数先慢慢降低，但随着时间推移，一些采取自我保护措施的易感者的预防意识会淡化，并逐渐转化为无防范意识的易感者，因而感染者又会随之增加。Cui 改进了模型，也就媒体报道对传染病控制的影响进行了系统的研究，并考虑到当传染病爆发时，由于媒体获取信息需要一段时间，从而建立时滞模型。其研究结果表明媒体影响会导致疾病传播的震荡减弱，从而减少感染者人数。Collinson 等在 H1N1 模型中引入媒体报道因素，确认随着媒体的深入报道和正面引导会极大降低病毒的接触率。但当媒体宣传慢慢疲劳减弱的时候，又会抑制这些正面影响。Misra 等也是考虑到了执行媒体宣传时的时滞影响，从而建立一个具有媒体效应的时滞模型。该文的研究结果表明媒体效应起到很重要的防控作用，且时滞会引起 Hopf 分支。刘玉英和肖燕妮建立了一个受媒体影响且具有分段感染率的传染病模型，用一个非光滑函数刻画媒体影响因子，当染病者人数低于函数临界值时，影响因子函数随着染病者人数的增加成指数递减的趋势；但当染病者数量达到或超过临界值时，影响因子始终为一固定值。最后该文还根据基本再生数的大小分析了各平衡态的局部和全局渐近稳定性。Sun 等讨论了尽管媒体宣传并不是控制传染病流行的决定性因素，但还是起着不可忽视的重要作用。张素霞和周义仓研究了由于媒体影响而导致易感性不同的一个 SEI 传染病模型并分析了模型可能出现的后向分支及其平衡点的稳定性和持久性，以及讨论媒体的宣传作用对易感者人群进行影响的最优控制策略。最近，Greenhalgh 等建立了多时滞模型，分析了其稳定性并采用肺炎为例进行数值模拟。

6.2.1 双时滞模型

在本节模型中，将易感者分为有防范意识的人群和无防范意识的人群，并只考虑个体与个体之间直接传播的传染方式。在传染病爆发初期，随着媒体越来越多的报道，原本无意识的易感者接受的正面预防疾病的信息越来越多并逐渐变成有意识的易感者，从而避免和染病者进行直接接触，这样可以大大降低传染病的传播率。但经过时间的推移，加之对传染病的信息获取不是永久性的，部分有意识的个体在信息耗散之后又会转变回无意识者。

另外，考虑媒体执行的现实情况，媒体获得信息再执行宣传需要一段时间，这会产生时滞，记为 τ_2；同时人们开始接受媒体信息并产生自我保护也需要一定的时间，也产生时滞，记为 τ_1。故建立如下带有媒体引发的意识累积密度的双时滞模型：

$$\frac{\mathrm{d}S}{\mathrm{d}t} = \Lambda - \beta_W WS - \beta_I SI - \eta SM(t-\tau_1) - \mu S + vI + \alpha A \qquad (6.31)$$

$$\frac{dI}{dt}=\beta_W WS+\beta_I SI-(\mu+\mu_1+v)I \tag{6.32}$$

$$\frac{dA}{dt}=\eta SM(t-\tau_1)-(\mu+\alpha)A \tag{6.33}$$

$$\frac{dM}{dt}=\theta I-\phi M \tag{6.34}$$

$$\frac{dW}{dt}=\xi I(t-\tau_2)-\delta W \tag{6.35}$$

$$\frac{dR}{dt}=\gamma I-\mu R \tag{6.36}$$

其中 $S(t)$，$I(t)$，$M(t)$ 和 $R(t)$ 分别表示在 t 时刻无意识的易感染者、染病者和有意识的易感染者、复原者。$M(t)$ 表示在 t 时刻该地区由媒体引发的意识程序的累积密度，总人口 $N(t)$ 随时间变化且 $N(t)=S(t)+I(t)+A(t)+R(t)$。Λ 表示总人口潜入率，β_W 和 β_I 分别代表 HI 和 LI 的吸收率，μ 为自然死亡率，u_1 为因病死亡率，v 为感染者的康复率，α 为有意识个体到无意识个体的转移率，η 为意识的传播率，ξ 为媒体项目的贯彻率，ϕ 为媒体由于无效的耗散率，γ 为复原率。所有的参数均为正。

同理，因为定义 Banach 空间中的连续函数 ψ：$[-\tau,0]\to R_+^4$，且模为：

$$\|\psi\|=\sup_{-\tau\leqslant\theta\leqslant0}\{|\psi_1(\theta)|,|\psi_2(\theta)|,|\psi_3(\theta)|,|\psi_4(\theta)|,|\psi_5(\theta)|\} \tag{6.37}$$

其中 $\tau=\max\{\tau_1,\tau_2\}$ 且 $\psi=(\psi_1,\psi_2,\psi_3,\psi_4,\psi_5)$。系统（6.31）~（6.35）的初始条件为

$$S(\rho)=\psi_1(\rho),\ I(\rho)=\psi_2(\rho),\ A(\rho)=\psi_3(\rho),\ M(\rho)=\psi_4(\rho),$$
$$W(\rho)=\psi_5(\rho),\ \rho\in[-\tau,0] \tag{6.38}$$

其中 $\psi_1(\rho)$，$\psi_2(\rho)$，$\psi_3(\rho)$，$\psi_4(\rho)$，$\psi_5(\rho)\in C$，使得 $\psi_1(\rho)\geqslant0$（$\tau\leqslant\rho\leqslant0$，$j=1,2,3,4,5$）。

模型（6.31）~（6.35）的可行域为

$$D=\{(S,I,A,M,W)\in R_+^5:0\leqslant I,A,R\leqslant\frac{\Lambda}{\mu},0\leqslant M\leqslant\frac{\theta\Lambda}{\mu\phi}\} \tag{6.39}$$

模型（6.31）~（6.35）的基本再生数为

$$R_0=\frac{\beta_I\Lambda}{\mu(\mu+u_1+v)}+\frac{\beta_W\xi\Lambda}{\mu\delta(\mu+u_1+v)} \tag{6.40}$$

可以很直接地看出模型（6.31）~（6.35）有唯一一个正无病平衡点

(DFE)：$E_0=(\frac{\Lambda}{\mu},0,0,0,0)$。地方病平衡点 $E^*(S^*,I^*,A^*,M^*,W^*)$ 可由以下方程组确定：

$$I^*=\frac{\Lambda\phi(\mu+\alpha)(\beta_W\xi+\beta_I\delta)-\mu\phi\delta(\mu+\alpha)(\mu+u_1+v)}{\mu\phi(\mu+u_1)(\mu+\alpha)(\beta_W\xi+\beta_1\delta)+\mu\eta\theta\delta(\mu+u_1+v)} \tag{6.41}$$

$$S^*=\frac{\delta(\mu+u_1+v)}{\beta_W\xi+\beta_I\delta} \tag{6.42}$$

$$A^*=\frac{\eta\theta S^* I^*}{(\mu+\alpha)\phi} \tag{6.43}$$

$$M^*=\frac{\theta I^*}{\phi} \tag{6.44}$$

$$W^*=\frac{\xi I^*}{\delta} \tag{6.45}$$

为了简化计算，令 $\beta_W W^*+\beta_I I^*=P_1$，$\mu+u_1+v=P_2$ 和 $\beta_W S^*=P_3$，则地方病平衡点的特征多项式为

$$\begin{aligned}\lambda^5+a_1\lambda^4+a_2\lambda^3+a_3\lambda^2+a_4\lambda+a_5+(b_1\lambda^2+b_2\lambda+b_3)e^{-\tau_1\lambda}\\+(c_1\lambda^3+c_2\lambda^2+c_3\lambda+c_4)e^{-\tau_2\lambda}=0\end{aligned} \tag{6.46}$$

其中：$a_1=-\beta_I S^*+P_1+P_2+\eta M^*+2\mu+\alpha+\phi+\delta$,

$a_2=-\eta\alpha M^*+(-\beta_1 S^*+P_2)(P_1+\eta M^*+\mu+\phi-\delta)+P_1(\beta_I S^*-v)+(\mu+\alpha)(-\beta_I S^*+P_2+P_1+\eta M^*+\mu+\phi+\delta)+(P_1+\eta M^*+\mu)(\phi+\delta)$

$a_3=-\eta\alpha M^*(-\beta_I S^*+P_2+\phi+\delta)+(-\beta_I S^*+P_2)(P_1+\eta M^*+\eta+\phi+\delta)(\mu+\alpha)+\phi(P_1+\eta M^*+\mu)(-\beta_I S^*+P_2+\mu+\alpha)+\delta(P_1+\eta M^*+\mu)(-\beta_I S^*+P_2)+\delta(\mu+\alpha)(P_1+\eta M^*+\mu)+P_1(\beta_1 S^*-v)(\mu+\alpha+\phi+\delta)$

$a_4=-\eta\alpha M^*(-\beta_I S^*+P_2)(\phi+\delta)+\delta\phi P_1(\beta_I S^*-v)+(\mu+\alpha)(P_1+\eta M^*+\mu)(-\beta_I S^*+P_2)(\phi+\delta)-\eta\alpha\delta\phi M^*+P_1(\mu+\alpha)(\beta_I S^*-v)(\phi+\delta)$

$a_5=-\eta\alpha\delta\phi M^*(-\beta_I S^*+P_2)+\delta\phi P_1(\mu+\alpha)(\beta_I S^*-v)$,

$b_1=\theta\eta P_1 S^*$,

$b_2=\theta\eta P_1 S^*(\mu+\delta)$,

$b_3=\theta\eta\delta P_1 S^*(\mu+\alpha-\theta)$,

$c_1=-\xi P_3$,

$c_2=-\xi P_3(\eta M^*+2\mu+\alpha+\phi)$,

$c_3=-\xi\mu P_3(\eta M^*+\mu)-\xi\alpha\mu P_3-\xi\phi P_3(\eta M^*+2\mu+\alpha)$,

$c_4=-\xi\mu\phi P_3(\eta M^*+\mu+\alpha)$。

6.2.2 稳定性分析和 Hopf 分支

在本节根绝地方病平衡点对应的特征方程来讨论其稳定性和 Hopf 分支。但若同时采用时滞参数 τ_1 和 τ_2 作为分支参数计算会比较困难，因此考虑以下不同情况：

情况 1：$\tau_1=\tau_2=0$

该条件下，模型（6.31）~（6.35）直接化简为一下 ODE 系统：

$$\frac{dS}{dt}=\Lambda-\beta_W WS-\beta_I SI-\eta SM-\mu S+vI+\alpha A \tag{6.47}$$

$$\frac{dI}{dt}=\beta_W WS+\beta_I SI-(\mu+u_1+v)I \tag{6.48}$$

$$\frac{dA}{dt}=\eta SM-(\mu+\alpha)A \tag{6.49}$$

$$\frac{dM}{dt}=\theta I-\phi M \tag{6.50}$$

$$\frac{dW}{dt}=\xi I-\delta W \tag{6.51}$$

将 E_0 的值代入 DFE，可得 DFE 的特征多项式：

$$(\lambda+\mu)(\lambda+\mu+\alpha)(\lambda+\phi)(\lambda^2+b\lambda+c)=0 \tag{6.2.21}$$

其中 $b=\delta+\mu+u_1+v-\beta_I\frac{\Lambda}{\mu}$，$c=\delta\ (\mu+u_1+v-\beta_I\frac{\Lambda}{\mu})-\frac{\beta_W\Lambda}{\xi\mu\kappa}$。易知方程（6.52）有三个负根分别为：$-\mu$，$-(\mu+\alpha)$ 和 $-\phi$。并且由 $R_0<1$ 可推得 $\beta_I\frac{\Lambda}{\mu}<\mu+u_1+v$ 以及 $\beta_W\xi\Lambda+\beta_I\delta\Lambda<\delta\ (\mu+u_1+v)$。可证得 $b>0$ 和 $c>0$。由此建立以下定理：

定理 6.6 当 $R_0<1$ 时，系统（6.47）~（6.51）的无病平衡点是局部渐近稳定的。

接下来证明以下定理：

定理 6.7 当 $R_0<1$ 时，系统（6.47）~（6.51）的无病平衡点是全局渐近稳定的。

证明：由方程（6.48）和（6.51）可得

$$I(t)=\int_{-\infty}^{t}(\beta_W WS+\beta_I SI)e^{-(\mu+u_1+v)(t-s)}ds \tag{6.53}$$

$$W(t)=\int_{-\infty}^{t}\xi Ie^{-\delta(t-s)}dS \tag{6.54}$$

作替换 $x=t-s$ 并在方程（6.54）两侧同时取 lim sup 可得

$$
\begin{aligned}
\limsup_{t\to\infty} W(t) &= \limsup_{t\to\infty}\int_0^{\infty}\xi I(t-x)e^{-\delta x}dx \\
&\leqslant \limsup_{t\to\infty}\xi I(t)\int_0^{\infty}e^{-\delta x}dx \\
&= \frac{\xi}{\delta}\limsup_{t\to\infty} I(t)
\end{aligned}
\tag{6.55}
$$

同理，在方程（6.53）两侧同时取 lim sup 可得

$$
\begin{aligned}
I(t) &\leqslant \limsup_{t\to\infty}\int_0^{\infty}\left[\beta_W W(t-x)\frac{\Lambda}{\mu}+\beta_I S(t-x)\frac{\Lambda}{\mu}\right]dx \\
&\leqslant \limsup_{t\to\infty}\int_0^{\infty}\left[\beta_W W(t)\frac{\Lambda}{\mu}+\beta_I I(t)\frac{\Lambda}{\mu}\right]e^{-\delta x}dx \\
&\leqslant \frac{\beta_W\frac{\xi}{\delta}\Lambda+\beta_I\Lambda}{\mu(\mu+u_1+v)}\limsup_{t\to\infty} I(t)
\end{aligned}
\tag{6.56}
$$

若$\frac{\beta_W\frac{\xi}{\delta}\Lambda+\beta_I\Lambda}{\mu(\mu+u_1+v)}<1$，不等式（6.56）成立当且仅当$\limsup_{t\to\infty} I(t)=0$。该定理6.7得证。

地方病平衡点 J_B^* 的特征多项式为

$$
\lambda^5+A_1\lambda^4+A_2\lambda^3+A_3\lambda^2+A_4\lambda+A_5=0 \tag{6.57}
$$

其中：$A_1=2\mu+\alpha+\phi+\eta M^*+P_1$，

$A_2=\xi P_3+(\mu+P+\eta M^*)(\mu+\alpha+\phi)+\phi(\mu+\alpha)-\eta\alpha M^*+P_1(\beta_I S^*-v)$，

$A_3=\xi P_3(\eta M^*+2\mu+\alpha+\phi)+\phi(P_1+\eta M^*+\mu)(\mu+\alpha)+\theta\eta P_1 S^*=\eta\alpha M^*(\varphi+\delta+P_1-\beta_I S^*)+P_1(\mu+\alpha+\phi+\delta)(\beta_I S^*-v)$，

$A_4=\xi P_3(\eta M^*+\mu)(\mu+\alpha+\phi)-\eta\alpha M^*(\xi P_3+\delta\phi)+\xi\phi P_3(\mu+\alpha)-\eta\alpha M^*(P_2-\beta_I S^*)(\delta+\phi)+\theta\eta P_1 S^*(\mu+\delta)+\delta\phi P_1(\beta_I S^*-v)+P_1(\beta_I S^*-v)(\mu+\alpha)(\delta+\phi)$，

$A_5=-\xi\eta\alpha\phi M^* P_3+\xi\phi P_3(\mu+\alpha)(\eta M^*+\mu)-\eta\alpha\delta\phi M^*(P_2-\beta_I S^*)-\theta\delta\eta\alpha P_1 S^*+\theta\delta\eta P_1 S^*(\mu+\alpha)+\delta\phi P_1(\mu+\alpha)(\beta_I S^*-v)$。

由 Routh-Hurwitz 准则，稳定的充要条件为

$$
A_1>0,\quad A_4>0,\quad A_1A_2-A_3>0,\quad A_1A_2A_3-A_1^2A_4-A_3^2-A_1A_5>0 \tag{6.58}
$$

此处略去计算，直接建立以下定理：

定理 6.8 当 $R_0>1$ 时，若条件（6.58）满足，系统（6.47）~（6.51）的

地方病平衡点是局部渐近稳定的。

情况 2：$\tau_1>0$，$\tau_2=0$

采用 τ_1 为分支参数，则在地方病平衡点的特征方程化简为

$$\lambda^5+a_1\lambda^4+(a_2+c_1)\lambda^3+(a_3+c_2)\lambda^2+(a_4+c_3)\lambda+(a_5+c_4)+(b_1\lambda^2+b_2\lambda+b_3)e^{-\tau_1\lambda}=0 \tag{6.59}$$

设 λ 为方程（6.59）的根，将 $\lambda=i\omega$（$\omega>0$）代入（6.59）后，分离其实部和虚部可得下面两个方程：

$$a_1\omega^4-(a_3+c_2)\omega^2+(a_5+c_4)=-(b_3-b_1\omega^2)\sin(\omega\tau_1)-b_2\omega\sin(\omega\tau_1) \tag{6.60}$$

$$\omega^5-(a_2+c_1)\omega^3+(a_4+c_3)\omega=-b_2\omega\cos(\omega\tau_1)+(b_3-b_1\omega^2)\sin(\omega\tau_1) \tag{6.61}$$

将方程（6.60）和（6.61）左右两边分别平方再相加，并令 $\omega^2=X_1$，可得关于 X_1 的一元五次方程：

$$F_1(X_1)=X_1^5+d_1X_1^4+d_2X_1^3+d_3X_1^2+d_4X_1+d_5=0 \tag{6.62}$$

其中 $d_1=a_1^2-a_2-c_1$，$d_2=-2a_1(a_3+c_2)+2(a_4+c_3)+(a_2+c_1)^2$，

$d_3=2a_1(a_5+c_4)+(a_3+c_2)^2-2(a_2+c_1)(a_4+c_3)-b_1^2$，

$d_4=-2(a_3+c_2)(a_5+c_4)+(a_4+c_3)^2-b_2^2+3b_1b_3$，$d_5=(a_5+c_4)^2-b_3^2$。

若系数 d_i（$i=1,2,3,4,5$）满足 Routh-Hurwitz 准则，方程（6.62）没有正根，即方程（6.59）无纯虚根，可以得证地方病平衡点是局部渐近稳定的。另外，若 $d_5<0$，即 $F_1(0)=d_5<0$ 和 $\lim\limits_{x\to\infty}F_1(X_1)=\infty$，因此方程（6.59）有一对纯虚根 $\pm i\omega_2$。由方程（6.60）和（6.61）可求解时滞临界值：

$$\tau_{2_n}=\cos^{-1}\frac{(b_3-b_1\omega_2^2)[-a_1\omega_2^4+(a_3+c_2)\omega_2^2-(a_5+c_4)]}{(b_3-b_1\omega_2^2)^2+(b_2\omega_2)^2}+\frac{-b_2\omega_2^6+b_2(a_2+c_1)\omega_2^4-b_2(a_4+c_3)\omega_2^2}{(b_3-b_1\omega_2^2)^2+(b_2\omega_2)^2}+\frac{2n\pi}{\omega_2},\ n=0,1,2,\cdots \tag{6.63}$$

令 $\tau_{2_0}=\min\{\tau_{2_n}\}$，（$n=1,2,\cdots$），相应得到 ω_2，再对方程（6.59）左右两边同时求 λ 关于 τ_1 的导数并化简可得

$$\operatorname{sgn}\left[\frac{d(Re(\lambda))}{d\tau_1}\right]_{\lambda=i\omega_2}^{\tau_I=\tau_{2_0}}=\operatorname{sgn}\left[Re\left(\frac{d\lambda}{d\tau_1}\right)\right]_{\lambda=i\omega_2}^{\tau_I=\tau_{2_0}}$$

$$=\operatorname{sgn}\left[\frac{A_{11}e^{\lambda\tau_1}}{\lambda(b_1\lambda^2+b_2\lambda+b_3)}+\frac{A_{12}}{\lambda(b_1\lambda^2+b_2\lambda+b_3)}-\frac{\tau_1}{\lambda}\right]_{\lambda=i\omega_2}^{\tau_I=\tau_{2_0}}$$

$$= \operatorname{sgn}\left[\frac{5\omega_2^{10} + A_{13}\omega_2^8 + A_{14}\omega_2^6 + A_{15}\omega_2^4 + A_{16}\omega_2^2}{(b_1\omega_2^3 - b_3\omega_1)^2 + (b_2\omega_2^2)^2}\right]$$

$$= \operatorname{sgn}\left[\frac{F_1'\omega_2^2}{(b_1\omega_2^3 - b_3\omega_1)^2 + (b_2\omega_2^2)^2}\right] \tag{6.64}$$

其中 $A_{11} = 5\lambda^4 + 4a_1\lambda^3 + 3(a_2 + c_1)\lambda^2 + 2(a_3 + c_2)\lambda + (a_4 + c_3)$，$A_{12} = 2b_1\lambda + b_2$，$A_{13} = -4(a_2 + c_1) + 4b_1^2$，$A_{14} = -4(a_2 + c_1)$，$A_{15} = 6(a_4 + c_3) - 6a_1(a_3 + c_2) + 3(a_2 + c_1)^2$，$A_{16} = -4(a_2 + c_1)(a_4 + c_3) + 4a_1(a_5 + c_4) + 2(a_3 + c_2)^2$。

根据假设 $d_5<0$，可得 $F_1'\omega_2^2>0$，因此方程（6.64）大于零。意味着当 $\tau_1>\tau_{2_0}$时至少存在一个根有正实部并且从左向右穿过虚轴。因此当 $\tau_1=\tau_{2_0}$时，Hopf 分支产生，并在 $\tau_1=\tau_{2_0}$附近产生一簇周期解。由 Hopf 分支定理，可以得到下面的定理。

定理 6.9 当 $\tau_2=0$，$\tau_1>\tau_{2_0}$时，若 Routh-Hurwitz 准则满足，则模型的地方病平衡点是局部渐近稳定的，$\tau_1>\tau_{2_0}$时则变得不稳定。而当 $\tau_1=\tau_{2_0}$时，系统在地方病平衡点产生 Hopf 分支，并在 $\tau_1=\tau_{2_0}$附近产生一簇周期解。

情况 3：$\tau_1=0$，$\tau_2>0$

采用 τ_2 为分支参数，则在地方病平衡点的特征方程化简为

$$\lambda^5 + a_1\lambda^4 + \alpha_2\lambda^3 + (a_3 + b_1)\lambda^2 + (a_4 + b_2)\lambda + (a_5 + b_3) +$$
$$(c_1\lambda^3 + c_2\lambda^2 + c_3\lambda + c_4)e^{-\tau_2\lambda} = 0 \tag{6.65}$$

设 λ 为方程（6.65）的根，将 $\lambda=i\omega$（$\omega>0$）代入方程（6.65）后，分离其实部和虚部可得下面两个方程：

$$a_1\omega^4 - (a_3 + b_1)\omega^2 + (a_5 + b_3) = (c_2\omega^2 - c_4)\cos(\omega\tau_2) + (c_1\omega^3 - c_3\omega)\sin(\omega\tau_2) \tag{6.66}$$

$$\omega^5 - a_2\omega^3 + (a_4 + b_2)\omega = (c_1\omega^3 - c_3\omega)\cos(\omega\tau_2) + (c_2\omega^2 - c_4)\sin(\omega\tau_2) \tag{6.67}$$

将方程（6.66）和（6.67）左右两边分别平方再相加，并令 $\omega^2=X_2$，可得关于 X_2 的一元五次方程：

$$F_2(X) = X_2^5 + d_6X_2^4 + d_7X_2^3 + d_8X_2^2 + d_9X_2 + d_{10} = 0 \tag{6.68}$$

其中 $d_6 = a_1^2 - 2a_2$，$d_7 = a_2^2 + 2(a_4 + b_2) - 2a_1(a_3 + b_1) - c_1^2$，

$d_8 = -2a_2(a_4 + b_2) + 2a_1(a_5 + b_3) + a_3 + b + 2c_1c_3) - c_2^2$，

$d_9 = (a_4 + b_2)^2 - 2(a_5 + b_3)(a_3 + b_1) - c_3^2 + 2c_2c_4$，$d_{10} = (a_5 + b_3)^2 - c_4^2$。

若系数 d_i（$i=6$，7，8，9，10）满足 Routh-Hurwitz 准则，方程（6.68）没有正根，即方程（6.65）无纯虚根，可以得证地方病平衡点是局部渐近稳

定的。另外，若 $d_{10}<0$，即 $F_2(0)=d_{10}<0$ 和 $F_2(X)=\infty$，因此方程（6.65）有一对纯虚根 $\pm i\omega_3$。由方程（6.66）和（6.67）可求解时滞临界值：

$$\tau_{3_n}=\cos^{-1}\frac{(c_1\omega_3^3-c_3\omega_3)[\omega_3^5-a_2\omega_3^3+(a_4+b_2)\omega_3]}{(c_1\omega_3^2-c_4)^2+(c_2\omega_3^2-c_4)^2}$$

$$-\frac{[a_1\omega_3^4-(a_3+b_1)\omega_3^2+(a_5+b_3)](c_4-c_2\omega_3^2)}{(c_1\omega_3^2-c_4)^2+(c_2\omega_3^2-c_4)^2}+\frac{2n\pi}{\omega_3},\ n=0,\ 1,\ 2,\ \cdots \tag{6.69}$$

令 $\tau_{3_0}=\min\{\tau_{3_0}\}$（$n=1,\ 2,\ \cdots$），相应得到 ω_3，再对方程（6.65）左右两边同时求 λ 关于 τ_2 的导数并化简可得

$$\begin{aligned}\operatorname{sgn}\left[\frac{d(\operatorname{Re}(\lambda))}{d\tau_2}\right]_{\lambda=i\omega_3}^{\tau_1=\tau_{3_n}}&=\operatorname{sgn}\left[\operatorname{Re}\left(\frac{\mathrm{d}\lambda}{\mathrm{d}\tau_2}\right)\right]_{\lambda=i\omega_3}^{\tau_1=\tau_{3_n}}\\&=\operatorname{sgn}\left[\frac{B_{11}e^{-\lambda\tau_2}}{\lambda(c_1\lambda^3+c_2\lambda^2+c_3\lambda+c_4)}\right.\\&\quad\left.+\frac{3c_1\lambda^2+2c_2\lambda+c_3}{\lambda(c_1\lambda^3+c_2\lambda^2+c_3\lambda+c_4)}-\frac{\tau_2}{\lambda}\right]_{\lambda=i\omega_3}^{\tau_1=\tau_{3_n}}\\&=\operatorname{sgn}\left[\frac{10\omega_3^9+8B_{12}\omega_3^7+6B_{13}\omega_3^5+4B_{14}\omega_3^3+B_{15}\omega_3}{(c_1\omega_3^2-c_4)^2+(c_2\omega_3^2-c_4)^2}\right]\\&=\operatorname{sgn}\left[\frac{F_2'\omega_3}{(c_1\omega_3^2-c_4)^2+(c_2\omega_3^2-c_4)^2}\right]\end{aligned}\tag{6.70}$$

其中 $B_{11}=5\lambda^4+4a_1\lambda^3+3a_2\lambda^2+2(a_3+b_1)\lambda+(a_4+b_2)$，$B_{12}=a_1^2-2a_2$，

$B_{13}=a_2^2+2(a_4+b_2)-2a_1(a_3+b_1)-c_1^2$，

$B_{14}=-3a_2(a_4+b_2)+2a_1(a_5+b_3)+a_3+b_1+2c_1c_3-c_2^3$，

$B_{15}=(a_4+b_2)^2-2(a_5+b_3)(a_3+b_1)+2c_2c_4-c_3^3$。

根据假设 $d_5<0$，可得 $F_2'\omega_3^2>0$，因此方程（6.70）大于零。意味着当 $\tau_2>\tau_{3_0}$ 时至少存在一个根有正实部并且从左向右穿过虚轴。因此当 $\tau_2=\tau_{3_0}$ 时，Hopf 分支产生，并在 $\tau_2=\tau_{3_0}$ 附近产生一簇周期解。由 Hopf 分支定理，可以得到下面的定理。

定理 6.10 当 $\tau_1=0$，$\tau_2<\tau_{3_0}$ 时，若 Routh-Hurwitz 准则满足，则模型的地方病平衡点是局部渐近稳定的，$\tau_2<\tau_{3_0}$ 时则变得不稳定。而当 $\tau_2=\tau_{3_0}$ 时，系统在地方病平衡点产生 Hopf 分支，并在 $\tau_2=\tau_{3_0}$ 附近产生一簇周期解。

情况 4：$\tau_1>0$，τ_2 固定在区间（0，τ_{3_0}）

采用 τ_1 为分支参数，设 λ 为方程（6.59）的根，分离其实部和虚部可得

下面两个方程：

$$\begin{aligned}&\cos(\omega\tau_1)(b_1\omega^2 - b_3) - \sin(\omega\tau_1)\omega b_2 \\ &= C_{11} - \cos(\omega\tau_2)(c_2\omega^2 - c_4) + \sin(\omega\tau_2)(c_3\omega - c_1\omega^3)\end{aligned} \tag{6.71}$$

$$\begin{aligned}&\cos(\omega\tau_1)b_2\omega + \sin(\omega\tau_1)(b_1\omega^2 - b_3) \\ &= - C_{22} - \cos(\omega\tau_2)(c_1\omega^3 - c_3\omega) + \sin(\omega\tau_2)(c_4 - c_2\omega^2)\end{aligned} \tag{6.72}$$

其中 $C_{11}=a_1\omega^4-a_3\omega^2+a_5$，$C_{22}=\omega^5-a_2\omega^3+a_4\omega$。从方程（6.71）和（6.72）消去 τ_1 可得

$$\cos(\omega\tau_1)[(b_1\omega^2 - b_3)^2 + (b_2\omega)^2] = D_{11}(b_1\omega^2 - b_3) + D_{22}b_2\omega \tag{6.73}$$

$$\sin(\omega\tau_1)[(b_1\omega^2 - b_3)^2 + (b_2\omega)^2] = D_{22}(b_1\omega^2 - b_3) - D_{11}b_2\omega \tag{6.74}$$

其中 $D_{11} = C_{11} - \cos(\omega\tau_2)(c_2\omega^2 - c_4) + \sin(\omega\tau_2)(c_3\omega - c_1\omega^3)$，

$D_{22} =- C_{22} + \cos(\omega\tau_2)(c_2\omega^3 - c_3\omega) + \sin(\omega\tau_2)(c_4\omega - c_2\omega^2)$。

由此可得

$$\begin{aligned}F_3(\omega) = &[(b_2\omega)^2 + (b_1\omega^2 - b_3)^2]^2 - [D_{11}(b_1\omega^2 - b_3) \\ &+ D_{22}b_2\omega]^2 - [D_{22}(b_1\omega^2 - b_3) - D_{11}b_2\omega]^2\end{aligned} \tag{6.75}$$

假设 $F_3(0) = b_3^4 - (D_{11}b_3)^2 - (D_{22}b_3)^2$，并且 $F_3(\infty) = +\infty$，则方程（6.75）是关于 ω 的方程。假设至少存在一个正实根 ω_4，当 $\omega=\omega_4$ 时，由方程（6.73）和（6.74）一起可解得时滞临界值：

$$\tau_{4_n} = \cos^{-1}\frac{D_{22}b_2\omega_4 + (b_1\omega_4^2 - b_3)D_{11}}{(b_2\omega_4)^2 + (b_1\omega_4^2 - b_3)^2} + \frac{2n\pi}{\omega_3},\ n = 0,\ 1,\ 2,\ \cdots \tag{6.76}$$

令 $\tau_{4_0}=\min\{\tau_{4_n}\}$，$(n=1,\ 2,\ \cdots)$，相应得到 ω_4，再对方程（6.59）左右两边同时求 λ 关于 τ_1 的导数并化简可得

$$\begin{aligned}&\operatorname{sgn}\left[\frac{d(\operatorname{Re}(\lambda))}{d\tau_1}\right]_{\lambda=i\omega_4}^{\tau_1=t_{4_0}} = \operatorname{sgn}\left[\operatorname{Re}\frac{d\lambda}{d\tau_1}\right]_{\lambda=i\omega_4}^{\tau_1=t_{4_0}} \\ &= \operatorname{sgn}\left[\frac{(5\lambda^4 + 4a_1\lambda^3 + 3a_2\lambda^2 + 2a_3\lambda + a_4)e^{-\lambda\tau_1}}{\lambda(b_1\lambda^2 + b_2\lambda + b_3)e^{-\lambda\tau_2}} + \frac{2b_1\lambda + b_2}{\lambda(b_1\lambda^2 + b_2\lambda + b_3)} -\right. \\ &\left.\frac{\tau_1}{\lambda} + \frac{(3c_1\lambda^2 + 2c_2\lambda + c_3)e^{\lambda(\tau_1-\tau_2)}}{\lambda(b_1\lambda^2 + b_2\lambda + b_3)e^{-\lambda\tau_2}} - \frac{(c_1\lambda^3 + c_2\lambda^2 + c_3\lambda + c_4)e^{\lambda\tau_2(\tau_1-\tau_2)}}{\lambda(b_1\lambda^2 + b_2\lambda + b_3)e^{-\lambda\tau_2}}\right]_{\lambda=i\omega_4}^{\tau_4=\tau_{4_0}} \\ &= \operatorname{sgn}\left[\frac{P_{11}}{(b_1\omega_4^3 - b_3\omega_4)^2 + (b_2\omega_4^2)^2}\right]\end{aligned} \tag{6.77}$$

其中：

$P_{11} =- 5\omega_4^7b_1\sin(\omega_4\tau_1) - 5\omega_4^6b_2\cos(\omega_4\tau_1) + 4a_1\omega_4^6b_1\cos(\omega_4\tau_1) + 5\omega_4^5b_3\sin(\omega_4\tau_1) - 4\omega_4^5a_1b_2\sin(\omega_4\tau_1) + 3\omega_4^5a_2b_1\sin(\omega_4\tau_1) - 4\omega_4^4a_1b_3\cos(\omega_4\tau_1) +$

$3\omega_4^4 a_2 b_2 \cos(\omega_4\tau_1) - 2\omega_4^4 a_3 b_1 \cos(\omega_4\tau_1) - 3\omega_4^3 a_2 b_3 \sin(\omega_4\tau_1) - \omega_4^3 a_4 b_1 \sin(\omega_4\tau_1) + 2\omega_4^3 a_3 b_2 \sin(\omega_4\tau_1) + 2\omega_4^2 a_3 b_3 \cos(\omega_4\tau_1) - \omega_4^2 a_4 b_2 \cos(\omega_4\tau_1) + \omega_4 a_4 b_3 \sin(\omega_4\tau_1) - 2b_1^2\omega_4^4 + 2b_1 b_3\omega_4^2 - b_2^2\omega_4^2 + 3\omega_4^5 b_3 c_1 \sin(\omega_4(\tau_1-\tau_2)) + 3\omega_4^4 b_2 c_1 \cos(\omega_4(\tau_1-\tau_2)) - 2\omega_4^4 b_1 c_2 \cos(\omega_4(\tau_1-\tau_2)) - 3\omega_4^3 b_3 \sin(\omega_4(\tau_1-\tau_2)) + 2\omega_4^3 b_2 c_2 \sin(\omega_4(\tau_1-\tau_2)) - \omega_2^4 b_2 c_3 \cos(\omega_4(\tau_1-\tau_2)) + \omega_4^3 b_3 c_3 \sin(\omega_4(\tau_1-\tau_2)) + \omega_4^6 b_1 c_1 \tau_2 \sin(\omega_4(\tau_1-\tau_2)) - \omega_4^5 b_2 c_1 \sin(\omega_4(\tau_1-\tau_2)) + \omega_4^5 b_1 c_2 \tau_2 \sin(\omega_4(\tau_1-\tau_2)) + \omega_4^4 b_2 c_2 \tau_2 \cos(\omega_4(\tau_1-\tau_2)) - \omega_4^4 b_1 c_3 \tau_2 \cos(\omega_4(\tau_1-\tau_2)) - \omega_4^3 b_1 c_4 \tau_2 \sin(\omega_4(\tau_1-\tau_2)) + \omega_4^3 b_2 c_3 \tau_2 \sin(\omega_4(\tau_1-\tau_2)) - \omega_4^3 b_1 c_4 \tau_2 \sin(\omega_4(\tau_1-\tau_2)) - \omega_4^2 b_3 c_3 \tau_2 \cos(\omega_4(\tau_1-\tau_2)) - \omega_4^2 b_2 c_4 \tau_2 \cos(\omega_4(\tau_1-\tau_2)) + \omega_4 b_3 c_4 \tau_2 \sin(\omega_4(\tau_1-\tau_2)))$

当 $P_{11}>0$ 时，有 $\operatorname{sgn}[d(Re(\lambda))d\tau_1]_{\lambda=i\omega_4}^{\tau_1=\tau_{4_0}} > 0$。因此条件满足，系统会产生 Hopf 分支，可以得到下面的定理。

定理 6.11 当 $P_{11}>0$，系统在地方病平衡点产生 Hopf 分支，并在 $\tau_2=\tau_{4_0}$ 附近产生一簇周期解。

情况 5：$\tau_2>0$，τ_1 固定在区间（0，τ_{2_0}）

采用 τ_2 为分支参数，设 λ 为方程（6.59）的根，分离其实部和虚部可得下面两个方程：

$$\cos(\omega\tau_2)(c_2\omega^2-c_4)+\sin(\omega\tau_2)(c_1\omega^3-c_3\omega) = C_{33}-\cos(\omega\tau_1)(b_1\omega^2-b_3)+\sin(\omega\tau_1)\omega b_2 \tag{6.78}$$

$$\cos(\omega\tau_2)(c_1\omega^3-c_3\omega)-\sin(\omega\tau_2)(c_2\omega^2-c_4) = C_{44}+\cos(\omega\tau_1)\omega b_2+\sin(\omega\tau_1)(b_1\omega^2-b_3) \tag{6.79}$$

其中 $C_{33}=a_1\omega^4-a_3\omega^2+a_5$，$C_{44}=\omega^5-a_2\omega^3+a_4\omega$。从方程（6.78）和（6.79）消去 τ_2 可得

$$\sin(\omega\tau_2)[(c_1\omega^3-c_3\omega)^2+(c_2\omega^2-c_4)^2] = D_{33}(c_1\omega^3-c_3\omega)-D_{44}(c_2\omega^2-c_4) \tag{6.80}$$

$$\cos(\omega\tau_2)[(c_2\omega^2-c_4)^2+(c_1\omega^3-c_3\omega)^2] = D_{33}(c_2\omega^2-c_4)+D_{44}(c_1\omega^3-c_3\omega) \tag{6.81}$$

其中，$D_{33}=C_{33}-\cos(\omega\tau_1)(b_1\omega^2-b_3)+\sin(\omega\tau_1)\omega b_2$，

$D_{44}=C_{44}+\cos(\omega\tau_1)\omega b_2+\sin(\omega\tau_1)(b_1\omega^2-b_3)$。

由此可得

$$F_4(\omega)=-[D_{33}(c_1\omega^3-c_3\omega)-D_{44}(c_2\omega^2-c_4)^2]^2 - [D_{33}(c_2\omega^2-c_4\omega)+D_{44}(c_1\omega^3-c_3\omega)]^2+[(c_1\omega^3-c_3\omega)^2+(c_2\omega^2-c_4)^2]^2 \tag{6.82}$$

假设 $F_4(0)=c_3^4-(D_{44}c_4)^2-(D_{33}c_4)^2<0$，并且 $F_4(\infty)=+\infty$，假设至少存在一个正实根 ω_5，当 $\omega=\omega_5$ 时，由方程（6.80）和（6.81）一起可解得时滞临界值：

$$\tau_{5_n}=\cos^{-1}\frac{D_{33}(c_2\omega_5^2-c_4)+D_{44}(c_1\omega_5^3-c_3\omega_5)}{(c_2\omega_5^2-c_4)^2+(c_1\omega_5^3-c_3\omega_5)^2}+\frac{2n\pi}{\omega_5},\ n=0,\ 1,\ 2,\ \cdots \tag{6.83}$$

令 $\tau_{5_0}=\min\{\tau_{5_n}\}$，$(n=1,\ 2,\ \cdots)$，相应得到 ω_5，再对方程（6.59）左右两边同时求 λ 关于 τ_2 的导数并化简可得

$$\operatorname{sgn}\left[\frac{\mathrm{d}(\mathrm{Re}(\lambda))}{\mathrm{d}\tau_2}\right]_{\lambda=i\omega_5}^{\tau_1=\tau_{5_0}}=\operatorname{sgn}\left[Re(\frac{d\lambda}{d\tau_2})\right]_{\lambda=i\omega_5}^{\tau_1=\tau_{5_0}}$$

$$\operatorname{sgn}\left[\frac{(5\lambda^4+4a_1\lambda^3+3a_3\lambda+2a_3\lambda+a_4)e^{\lambda\tau_2}}{\lambda(c_1\lambda^3+c_2\lambda^2+c_3\lambda+c_4)}+\frac{2b_1\lambda+b_2e^{\lambda(\tau_1-\tau_2)}}{\lambda(c_1\lambda^3+c_2\lambda^2+c_3\lambda+c_4)}-\right.$$
$$\left.\frac{\tau_2}{\lambda}+\frac{(b_1\lambda^2+b_2\lambda+b_3)\tau_1e^{\lambda(\tau_1-\tau_2)}}{\lambda(c_1\lambda^3+c_2\lambda^2+c_3\lambda+c_4)}+\frac{3c_1\lambda^2+2c_2\lambda+c_3}{\lambda(c_1\lambda^3+c_2\lambda^2+c_3\lambda+c_4)e^{-\lambda\tau_2}}\right]_{\lambda=i\omega_5}^{\tau_4=\tau_{5_0}}$$
$$=\operatorname{sgn}\left[\frac{P_{22}}{(c_2\omega_5^3-c_4\omega_5)^2+(c_1\omega_5^4-c_3\omega_5^2)^2}\right] \tag{6.84}$$

其中：

$$\begin{aligned}P_{22}=\ &5\omega_5^8c_1\cos(\omega_5\tau_2)-5\omega_5^7c_1\sin(\omega_5\tau_2)-5\omega_5^6c_3\cos(\omega_5\tau_2)+4\omega_5^6a_1\cos(\omega_5\tau_2)+\\&4\omega_5^7a_1c_1\sin(\omega_5\tau_2)-3\omega_5^6a_2c_1\cos(\omega_5\tau_2)+5\omega_5^5c_4\sin(\omega_5\tau_2)-4\omega_5^5a_1c_3\cos(\omega_5\tau_2)+\\&3\omega_5^5a_2c_2\sin(\omega_5\tau_2)-4\omega_5^4a_1c_4\cos(\omega_5\tau_2)+3\omega_5^4a_2c_3\cos(\omega_5\tau_2)-2\omega_5^4a_3c_2\cos(\omega_5\tau_2)-\\&2\omega_5^4a_3c_1\sin(\omega_5\tau_2)+\omega_5^4a_4c_1\cos(\omega_5\tau_2)-3\omega_5^3a_2c_4\sin(\omega_5\tau_2)+2\omega_5^5a_3c_3\sin(\omega_5\tau_2)-\\&2\omega_5^3a_4c_2\sin(\omega_5\tau_2)+2\omega_5^2a_3c_4\cos(\omega_5\tau_2)-\omega_5^2a_4c_3\cos(\omega_5\tau_2)+\omega_5a_4c_4\sin(\omega_5\tau_2)+\\&2\omega_5^3b_1c_4\cos(\omega_5(\tau_2-\tau_1))-2\omega_5^5b_1c_2\cos(\omega_5(\tau_2-\tau_1))-2\omega_5^6b_1c_1\sin(\omega_5(\tau_2-\tau_1))+\\&2\omega_5^4b_1c_3\sin(\omega_5(\tau_2-\tau_1))+\omega_5^5b_2c_1\cos(\omega_5(\tau_2-\tau_1))-\omega_5^3b_2c_3\cos(\omega_5(\tau_2-\tau_1)))\end{aligned}$$

当 $P_{22}>0$ 时，有 $\operatorname{sgn}[\mathrm{d}(\mathrm{Re})(\lambda)\,\mathrm{d}\tau_1]_{\lambda=i\omega_5}^{\tau_l=\tau_{5_0}}>0$。因此条件满足，系统会产生 Hopf 分支，可以得到下面的定理。

定理 6.12 当 $P_{22}>0$，系统在地方病平衡点产生 Hopf 分支，并在 $\tau_2=\tau_{5_0}$ 附近产生一簇周期解。

6.2.3 稳定性分析和周期解

本节中，利用中心流形定理和规范型理论的中心流形研究模型 Hopf 分支的方向、分支周期解的稳定性，分支周期解的周期大小等性质。以情况 3 为例，即假设 $\tau_1=0$ 和 $\tau_2>0$ 进行讨论。

令 $\tau=\tau_k+\vartheta$，$\vartheta\in R$，使得 $\vartheta=0$ 是系统产生 Hopf 分支的分支点。再定义 C^k［-1，0］$=\{\phi \mid \phi$：［-1，0］$\to R^4\}$，其中 ϕ 的每一个元素都有 k 阶连续导数。作如下变形 $x_1(t)=S(t)-S^*$，$x_2(t)=I(t)-I^*$，$x_3(t)=A(t)-A^*$，$x_4(t)=M(t)-M^*$，$x_3(t)=W(t)-W^*$，模型变为如下形式：

$$\frac{\mathrm{d}x}{\mathrm{d}t}=L_\vartheta x_t+f(\vartheta,\ x_t) \tag{6.85}$$

其中 L_ϑ 为 C（［-1，0］，R^4）$\to R^4$ 的有界线性算子。定义算子：

$$L_\vartheta \Phi=(\tau_k+\vartheta)[\boldsymbol{M}_1\Phi(0)+\boldsymbol{M}_2\Phi(-1)] \tag{6.86}$$

其中$\boldsymbol{M}_1$和$\boldsymbol{M}_2$为 5 阶矩阵，

$a_{11}=-P_1-\eta M^*-\mu$，$a_{12}=-\beta_I S^*+v$，$a_{13}=\alpha$，$a_{14}=-\eta S^*$，$a_{15}=-P_3$，

$a_{21}=P_1$，$a_{22}=\beta_1 S^*-P_2$，$a_{25}=P_3$，$a_{31}=\eta M^*$，$a_{33}=-(\mu+\alpha)$，$a_{34}=\eta S^*$，$a_{42}=\theta$，$a_{44}=-\phi$，$a_{55}=-\delta$，$b_{52}=\xi$，其余所有 $a_{ij}=0$，$b_{ij}=0$。

以及

$$F=(\tau_k+\vartheta)\begin{bmatrix}-\beta_W\Phi_1(0)\Phi_5(0)-\beta_I\Phi_1(0)\Phi_2(0)-\eta\Phi_1(0)\Phi_4(0)\\ \beta_W\Phi_1(0)\Phi_5(0)+\beta_I\Phi_1(0)\Phi_2(0)\\ \eta\Phi_1(0)\Phi_4(0)\\ 0\\ 0\end{bmatrix}$$

这里（Φ_1，Φ_2，Φ_3，Φ_4，Φ_5）$\in C$。

由黎兹表示定理可知，存在分量为有界变差函数 η（Θ，ϑ）：［-1，0］$\to R^{5\times5}$使得

$$L_\vartheta\Phi=\int_{-1}^{0}d\,\varsigma(\Theta,\ \vartheta)\Phi(\Theta) \tag{6.87}$$

实际上，由方程（6.86）可再选取：

$$\varsigma(\Theta,\ \vartheta)=(\tau_k+\vartheta)[\boldsymbol{M}_1\delta(\Theta)+\boldsymbol{M}_2\delta(\Theta+1)] \tag{6.88}$$

其中 δ（Θ）是一个 Dirac 函数。

对于 $\Phi\in C^1$（［-1，0］，R^5），定义

$$F(\vartheta)\Theta=\begin{cases}\dfrac{\mathrm{d}\Phi(\Theta)}{\mathrm{d}\Theta}, & \Theta\in[-1,\ 0)\\ \displaystyle\int_{-1}^{0}\mathrm{d}\,\varsigma(\rho,\ \vartheta)\Phi(\rho), & \Theta=0\end{cases}$$

以及

$$G(\vartheta)\Theta=\begin{cases}0, & \Theta\in[-1,\ 0)\\ f(\Phi,\ \vartheta), & \Theta=0\end{cases}$$

则模型（6.2.85）等价于

$$\dot{X}_t = F(\vartheta)X_t + G(\vartheta)X_t \tag{6.89}$$

其中 $X_t(\Theta) = X(t+\Theta)$，$\Theta \in [-1, 0)$。

对 $\Psi \in C^1([0, 1], (R^5)^*)$，定义 F 的算子 F^* 为

$$F^*\Psi(\rho) = \begin{cases} -\dfrac{d\Psi(\rho)}{d\rho}, & \rho \in (0, 1] \\ \displaystyle\int_{-1}^{0} d\varsigma^{T}(t, 0)\Psi(-t), & \rho = 0 \end{cases}$$

则定义双线性内积：

$$< \Psi, \Phi > = \bar{\Psi}(0)\Phi(0) - \int_{-1}^{0}\int_{0}^{\Phi}\bar{\Psi}(\kappa - \Theta)d\varsigma(\Theta)\Phi(\kappa)d\kappa \tag{6.90}$$

其中$\varsigma(\Theta) = \varsigma(\Theta, 0)$。于是算子 F 和 F^* 是共轭算子。又因为$\pm i\omega_3\tau_k$ 是 F 的一对特征根，也是 F^*的特征根，则需要再分别计算 F 和 F^* 的特征值所对应的特征向量。

设 $q(\Theta) = (1, a_1, a_2, a_3, a_4)^T e^{i\omega_3\tau_k\Theta}$为 F 的特征值 $i\omega_3\tau_k$ 所对应的特征向量，则

$$Fq(\Theta) = i\omega_3\tau_k q(\Theta) \tag{6.91}$$

当 $\Theta=0$ 时，可以计算出：

$$\alpha_1 = \frac{(\beta_W W^* + \beta_I I^*)(\delta + i\omega_3)}{\tilde{\alpha}_1}, \quad \alpha_2 = \frac{\eta M^* + \alpha_3\eta S^*}{\mu + \alpha + i\omega_3},$$

$$\alpha_3 = \frac{\theta\alpha_1}{\phi + i\omega_3}, \quad \alpha_4 = \frac{\alpha_1\xi e^{-\omega_3\tau_k}}{\delta + i\omega_3}。$$

其中 $\tilde{\alpha}_1 = [i\omega_3 - (\beta_I S^* - (\mu + u_1 + v))(\delta + i\omega_3)] - \beta_W\xi e^{-i\omega_3\tau_k}$。

当 $\Theta \neq 0$ 时，有

$$A^*q^*(\rho) = -i\omega_3\tau_k q^*(\rho) \tag{6.92}$$

可以计算出：

$$\alpha_1^* = \frac{\tilde{\alpha}_1^*}{(\beta_W W^* + \beta_I I^*)(\mu + \alpha - i\omega_3)}, \quad \alpha_2^* = \frac{\alpha}{\mu + \alpha - i\omega_3},$$

$$\alpha_3^* = \frac{\eta\alpha S^* - (\mu + \alpha - i\omega_3)}{(\mu + \alpha - i\omega_3)(\phi - i\omega_3)}, \quad \alpha_4^* = \frac{\beta S^*(\alpha_1^* - 1)}{\delta + i\omega_3}。$$

其中 $\tilde{\alpha}_1^* = -(-\beta_W W^* - \beta_I I^* - \eta M^* - \mu + i\omega_3)(\mu + \alpha - i\omega_3) - \eta\alpha M^*$。为了确定 D 的值使得 $\langle q^*, q\rangle = 1$，再由方程（6.90），可计算出：

$$\bar{D}^{-1} = 1 + \alpha_1\bar{\alpha}_1^* + \alpha_2\bar{\alpha}_2^* + \alpha_3\bar{\alpha}_3^* + \alpha_4\bar{\alpha}_4^* + \xi\alpha_1\bar{\alpha}_1^*\tau_k e^{-i\omega_3\tau_k} \tag{6.93}$$

接下来再确定当 $\vartheta=0$ 时在中心流形 C_0 处的坐标。设 x_i 为当 $\vartheta=0$ 时方程（6.89）的解。定义

$$z(t)=\langle q^*,\ x_t\rangle \tag{6.94}$$

$$T(t,\ \Theta)=x_i(\Theta)-2\mathrm{Re}\{z(t)q(\Theta)\} \tag{6.95}$$

那么，在中心流形 C_0 上有

$$T(t,\ \Theta)=T(z,\ \bar{z},\ \Theta)=T_{20}\frac{z^2}{2}+T_{11}z\bar{z}+T_{02}\frac{\bar{z}^2}{2}+\cdots \tag{6.96}$$

z 和 $\bar{z}$ 都是中心流形 C_0 在 q^* 和 $\bar{q}^*$ 方向上的局部坐标。注意到如果 x_t 是实的，则 Q 也是实的，因此只考虑实解的情况。$\vartheta=0$ 时，方程（6.89）的解有

$$\dot{z}=i\omega_3\tau_kz+\bar{q}^*(0)f_0(z,\ \bar{z})=i\omega_3\tau_kz+g(z,\ \bar{z}) \tag{6.97}$$

其中

$$g(z,\ \bar{z})=g_{20}\frac{z^2}{2}+g_{11}z\bar{z}+g_{02}\frac{\bar{z}^2}{2}+g_{21}\frac{z^2\bar{z}}{2}+\cdots \tag{6.98}$$

由方程（6.95）和（6.96）可得

$$\begin{aligned}X_t(\Theta)=&T_{20}\frac{z^2}{2}+T_{11}z\bar{z}+T_{02}\frac{\bar{z}^2}{2}+z(1,\ \alpha_1,\ \alpha_2,\ \alpha_3,\ \alpha_4)^Te^{i\omega_3\tau_k\Theta}\\&+\bar{z}(1,\ \bar{\alpha}_1,\ \bar{\alpha}_2,\ \bar{\alpha}_3,\ \bar{\alpha}_4)^Te^{-i\omega_3\tau_k\Theta}\end{aligned} \tag{6.99}$$

使得

$$\begin{aligned}X_{1t}(\Theta)&=T_{20}^{(1)}\frac{z^2}{2}+T_{11}^{(1)}z\bar{z}+T_{02}^{(1)}\frac{\bar{z}^2}{2}+ze^{i\omega_3\tau_k\Theta}+\bar{z}e^{-i\omega_3\tau_k\Theta}+\cdots\\X_{2t}(\Theta)&=T_{20}^{(2)}\frac{z^2}{2}+T_{11}^{(2)}z\bar{z}+T_{02}^{(2)}\frac{\bar{z}^2}{2}+\alpha_1ze^{i\omega_3\tau_k\Theta}+\bar{\alpha}_1\bar{z}e^{-i\omega_3\tau_k\Theta}+\cdots\\X_{3t}(\Theta)&=T_{20}^{(3)}\frac{z^2}{2}+T_{11}^{(3)}z\bar{z}+T_{02}^{(3)}\frac{\bar{z}^2}{2}+\alpha_2ze^{i\omega_3\tau_k\Theta}+\bar{\alpha}_1\bar{z}e^{-i\omega_3\tau_k\Theta}+\cdots\\X_{4t}(\Theta)&=T_{20}^{(4)}\frac{z^2}{2}+T_{11}^{(4)}z\bar{z}+T_{02}^{(4)}\frac{\bar{z}^2}{2}+\alpha_3ze^{i\omega_3\tau_k\Theta}+\bar{\alpha}_3\bar{z}e^{-i\omega_3\tau_k\Theta}+\cdots\\X_{5t}(\Theta)&=T_{20}^{(5)}\frac{z^2}{2}+T_{11}^{(5)}z\bar{z}+T_{02}^{(5)}\frac{\bar{z}^2}{2}+\alpha_4ze^{i\omega_3\tau_k\Theta}+\bar{\alpha}_4\bar{z}e^{-i\omega_3\tau_k\Theta}+\cdots\end{aligned} \tag{6.100}$$

令 $\Theta=0$，并与方程（6.98）比较系数可得

$$g_{20}=2\tau_k\bar{D}[-\beta_W\alpha_4-\alpha_1\beta_I-\eta\alpha_3+\beta_W\alpha_4\bar{\alpha}_1^*+\eta\alpha_3\bar{\beta}_3^*],$$

$$g_{11}=2\tau_k\bar{D}[-\beta_W\mathrm{Re}\alpha_4-\beta_I\mathrm{Re}\alpha_1-\eta\mathrm{Re}\alpha_3+\beta_I\bar{\alpha}_1^*\mathrm{Re}\alpha_1+\eta\bar{\alpha}_2^*\mathrm{Re}\alpha_3],$$

$$g_{02}=2\tau_k\bar{D}[-\beta_W\mathrm{Re}\alpha_4-\beta_I\bar{\alpha}_1-\eta\alpha_3+\beta_W\bar{\alpha}_4\bar{\alpha}_1^*+\beta_I\bar{\alpha}_1\bar{\alpha}_1^*+\eta\bar{\alpha}_3\bar{\alpha}_2^*],$$

$$g_{21}=\frac{1}{2}\tau_k\bar{D}[-\beta_W\alpha_4T_{20}^{(1)}-2\beta_W\bar{\alpha}_4T_{11}^{(2)}-2\beta_W\bar{\alpha}_4T_{11}^{(5)}-\beta_WT_{20}^{(5)}-\beta_I\alpha_1T_{20}^{(1)}-$$

$$2\beta_I\alpha_1 T_{11}^{(1)} - \beta_I T_{20}^{(1)} - \eta\alpha_3 T_{20}^{(1)} - 2\beta_I\alpha_1 T_{11}^{(2)} - 2\beta_I T_{11}^{(2)} - \beta_I T_{20}^{(2)} - \eta\bar{\alpha}_3 T_{20}^{(1)} -$$
$$2\eta\alpha T_{11}^{(1)} - 2\eta T_{11}^{(4)} - \eta T_{20}^{(4)} + \beta_W\bar{\alpha}_4\bar{\alpha}_1^* T_{20}^{(1)} + 2\beta_W\alpha_4\bar{\alpha}_1^* T_{11}^{(1)} + 2\beta_W\bar{\alpha}_1^* T_{11}^{(5)} +$$
$$\beta_W\bar{\alpha}_1^* T_{20}^{(5)} + 2\eta\alpha_3\bar{\alpha}_2^* T_{11}^{(1)} + 2\eta\alpha_3\bar{\alpha}_2^* T_{11}^{(1)} + 2\eta\bar{\alpha}_2^* T_{11}^{(4)} + \eta\bar{\alpha}_2^* T_{20}^{(4)}]$$

为了计算 g_{21}，需要计算 $T_{20}(\Theta)$ 和 $T_{11}(\Theta)$。联合方程（6.95）和（6.97）：

$$\dot{T} = \dot{X}_t - \dot{z}q - \dot{\bar{z}}\bar{q}$$
$$= \begin{cases} FT - 2\mathrm{Re}\{\bar{q}^*(0)f_0 q(\Theta)\}, & \Theta \in [-1, 0) \\ FT - 2\mathrm{Re}\{\bar{q}^*(0)f_0 q(\Theta)\} + f_0, & \Theta = 0 \end{cases}$$
$$= A(0)Q + H(z, \bar{z}, \Theta) \tag{6.101}$$

其中

$$H(z, \bar{z}, \Theta) = H_{20}(\Theta)\frac{z^2}{2} + H_{11}(\Theta)z\bar{z} + H_{02}(\Theta)\frac{z^2}{2} + \cdots \tag{6.102}$$

再由 $Q(t, \Theta)$ 的定义，有

$$\dot{Q} = Q_z\dot{z} + Q_{\bar{z}}\dot{\bar{z}} \tag{6.103}$$

联合方程（6.96），（6.101）和（6.102）可得

$$-H_{11} = F(0)Q_{11} \tag{6.104}$$
$$-H_{20} = F(0)Q_{20} - 2i\omega_3\tau_k Q_{20} \tag{6.105}$$

当 $\Theta \in [-1, 0)$，由方程（6.101）和（6.100）可得

$$H(z, \bar{z}, \Theta) = -\bar{q}^*(0)f_0 q(\Theta) - q^*(0)\bar{f}_0\bar{q}(\Theta)$$
$$= -g(z, \bar{z})q(\Theta) - \bar{g}(z, \bar{z})\bar{q}(\Theta)$$
$$= -(g_{20}q(\Theta) + \bar{g}_{02}\bar{q}(\Theta))\frac{z^2}{2} - (g_{11}q(\Theta) + \bar{g}_{11}\bar{q}(\Theta))z\bar{z} + \cdots \tag{6.106}$$

和方程（6.102）比较系数可得

$$H_{11}(\Theta) = -g_{11}q(\Theta) - \bar{g}_{11}\bar{q}(\Theta) \tag{6.107}$$
$$H_{20}(\Theta) = -g_{20}q(\Theta) - \bar{g}_{02}\bar{q}(\Theta) \tag{6.108}$$

从方程（6.104）和（6.108）推得

$$\dot{T}_{20}(\Theta) = 2i\omega_3\tau_k T_{20}(\Theta) + g_{20}q(\Theta) + \bar{g}_{02}\bar{q}(\Theta) \tag{6.109}$$

注意到 $q(\Theta) = q(0)e^{i\omega_3\tau_k\Theta}$，解方程（6.105）得

$$T_{20}(\Theta) = \frac{ig_{20}}{\omega_3\tau_k}q(\Theta) + \frac{i\bar{g}_{20}}{\omega_3\tau_k}\bar{q}(\Theta) + E_1 e^{2i\omega_3\tau_k\Theta} \tag{6.110}$$

同理，由方程（6.104）和（6.108）可求得

$$T_{11}(\Theta)=\frac{-ig_{11}}{\omega_3\tau_k}q(\Theta)+\frac{i\bar{g}_{11}}{\omega_3\tau_k}\bar{q}(\Theta)+E_2 \tag{6.111}$$

其中 $E_1=(E_1^{(1)},E_1^{(2)},E_1^{(3)},E_1^{(4)},E_1^{(5)})$ 和 $E_2=(E_2^{(1)},E_2^{(2)},E_2^{(3)},E_2^{(4)},E_2^{(5)})$ 均为常数向量。再由 F 的定义可得

$$\int_{-1}^{0}d\zeta(\Theta)T_{20}(\Theta)=2i\omega_3\tau_kT_{20}(0)-T_{20}(0) \tag{6.112}$$

$$\int_{-1}^{0}d\zeta(\Theta)T_{11}(\Theta)=-H_{20}(0) \tag{6.113}$$

据此可计算出

$$H_{20}(0)=-g_{20}q(0)-\bar{g}_{02}\bar{q}(0)+2\tau_k\begin{pmatrix}-\beta_W\alpha_4-\beta_I\alpha_1-\eta\alpha_3\\ \beta_W\alpha_4+\beta_I\alpha_1\\ \eta\alpha_3\\ 0\\ 0\end{pmatrix} \tag{6.114}$$

以及

$$H_{11}(0)=-g_{11}q(0)-\bar{g}_{11}\bar{q}(0)+2\tau_k\begin{bmatrix}-\beta_W\mathrm{Re}\alpha_4-\beta_I\mathrm{Re}\alpha_1-\eta\mathrm{Re}\alpha_3\\ \beta_W\mathrm{Re}\alpha_4+\beta_I\mathrm{Re}\alpha_1\\ \eta\mathrm{Re}\alpha_3\\ 0\\ 0\end{bmatrix} \tag{6.115}$$

最后，由方程（6.110），（6.113）和（6.114）可计算求出：

$$\begin{bmatrix}2i\omega_3+P_1+\eta M^*+\mu & \theta S^*-v & -\alpha & \eta S^* & P_3\\ -P_1 & 2i\omega_3-\theta S^*+P_2 & 0 & 0 & -P_3\\ -\eta M^* & 0 & 2i\omega_3+\mu+\alpha & -\eta S^* & 0\\ 0 & -\theta & 0 & 2i\omega_3+\phi & 0\\ 0 & -\xi e^{-2i\omega_3\tau_k} & 0 & 0 & 2i\omega_3+\delta\end{bmatrix}\times$$

$$\begin{bmatrix}E_1^{(1)}\\ E_1^{(2)}\\ E_1^{(3)}\\ E_1^{(4)}\\ E_1^{(5)}\end{bmatrix}=2\begin{bmatrix}-\beta_W\alpha_4-\beta_I\alpha_1-\eta\alpha_3\\ \beta_W\alpha_4+\beta_I\alpha_1\\ \eta\alpha_3\\ 0\\ 0\end{bmatrix} \tag{6.116}$$

同理，由方程（6.115）和（6.113）可计算求出：

$$\begin{bmatrix} P_1+\eta M^*+\mu & \theta S^*-v & -\alpha & \eta S^* & P_3 \\ -P_1 & -\theta S^*+P_2 & 0 & 0 & -P_3 \\ -\eta M^* & 0 & \mu+\alpha & -\eta S^* & 0 \\ 0 & -\theta & 0 & \phi & 0 \\ 0 & -\xi e^{-2i\omega_3\tau_k} & 0 & 0 & 2i\delta \end{bmatrix} \times \begin{bmatrix} E_2^{(1)} \\ E_2^{(2)} \\ E_2^{(3)} \\ E_2^{(4)} \\ E_2^{(5)} \end{bmatrix}$$

$$=2\begin{bmatrix} -\beta_W \mathrm{Re}\alpha_4-\beta_I \mathrm{Re}\alpha_1-\eta \mathrm{Re}\alpha_3 \\ \beta_W \mathrm{Re}\alpha_4+\beta_I \mathrm{Re}\alpha_1 \\ \eta \mathrm{Re}\alpha_3 \\ 0 \\ 0 \end{bmatrix} \tag{6.117}$$

当通过上面的两个式子计算出了 E_1 和 E_2 后，进而求出 T_{20}（Θ）和 T_{11}（Θ）的值。最终，可以计算出确定 Hopf 性质的参数值如下：

$$c_1(0)=\frac{i}{2\omega_3\tau_k}\left(g_{11}g_{20}-2|g_{11}|^2-\frac{|g_{02}|^2}{3}\right)+\frac{g_{21}}{2} \tag{6.118}$$

$$\mu_2=-\frac{\mathrm{Re}\{c_1(0)\}}{\mathrm{Re}\{\lambda^I(\tau_k)\}} \tag{6.119}$$

$$\beta_2=2\mathrm{Re}\{c_1(0)\} \tag{6.120}$$

$$T_2=-\frac{Im\{c_1(0)\}+\mu_2 Im\{\lambda^I(\tau_k)\}}{\omega_3\tau_k} \tag{6.121}$$

综上所述，对于系统的 Hopf 分支的性质，有如下定理：

定理 6.13 当 $\mu_2>0$，Hopf 分支是超临界的，当 $\mu_2<0$，Hopf 分支是次临界的；当 $\beta_1>0$ 时，分支周期解是稳定的，当 $\beta_2<0$ 时，分支周期解是不稳定的；当 $T_2>0$ 时，分支周期解的周期是增加的，当 $T_2<0$ 时，分支周期解的周期是减小的。

6.2.4 数值模拟

本节仍然采用近年来非洲最严重的霍乱之一、爆发于 2008 年的津巴布韦霍乱的数据进行模型系统的数值模拟。首先令时滞均为 0，研究媒体宣传是否可以直接而快速地帮助控制传染病的传播，图 6.7 比较了本节模型与无媒体宣传模型。从图 6.7 可以清楚看出，在模型中引入媒体宣传后，染病者人数明显减少。

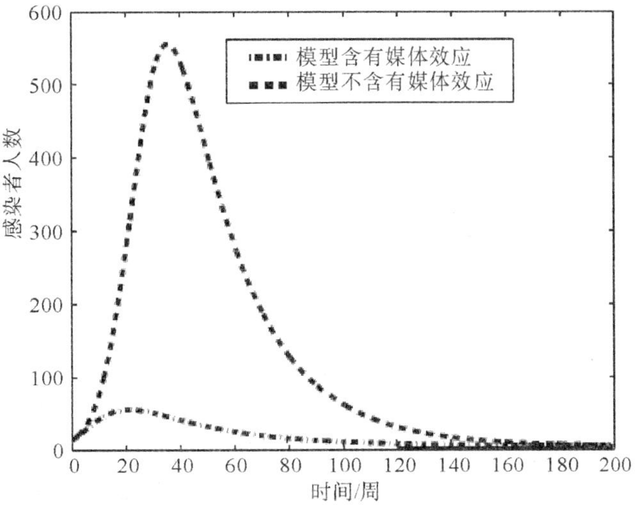

图 6.7　本节模型与无媒体宣传模型

图 6.8 验证了模型参数对模型动力学行为的影响。从图 6.8（a）可以看出，随着 α 减小，感染者人数随之减少，意味着随着媒体宣传的扩大，越来越多的人意识到了疾病的危害性，从而可以减少染病者数量。从图 6.8（b）可以看出，当 η 增加时，感染者人数减少，意味着媒体宣传可以帮助更多的易感者接收有用的防治传染病消息，从而可以减少染病者数量。从图 6.8（c）可以看出，随着 ϕ 减小，感染者人数随之减少，意味着政府的媒体宣传不能马上阻止或者终止传染病蔓延，只能持续地进行媒体宣传才能有效地控制传染病发展。图 6.8（d）表明 θ 越高，感染者人数就越少，这仍然是强调媒体宣传作用的重要性，即宣传力度越大，接收到信息的人越多，自然感染人数就会越少。

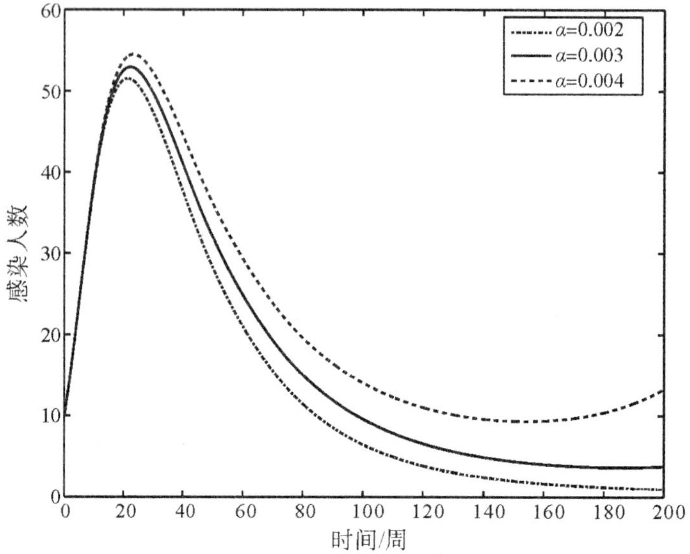

（a）不同 α 时，感染者人数随时间变化的趋势图

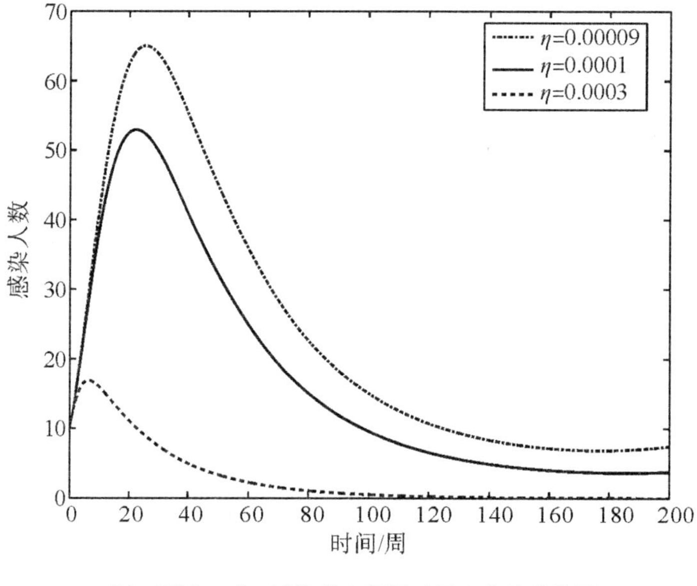

（b）不同 η 时，感染者人数随时间变化的趋势图

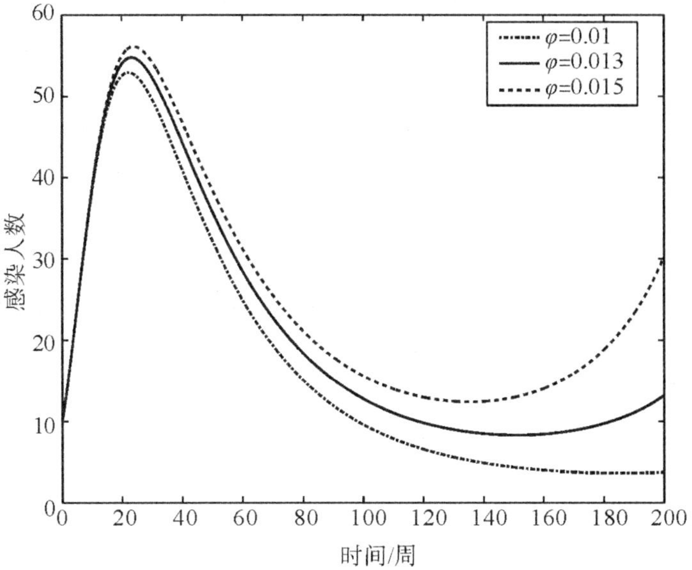

（c）不同 ϕ 时，感染者人数随时间变化的趋势图

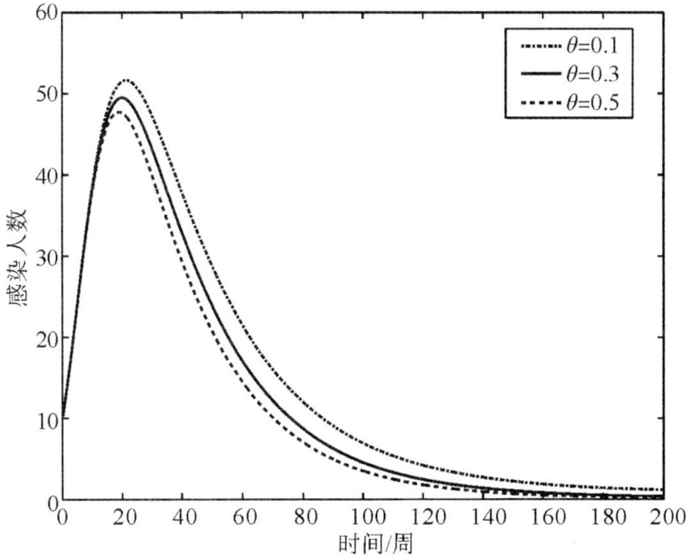

（d）不同 ϑ 时，感染者人数随时间变化的趋势图

图 6.8　不同情况，感染者人数随时间变化的趋势图

另外，为了验证时滞的作用，先令 $\tau_2=0$，并逐渐增加 τ_1 的值。将所有的参数代入表达式（6.63），可计算出 τ_1 的关键阈值为22。如图6.9所示，当 τ_1 取值为20时，可以看出所有的元素都趋于其稳定值。然而当 τ_1 取值为30时，发生不稳定的变化。接下来再令 $\tau_1=0$，可计算出 τ_1 的关键阈值为5。如图6.10所示，当 τ_2 取值为5时，可以看出所有的元素都趋于其稳定值。然而当 τ_1 取值为10时，发生不稳定的变化。说明对传染病进行模拟和预测时，在时滞变大的情况下，对未来的预测会变得更加困难。因此当疾病爆发时，为了更好地帮助控住流行病的传播，媒体应该尽量减小报道的时滞滞后性；而易感人群也应该长期保持对媒体报道的敏感意识，一旦接收到传播病的相关信息，就要在最短年时间内采取相应的预防保护措施。

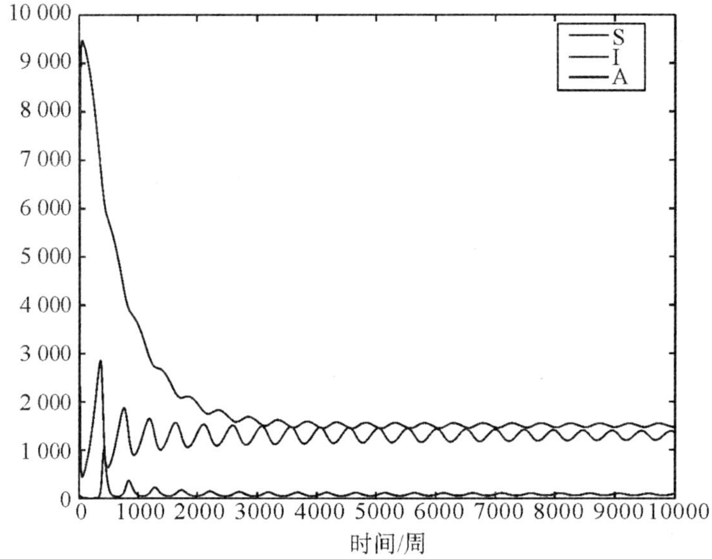

（a）$\tau_1=20$

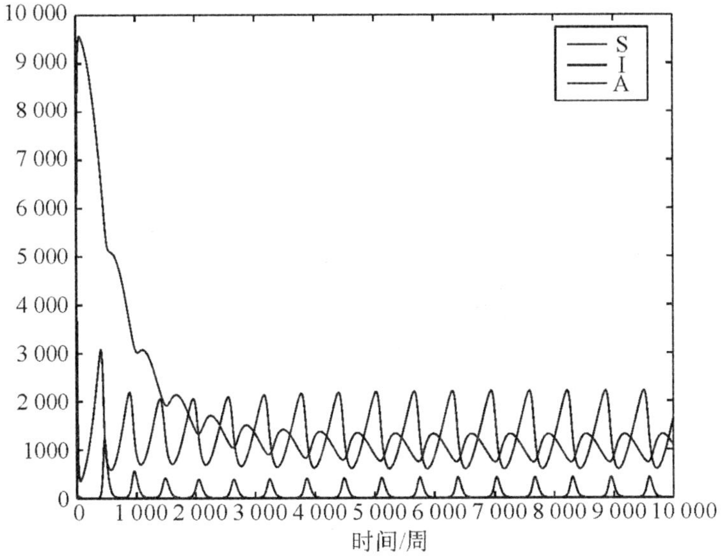

(b) $\tau_1=30$

图 6.9　S，I 和 A 随时间变化的趋势图

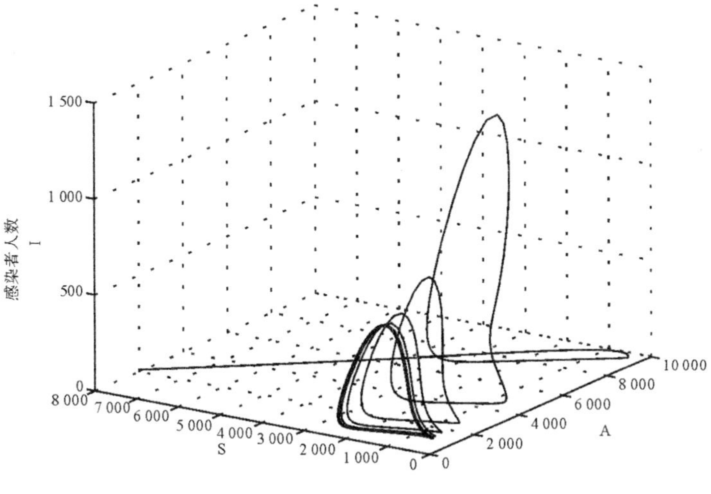

(a) $\tau_1=20$

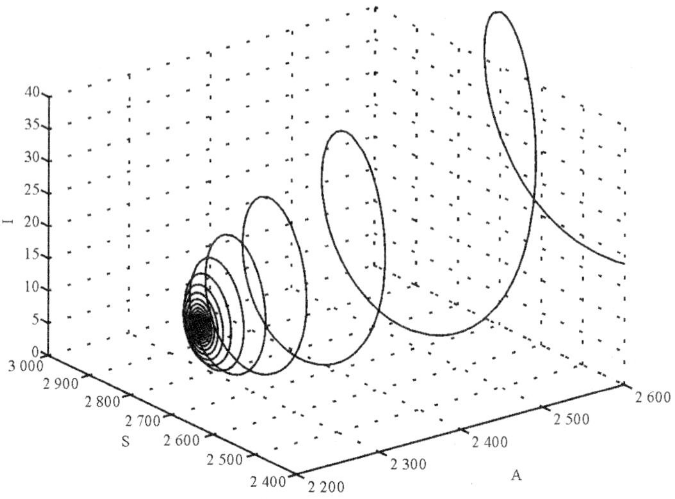

(b) $\tau_1 = 30$

图 6.10　S，I 和 A 随时间变化的趋势图

7 离散模型

前面章节中所有提到的与霍乱相关的模型全是按照时间建立的连续模型，相对连续传染病模型，离散传染病模型的研究还处于探索阶段，离散模型比连续模型具有更明显的优势。首先离散模型可以呈现更复杂的动力学性态；其次传染病的统计数据通常是在一定的时间间隔下得到的，不具有连续性，而离散模型恰恰能以任意时间步长为单位，可以更有效地采用离散统计数据；最后运用离散模型计算结果更精确，参数的估计和初值的选取更简洁明了。Frank 和 Abdul-Azizyakubu 建立了一个 SIS 离散传染病模型，并展示 Hopf 分支现象。Sekiguchi 和 Ishiwata 对带时滞的 SIRS 传染病模型构造了离散格式，并求解全局稳定性的充分条件。Allen 计算了时滞传染病模型的基本再生数。

但要注意到模型离散化后动力学行为变得非常复杂，选择正确的离散方法至关重要。而 Euler 方法，Runge-Kutta 方法等通常不能很好地保持原连续模型的动力学行为和性质，或者解会产生一些不稳定性，引起分支或者振动等。有限差分方法指的是给定一组统一的网格点，在这些网格点上用网格函数替代连续函数，用差商代替微分方程的导数，从而得到一个差分方程，差分方程的解即为微分方程的解的近似。有限差分方法由于引入步长从而导致所生成的参数空间比相应的微分方程的参数空间要大。当用数值方法求解偏微分方程时，如何构造偏微分方程的动力学相容的数值方法是一个需要重点解决的问题。为了在离散的过程中保持原连续模型的动力学性质，包括解的正性、有界性、单调性、周期解以及分支行为等，并得到更精确的解，Mickens 提出非标准有限差分方法（NSFD），并将精确有限差分方法和标准有限差分方法作对比，给出几个能够消除数值不稳定性的规则，然后利用这些规则来构造有限差分方法，从而产生非标准有限差分方法，规则如下：

（1）离散导数的阶应等于原微分方程的导数的阶。

（2）离散导数的分母函数必须是由关于步长的函数组成，且形式要更为复杂。

（3）非线性项一般情况下应由非局部的离散表达式代替。

（4）有限差分格式产生的数值解也应满足微分方程的解满足的特殊条件。

（5）有限差分格式不能引入与原微分方程不相关的解或伪解。

（6）对有 $n>2$ 项的微分方程，一般对各个子方程构造由 $m<n$ 项组成的差分格式构成，并且将这些差分格式组合在一起构成一个针对原系统的整体上相容的差分格式。

Villanueva 等发展 NSFD 方法对肥胖人口动态进行数值解和分析，Jodar 等采用 NSFD 法离散流感模型，离散模型和原连续模型保持一致动力学性质，但是他们的文章中并没有给出模型稳定性的证明。Guerrero 等利用 NSFD 的方法离散了西班牙吸烟模型，并与 RK4 方法进行比较，得出 NSFD 法更优的结论。Suryanto 等利用 NSFD 的方法离散 SIR 模型，数值模拟表明运用 NSFD 方法可以采用较大的步长以节约计算成本。本书考虑到离散传染病模型可以更现实更精确地理解霍乱的传播和流行机制，制定防御策略，故采用 Mickens 的非标准有限差分方法（NSFD）来离散建立的霍乱连续模型，构造其离散数值系统，并与其对应的原始连续模型保持一致的平衡点、正性和有界性等特性。当基本再生数小于 1 时，系统的无病平衡点是局部渐近稳定和全局渐近稳定的。当基本再生数大于 1 时，通过构造适当的 Lyapunov 函数，地方病平衡点也是全局渐近稳定的。最后再用该离散模型来描述和数值模拟 2008 年的津巴布韦霍乱。

7.1 ODE 模型

7.1.1 模型

Liao 和 Yang 构建了一个含有预防接种的霍乱模型方程（7.1）~（7.5）。设总人数 $N=S+I+V+R$，S，I，V 和 R 分别表示易感者、感染者、接种疫苗者和移出者，W 为霍乱病菌浓度。模型中其他的参数 β_W 和 β_I 分别表示环境与人之间传播和人与人之间传播的传染率系数，Λ 为易感者的输入率，ψ 为疫苗接种率，α 为霍乱病菌的增长率，ξ 为霍乱病菌的衰减率，μ 为死亡率，θ 为免疫丧失率，γ 为染病者的复原率，σ 表示疫苗的有效率，当 $\sigma=0$ 为该疫苗完全有效，$\sigma=1$ 意味着疫苗没有效果。所有的参数都为正数。

$$\frac{dS}{dt}=\Lambda-\beta_W WS-\beta_I SI-(\mu+\psi)S+\theta V \tag{7.1}$$

$$\frac{dV}{dt}=\psi S-\sigma\beta_I VI-(\mu+\theta)V \tag{7.2}$$

$$\frac{dI}{dt}=\beta_W WS+\beta_I SI-(\gamma+\mu)I+\alpha\beta_I VI \tag{7.3}$$

$$\frac{dW}{dt}=\alpha I-\xi W \tag{7.4}$$

$$\frac{dR}{dt}=\gamma I-\mu R \tag{7.5}$$

模型的初始条件如下：

$$S\geqslant 0,\quad V\geqslant 0,\quad I\geqslant 0,\quad W\geqslant 0,\quad R\geqslant 0 \tag{7.6}$$

由 R 的独立性，可以在实际计算中只考虑方程（7.1）~（7.4），得到模型的基本再生数为

$$R_0=\frac{\beta_W\alpha\Lambda(\mu+\theta)+\beta_I\Lambda(\mu+\theta+\sigma\psi)}{\mu\xi(\gamma+\mu)(\mu+\theta+\psi)}$$

当基本再生数小于 1 时，模型（7.1）~（7.4）的无病平衡点（DFE）$E_0\left[\frac{\Lambda(\mu+\theta)}{\mu(\mu+\theta+\psi)},\frac{\lambda\psi}{\mu(\mu+\theta+\psi)},0,0\right]$是局部渐近稳定和全局渐近稳定的。地方病平衡点 $E^*(S, V, I, W)$ 的表达式分别为

$$S=\frac{(\gamma+\mu)(\sigma+\beta+\mu+\theta)}{\left[\psi\sigma\beta_I+\left(\frac{\alpha\beta_W}{\xi}\right)(\sigma\beta_I I+\mu+\theta)\right]},\quad V=\frac{(\gamma+\mu)\psi}{\left[\psi\sigma\beta_1+\left(\frac{\alpha\beta_W}{\xi}\right)(\sigma\beta_I I+\mu+\theta)\right]},$$

$$W=\frac{\alpha I}{\xi}。$$

当基本再生数大于 1 时，地方病平衡点是局部渐近稳定的。最后该连续模型的可行不变集为：$D=\left\{(S,V,I,R)\mid S\geqslant 0,V\geqslant 0,I\geqslant 0,R\geqslant 0,S+V+I+R<\frac{\Lambda}{\mu}\right\}$

7.1.2 NSFD 离散化模型

为了更准确更现实地理解霍乱传播现象，本书采用 Mickens 提出的非标准有限差分（NSFD）方法，将连续方程组（7.1）~（7.5）进行离散化，使用 NSFD 必须满足下列两个条件：①要采用非局部代换的方法；②标准离散化中的分母 h 要由非负函数 $\phi(h)$ 替换，并且 $\phi(h)=h+o(h^2)$，其中 h 为步长。据此，对应连续方程组（7.1）~（7.5）的离散方程组为

$$\frac{S_{n+1}-S_n}{\phi(h)}=\Lambda-\beta_W S_{n+1}W_n-\beta_I S_{n+1}I_n-(\mu+\psi)S_{n+1}+\theta V_n \tag{7.7}$$

$$\frac{V_{n+1}-V_n}{\phi(h)}=\psi S_{n+1}-\sigma\beta_I V_{n+1}I_n-\mu V_{n+1}+\theta V_n \tag{7.8}$$

$$\frac{I_{n+1}-I_n}{\phi(h)}=\beta_W S_{n+1}W_n+\beta_I S_{n+1}I_n-(\gamma+\mu)I_{n+1}+\sigma\beta_I V_{n+1}I_n \tag{7.9}$$

$$\frac{W_{n+1}-W_n}{\phi(h)}=\alpha I_{n+1}-\xi W_{n+1} \tag{7.10}$$

$$\frac{R_{n+1}-R_n}{\phi(h)}=\gamma I_{n+1}-\mu R_{n+1} \tag{7.11}$$

其中 S_n，I_n，V_n 和 R_n 分别代表第 t_n 时刻易感者、感染者、接种疫苗者和移出者的数量，并且定义总人口 $N_n=S_n+I_n+V_n+R_n$。同样由于 R_n 在系统中不显含于前四个方程，故该离散系统也只需要考虑方程（7.7）~（7.10）。由 Mickens 可知，应用 NSFD 方法得到的离散系统，能完整地保持原连续方程组的动力学行为和数值结果。故离散系统（7.7）~（7.10）的平衡点与第一节中原连续模型（7.1）~（7.4）的无病平衡点和地方病平衡点一致，仍记为 E_0 和 E^*。将方程组（7.7）~（7.10）重新整理可得下列表达式：

$$S_{n+1}=\frac{S_n+\Lambda\phi(h)+\theta\phi(h)V_n}{1+\phi(h)[\mu+\psi+Y_n(I_n,W_n)]} \tag{7.12}$$

$$V_{n+1}=\frac{V_n+\psi\phi(h)S_{n+1}-\theta\phi(h)V_n}{1+\phi(h)(\mu+\sigma\beta_I I_n)} \tag{7.13}$$

$$I_{n+1}=\frac{I_n+\phi(h)S_{n+1}Y_n(I_n,W_n)+\phi(h)\sigma\beta_I I_n V_{n+1}}{1+\phi(h)(\gamma+\mu)} \tag{7.14}$$

$$W_{n+1}=\frac{W_n+\alpha\phi(h)I_{n+1}}{1+\xi\phi(h)} \tag{7.15}$$

这里 $Y_n(I_n,W_n)=\beta_I I_n+\beta_W W_n$。再将方程（7.7-7.9）和（7.11）相加，可得 $\frac{N_{n+1}-N_n}{\phi(h)}\leq\Lambda-\mu N_{n+1}$。根据 Micken's 的文献［66，70］，可以计算得 $\phi(h)=\frac{e^{\mu h}-1}{\mu}$ 以及以下定理：

定理 7.1 对于任意 $n\in N$，离散系统（7.7）~（7.10）满足非负初始条件的任意解（S_n，I_n，V_n，W_n）都是非负的。

定理 7.2 对离散系统（7.7）~（7.10）的任意解（S_n，I_n，V_n，W_n），总

人口 $N_n=S_n+I_n+V_n+R_n$ 满足 $\lim\limits_{n\to\infty}\sup N_n < \dfrac{\Lambda}{\mu}$，则（$S_n$，$I_n$，$V_n$，$W_n$）是最终有界的，且离散系统的 ω 极限集包含在有界可行域中，$\widetilde{D}=\{(S_n, V_n, I_n, R_n) \mid S_n\geqslant 0, V_n\geqslant 0, I_n\geqslant 0, R_n\geqslant 0, S_n+V_n+I_n+R_n<\dfrac{\Lambda}{\mu}, n=0, 1, 2\cdots\}$。

7.1.3 NSFD 无病平衡点的稳定性

本节主要研究系统在无病平衡点的局部稳定性和全局稳定性。首先由以下引理：

引理 7.1 对方程 $f(\lambda)=\lambda^2-a\lambda+b$，两个根都满足 $|\lambda_i|<1$，$i=1, 2$，当且仅当下面的三个条件满足：

(1) $f(0)=b<1$。

(2) $f(-1)=1+a+b>0$。

(3) $f(1)=1-a+b>0$。

为书写方便，先令 $X_0=\dfrac{\Lambda(\mu+\theta)}{\mu(\mu+\theta+\psi)}$，在无病平衡点（DFE）$E_0=(S_0, I_0, V_0, W_0)$ 的雅克比矩阵为

$$\begin{pmatrix} a_{11} & a_{12} & \dfrac{-X_0\phi(h)\beta_I}{1+\phi(h)(\mu+\psi)} & a_{14} \\ \dfrac{\psi\phi(h)}{1+\mu\phi(h)}a_{11} & \dfrac{1-\theta\phi(h)+\psi\phi(h)a_{12}}{1+\mu\phi(h)} & a_{23} & \dfrac{\psi\phi(h)}{1+\mu\phi(h)}a_{14} \\ 0 & 0 & a_{33} & a_{34} \\ 0 & 0 & \dfrac{\alpha\phi(h)}{1+\xi\phi(h)}a_{33} & \dfrac{1+\alpha\phi(h)a_{34}}{1+\xi\phi(h)} \end{pmatrix}$$

其中 $a_{11}=\dfrac{1}{1+\phi(h)(\mu+\psi)}$，$a_{12}=\dfrac{\theta\phi(h)}{1+\phi(h)(\mu+\psi)}$，$a_{14}=\dfrac{-X_0\phi(h)\beta_W}{1+\phi(h)(\mu+\psi)}$，

$$a_{33}=\frac{1}{1+\phi(h)(\gamma+\mu)}+\frac{X_0\phi(h)\beta_I}{1+\phi(h)(\gamma+\mu)}+\frac{\Lambda\psi}{\mu(\mu+\theta+\psi)}\frac{\phi(h)\sigma\beta_I}{1+\phi(h)(\gamma+\mu)}，a_{34}=\frac{X_0\phi(h)\beta_W}{1+\phi(h)(\gamma+\mu)}，a_{44}=\frac{1}{1+\xi\phi(h)}+\frac{\alpha\phi(h)}{1+\xi\phi(h)}a_{34}，$$

$$a_{23}=\frac{\psi\phi(h)a_{13}}{1+\mu\phi(h)}-\frac{V_0+\phi(h)\psi X_0-\theta\phi(h)V_0\phi(h)\sigma\beta_I}{(1+\mu\phi(h))^2}。$$

在无病平衡点的特征方程可计算得

$$\left[\lambda - \frac{1-\theta\phi(h)}{1+\phi(h)(\mu+\psi)}\right]\left[\lambda - \frac{1}{1+\mu\phi(h)}\right](\lambda^2 - a\lambda + b) = 0 \quad (7.16)$$

其中 $a = a_{33} + a_{44}$，$b = a_{33}a_{44} - a_{33}a_{44}\frac{\alpha\phi(h)}{1+\xi\phi(h)}$。很明显方程（7.16）有两个均小于 1 的正根 $\lambda_1 = \frac{1-\theta\phi(h)}{1+\phi(h)(\mu+\psi)}$ 和 $\lambda_2 = \frac{1}{1+\mu\phi(h)}$。接下来再通过引理中的三个条件判断另外两个根. 定义 $f(\lambda) = \lambda^2 - a\lambda + b$，$b$ 可化简为 $b = \frac{a_{33}}{1+\xi\phi(h)}$。当 $R_0 < 1$ 时，由 R_0 的表达式可推得不等式：

$$\beta_I < \frac{\mu(\gamma+\mu)(\mu+\theta+\psi)}{\Lambda(\mu+\theta+\sigma\psi)} \quad (7.17)$$

再通过不等式（7.17）直接推出：

$$\beta_I X_0 < \frac{(\gamma+\mu)[\mu+\theta+\theta\psi\phi(h)+\mu\phi(h)(\mu+\theta+\psi)]}{(\mu+\theta+\sigma\psi)[1+\phi(h)(\mu+\psi)]} \quad (7.18)$$

若要证 $a_{33}<1$，即是需要证明：

$[1+\mu\phi(h)] + \phi(h)\beta_I X_0[1+\mu\phi(h)] + \phi(h)\sigma\beta_I[V_0 - \theta\phi(h)V_0 + \psi\phi(h)X_0] < [1-\phi(h)(\gamma+\mu)][1+\mu\phi(h)]$

由不等式（7.17）和（7.18）可计算得出 $a_{33}<1$，因此满足 $b < \frac{1}{1+\xi\phi(h)}$，引理中的条件（1）可得证。条件（2）明显满足。再证条件（3），即是要证明如下不等式成立：

$$1 - (a_{33} + a_{44}) + a_{33}\frac{1}{1+\xi\phi(h)} = 1 - \frac{\xi\phi(h)}{1+\xi\phi(h)}a_{33} - a_{44} > 0$$

将 a_{33} 和 a_{44} 的表达式代入上述不等式左边等价于：

$$\xi(\gamma+\mu) - \frac{\xi\Lambda\beta_I(\mu+\theta)}{\mu(\mu+\theta+\psi)} - \frac{\xi\Lambda\sigma\beta_I\psi}{\mu(\mu+\theta+\psi)} - \frac{\alpha\beta_W\Lambda(\mu+\theta)}{\mu(\mu+\theta+\psi)}$$

$$= \frac{\xi\mu(\gamma+\mu)(\mu+\theta+\psi) - \alpha\beta_W\Lambda(\mu+\theta) - \xi\Lambda\beta_I(\mu+\theta+\sigma\psi)}{\mu(\mu+\theta+\psi)}$$

$$< 0$$

由此当 $R_0<1$ 时，引理中的所有条件都满足，可得系统的无病平衡点是局部渐近稳定的。

定理 7.3 当基本再生数 $R_0<1$ 时，离散系统（7.7）~（7.10）的无病平衡点是局部渐近稳定的。

接下来证明无病平衡点的全局稳定性。

定理 7.4 当基本再生数 $R_0<1$ 时，离散系统（7.7）~（7.10）的无病平衡点是全局渐近稳定的。

证明：由方程（7.7），对任意 $\varepsilon>0$，存在一个 n_0，对任意 $n>n_0$，使得 $S_{n+1}<\frac{\Lambda}{\mu+\psi}+\varepsilon$。

令 $X_n=S_n-S_0$，$Y_n=V_n-V_0$，可以重写方程（7.7）如下：

$$\frac{X_{n+1}-X_n}{\phi(h)}=\frac{\mu S_0(\mu+\theta+\psi)}{\mu+\theta}-\beta_W(X_{n+1}+S_0)W_n-\beta_1(X_{n+1}+S_0)I_n-(\mu+\psi)(X_{n+1}+S_0)+\theta(Y_n+V_0)$$

$$=\left[\frac{\mu S_0(\mu+\theta+\psi)}{\mu+\theta}-(\mu+\psi)S_0+\theta V_0\right]-\beta_W X_{n+1}W_n-\beta_W S_0 W_n-\beta_I X_{n+1}I_n-\beta_I S_0 I_n-(\mu+\psi)X_{n+1}+\theta Y_n$$

$$=-X_{n+1}(\beta_I I_n+\beta_W W_n)-S_0(\beta_I I_n+\beta_W W_n)-(\mu+\psi)X_{n+1}+\theta Y_n \tag{7.19}$$

从方程（7.19）可进一步求得

$$X_{n+1}=X_n-\phi(h)X_{n+1}(\beta_I I_n+\beta_W W_n)-\phi(h)S_0(\beta_I I_n+\beta_W W_n)-\phi(h)X_{n+1}(\mu+\psi)+\phi(h)\theta Y_n \tag{7.20}$$

同理，可以重写方程（7.8）如下：

$$\frac{Y_{n+1}-Y_n}{\phi(h)}=\psi(X_{n+1}+S_0)-\sigma\beta_I(Y_{n+1}+V_0)I_n-\mu(Y_{n+1}+V_0)-\theta(Y_n+V_0)$$

$$=\psi X_{n+1}-\sigma\beta_I Y_{n+1}I_n-\sigma\beta_I V_0 I_n-\mu Y_{n+1}-\theta Y_n \tag{7.21}$$

从方程（7.21）可进一步求得

$$Y_{n+1}=Y_n+\psi\phi(h)X_{n+1}-\phi(h)\sigma\beta_I Y_{n+1}I_n-\phi(h)\sigma\beta_1 V_0 I_n-\mu\phi(h)Y_{n+1}-\theta\phi(h)Y_n \tag{7.22}$$

同理，再由方程（7.9）变形为

$$I_{n+1}-I_n$$

$$=\frac{\phi(h)X_{n+1}(\mu+\theta+\psi)+\phi(h)I_n\sigma\beta_I Y_{n+1}+\phi(h)I_n\left[\frac{\Lambda\beta_I(\mu+\theta+\sigma\psi)+\Lambda\beta_W\frac{\alpha}{\xi}(\mu+\theta)}{\mu(\mu+\theta+\psi)}\right]}{1+\phi(h)(\gamma+\mu)}$$

$$=\frac{\phi(h)X_{n+1}(\mu+\theta+\psi)+\phi(h)I_n\sigma\beta_I Y_{n+1}+\phi(h)I_n[(\gamma+\mu)(R_0-1)]}{1+\phi(h)(\gamma+\mu)} \tag{7.23}$$

最后再令 $U_n=X_n+Y_n$，有

$$U_n=X_{n+1}+Y_{n+1}+\phi(h)X_{n+1}(\beta_I I_n+\beta_W W_n)+\phi(h)S_0(\beta_I I_n+\beta_W W_n)+\phi(h)\sigma\beta_I Y_{n+1}I_n+\phi(h)\sigma\beta_I V_0 I_n+\mu\phi(h)X_{n+1}+\mu\phi(h)Y_{n+1}$$

为了证明全局稳定性，构造 Lyapunov 函数为

$$Ln = \frac{1}{2}U_n^2 + [1 + \phi(h)](\gamma + \mu)S_0 I_n$$

则沿系统（7.7）~（7.10）的解序列求 L_n 的差分得

$$\Delta L_n = \frac{1}{2}(U_{n+1} - U_n)(U_{n+1} + U_n) + (1 + \phi(h))(\gamma + \mu)S_0(I_{n+1} - I_n)$$

$$\leqslant U_{n+1}[-\mu\phi(h)U_{n+1} - \phi(h)S_0(\beta_I I_n + \beta_W W_n) - \phi(h)\sigma\beta_I Y_{n+1}I_n - \phi(h)\sigma\beta_I V_0 I_n]$$

$$+ \phi(h)S_0 X_{n+1}(\beta_I I_n + \beta_W W_n) + \phi(h)S_0\sigma\beta_I Y_{n+1}I_n + \phi(h)S_0 I_n[(\gamma + \mu)(R_0 - 1)]$$

$$= -\mu\phi(h)U_{n+1}^2 - (1 - \sigma)\phi(h)S_0\beta_I I_n Y_{n+1} - \phi(h)\sigma\beta_I Y_{n+1}U_{n+1} - \phi(h)\sigma\beta_I V_0 I_n U_{n+1} + \phi(h)S_0 I_n[(\gamma + \mu)(R_0 - 1)] \tag{7.24}$$

由此不等式（7.24）易看出若 $R_0<1$，当 $n>n_0$ 时，可得 $\Delta L_n<0$。则 L_n 是单调递减序列。又因为 $L_n \geqslant 0$，故存在一个极限 $\lim\limits_{n\to\infty} L_n \geqslant 0$，使得 $\lim\limits_{n\to\infty}(L_{n+1} - L_n) = 0$。可得到 $\lim\limits_{n\to\infty} S_n = S_0$，$\lim\limits_{n\to\infty} I_n = I_0$。定理 7.4 可得证。

7.1.4 地方病平衡点

考虑利用函数 $g(z) = z-1-\ln z$，$z \in R^+$，在 $z=1$ 处有全局最小值且 $g(1) = 0$。由式（7.7）可得

$$g\left(\frac{S_{n+1}}{S^*}\right) - g\left(\frac{S_n}{S^*}\right) = \frac{S_{n+1}}{S^*} - \frac{S_n}{S^*} - \ln\frac{S_{n+1}}{S^*}$$

$$\leqslant \frac{S_{n+1} - S_n}{S^*} - \frac{S_{n+1} - S_n}{S_{n+1}} = \frac{S_{n+1} - S_n}{S^* S_{n+1}}(S_{n+1} - S_n)$$

$$= \frac{S_{n+1} - S_n}{S^* S_{n+1}}\phi[\Lambda - \beta_W S_{n+1}W_n - \beta_I S_{n+1}I_n - (\mu + \psi)S_{n+1} + \theta V_n]$$

$$= \frac{S_{n+1} - S_n}{S^* S_{n+1}}\phi[\beta_W S^* W^* + \beta_I S^* I^* + (\mu + \psi)S^* - \theta V^* - \beta_W S_{n+1}W_n - \beta_I S_{n+1}I_n - (\mu + \psi)S_{n+1} + \theta V_n]$$

$$= \frac{-\phi(\mu + \psi)(S_{n+1} - S^*)^2}{S^* S_{n+1}} + \frac{\phi\theta}{S^*}\left(1 - \frac{S^*}{S_{n+1}}\right)(V_n - V^*) + \beta_W W^*\phi\left(1 - \frac{S^*}{S_{n+1}}\right)\left(1 - \frac{S_{n+1}W_n}{S^* W^*}\right) + \beta_I I^*\phi\left(1 - \frac{S^*}{S_{n+1}}\right)\left(1 - \frac{S_{n+1}I_n}{S^* I^*}\right) \tag{7.2.25}$$

用同样的方法由式（7.8），式（7.9）和式（7.11）分别得到

$$g\left(\frac{I_{n+1}}{I^*}\right)-g\left(\frac{I_n}{I^*}\right)=\frac{I_{n+1}}{I^*}-\frac{I_n}{I^*}-\ln\frac{I_{n+1}}{I_n}$$

$$\leqslant\frac{I_{n+1}-I_n}{I^*}-\frac{I_{n+1}-I_n}{I_{n+1}}=\frac{I_{n+1}-I_n}{I^*I_{n+1}}(I_{n+1}-I_n)$$

$$=\frac{I_{n+1}-I_n}{I^*I_{n+1}}\phi[\beta_W S_{n+1}W_n+\beta_I S_{n+1}I_n-(\gamma+\mu)I_{n+1}+\sigma\beta_I V_{n+1}I_n]$$

$$=\frac{I_{n+1}-I_n}{I^*I_{n+1}}\phi(\beta_W S_{n+1}W_n+\beta_I S_{n+1}I_n+\sigma\beta_I V_{n+1}I_n-\frac{\beta_W I_{n+1}S^*W^*}{I^*}-\beta_I I_{n+1}S^*-\sigma\beta_I V^*I_{n+1})$$

$$=\frac{\phi\beta_W S^*W^*}{I^*}\left(1-\frac{I^*}{I_{n+1}}\right)\left(\frac{S_{n+1}W_n}{S^*W^*}-\frac{I_{n+1}}{I^*}\right)+\beta_I S^*\phi\left(1-\frac{I^*}{I_{n+1}}\right)\left(\frac{S_{n+1}W_n}{S^*W^*}-\frac{I_{n+1}}{I^*}\right)+\phi\sigma\beta_I V^*\left(1-\frac{I^*}{I_{n+1}}\right)\left(\frac{V_{n+1}I_n}{V^*I^*}-\frac{I_{n+1}}{I^*}\right)\tag{7.26}$$

$$g\left(\frac{V_{n+1}}{V^*}\right)-g\left(\frac{V_n}{V^*}\right)=\frac{V_{n+1}}{V^*}-\frac{V_n}{V^*}-\ln\frac{V_{n+1}}{V_n}$$

$$\leqslant\frac{V_{n+1}-V_n}{V^*}-\frac{V_{n+1}-V_n}{V_{n+1}}=\frac{V_{n+1}-V_n}{V^*V_{n+1}}(V_{n+1}-V_n)$$

$$=\frac{V_{n+1}-V_n}{V^*V_{n+1}}\phi(\psi S_{n+1}-\sigma\beta_I V_{n+1}I_n-\mu V_{n+1}-\theta V_n)$$

$$=\phi\sigma\beta_I I^*\left(1-\frac{V^*}{V_{n+1}}\right)\left(\frac{S_{n+1}}{S^*}-\frac{V_{n+1}I_n}{V^*I^*}\right)+\phi\mu\left(1-\frac{V^*}{V_{n+1}}\right)\left(\frac{S_{n+1}}{S^*}-\frac{V_{n+1}}{V^*}+\right)\phi\theta\left(1-\frac{V^*}{V_{n+1}}\right)\left(\frac{S_{n+1}}{S^*}-\frac{V_n}{V^*}\right)\tag{7.27}$$

$$g\left(\frac{W_{n+1}}{W^*}\right)-g\left(\frac{W_n}{W^*}\right)=\frac{W_{n+1}}{W^*}-\frac{W_n}{W^*}-\ln\frac{W_{n+1}}{W_n}$$

$$\leqslant\frac{W_{n+1}-W_n}{W^*}-\frac{W_{n+1}-W_n}{W_{n+1}}=\frac{W_{n+1}-W_n}{W^*W_{n+1}}(W_{n+1}-W_n)$$

$$=\frac{W_{n+1}-W_n}{W^*W_{n+1}}\phi(\alpha I_n-\xi W_{n+1})$$

$$=\phi\xi\left(1-\frac{W^*}{W_{n+1}}\right)\left(\frac{I_{n+1}}{I^*}-\frac{W_{n+1}}{W^*}\right)\tag{7.28}$$

令 Lyapunov 函数 $\bar{I}_n$ 为

$$\bar{L}_n = \frac{1}{\phi\beta_W W^*}g\left(\frac{S_n}{S^*}\right) + \frac{1}{\phi\beta_W S^* W^*}g\left(\frac{I_n}{I^*}\right) + \frac{V^*}{\phi\beta_W S^* W^*}g\left(\frac{V_n}{V^*}\right) + \frac{1}{\xi\phi}g\left(\frac{W_n}{W^*}\right) +$$
$$g\left(\frac{W_n}{W^*}\right) + \frac{\beta_I I^*}{\beta_W W^*}g\left(\frac{I_n}{I^*}\right) + \frac{\sigma\beta_I V^* I^*}{\beta_W S^* W^*}g\left(\frac{I_n}{I^*}\right)$$

随后将 $\bar{L}_n$ 对方程组（7.7）~（7.10）求差分，并将式（7.25）~（7.28）代入计算可得

$$\Delta\bar{L}_n = \frac{(\mu+\psi)(S_{n+1}-S^*)^2}{\beta_W S_{n+1} S^* W^*} + \left[-g\left(\frac{S_{n+1}W_n I^*}{I_{n+1}S^* W^*}\right) - g\left(\frac{I_{n+1}}{I^*}\right) + g\left(\frac{W_n}{W^*}\right)\right] +$$
$$\frac{\beta_I I^*}{\beta_W W^*}\left[-g\left(\frac{S^*}{S_{n+1}}\right) - g\left(\frac{I_n}{I^*}\right) + g\left(\frac{I_n}{I^*}\right)\right] +$$
$$\frac{\mu V^*}{\beta_W S^* W^*}\left[-g\left(\frac{S_{n+1}V^*}{V_{n+1}S^*}\right) - g\left(\frac{V_{n+1}}{V^*}\right) + g\left(\frac{V_{n+1}}{V^*}\right)\right] +$$
$$\frac{\theta V^*}{\beta_W S^* W^*}\left[-g\left(\frac{S_{n+1}V^*}{V_{n+1}S^*}\right) - g\left(\frac{V_n S^*}{S_{n+1}V^*}\right) + g\left(\frac{S_{n+1}}{S^*}\right) + g\left(\frac{S^*}{S_{n+1}}\right)\right] +$$
$$\left[-g\left(\frac{W_{n+1}}{W^*}\right) - g\left(\frac{I_{n+1}W^*}{W_{n+1}I^*}\right) + g\left(\frac{I_{n+1}}{I^*}\right)\right] +$$
$$\frac{\sigma\beta_I V^* I^*}{\beta_W S^* W^*}\left[-g\left(\frac{I_{n+1}}{I^*}\right) - g\left(\frac{V_{n+1}I_n}{I_{n+1}V^*}\right) - g\left(\frac{S_{n+1}V^*}{V_{n+1}S^*}\right) + g\,\frac{S_{n+1}}{S^*} + g\left(\frac{I_n}{I^*}\right)\right] +$$
$$\left[g\left(\frac{W_{n+1}}{W^*}\right) - g\left(\frac{W_n}{W^*}\right)\right] + \frac{\beta_I I^*}{\beta_W W^*}\left[g\,\frac{I_{n+1}}{I^*} - g\left(\frac{I_n}{I^*}\right)\right]$$
$$= -\frac{[(\mu+\psi)S^* + \beta_W S^* W^* + \beta_I S^* I^* - \theta V^*]}{\beta_W S^* W^*}g\left(\frac{S^*}{S_{n+1}}\right) - g\left(\frac{S_{n+1}W_n I^*}{I_{n+1}S^* W^*}\right) -$$
$$\frac{\beta_I I^*}{\beta_W W^*}g\left(\frac{S_{n+1}I_n}{I_{n+1}S^*}\right) - \frac{\mu V^*}{\beta_W S^* W^*}\left[g\left(\frac{V_{n+1}I_n}{I_{n+1}V^*}\right) + g\left(\frac{S_{n+1}V^*}{V_{n+1}S^*}\right)\right] - g\left(\frac{I_{n+1}W^*}{W_{n+1}I^*}\right)$$

由 $(\mu+\psi)S^* + \beta_W S^* W^* + \beta_I S^* I^* > \theta V^*$，易知 $\Delta\bar{L}_n \leqslant 0$，且 $\Delta\bar{L}_n = 0 \Leftrightarrow S = S^*$，$I=I^*$，$V=V^*$，$W=W^*$。则通过 *LaSalle* 不变集原理，可得到当 $R_0>1$ 时，E^* 是全局渐近稳定的。因此可建立定理 7.5。

定理 7.5 当基本再生数 $R_0>1$ 时，离散系统（7.7）~（7.11）的地方病平衡点是全局渐近稳定的。

7.1.5 数值模拟

本节仍然采用爆发于 2008 年 8 月的津巴布韦霍乱为例进行模型的数值模

拟。当取 $h=0.1$ 时，此时 $R_0=1.73$，对系统进行模拟，如图 7.1 所示，霍乱在初期即 2008 年 8 月有一次剧烈的爆发，随后随着接种疫苗等控制措施的实施，此次疫情得到有效控制，感染者几乎全部转移到移出者类。点线部门为采用来自 WHO 的真实津巴布韦霍乱数据模拟结果，虚线部分为本书所用的模型模拟结果，因为本书模型中增加了预防接种这一防控手段，可以极大地降低感染者人数，预防接种有效。但是经过一段时间之后霍乱将再次爆发，但染病者的数量会大大少于第一次霍乱爆发时的染病者数量。随后霍乱还会继续爆发，之后每一次的染病者人数都少于前一次的数量，经过一段较长的时期（约为 20 000 周）后，霍乱疫情终于消灭，并且 I 收敛于地方病平衡点 0.18 左右，如图 7.2 所示。从图 7.3 可看出，经过同样一段长期的过程后，S，V 和 R 经过震荡之后也最终收敛于它们分别的地方病平衡点约为 8 581.45，857.45 和 560.92。当任取 $h=1$ 和 $h=5$ 等不同的步长时，数值模拟结果和图 7.2 与图 7.3 类似，I，S，V 和 R 均收敛于它们的平衡点。这表明采用 NSFD 方法进行离散，其收敛性与步长无关。

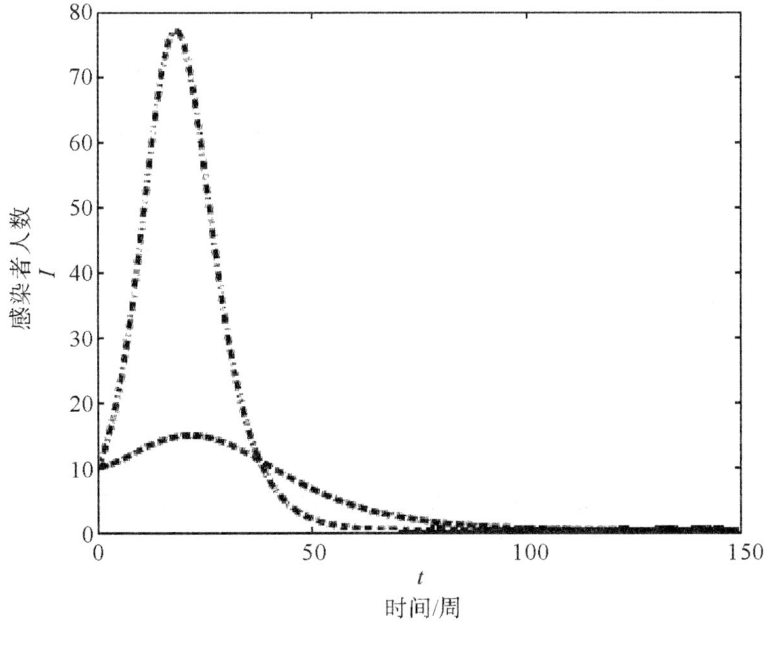

图 7.1　当 $h=0$ 时，I 随时间变化的趋势图

注：当 $h=0$ 时，随着时间的变化 I 的变化趋势，点线为采用真实的数据模拟，虚线为 NSFD 模型模拟结果

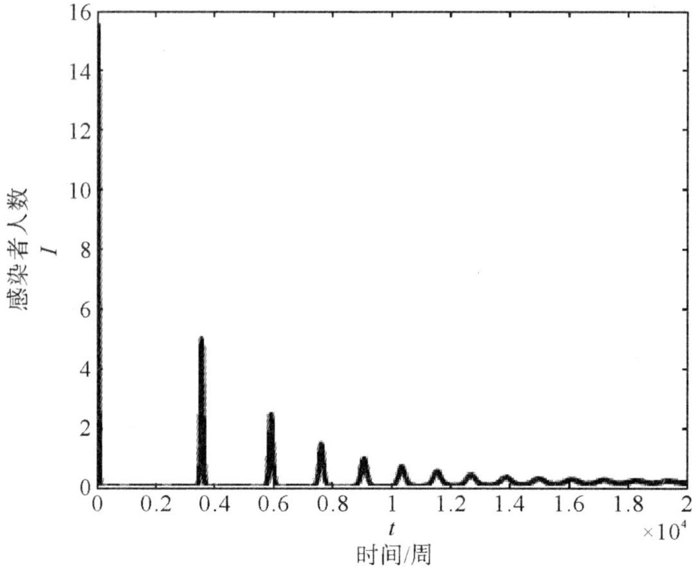

图 7.2　$h=0.1$ 时，I 随时间变化的趋势图

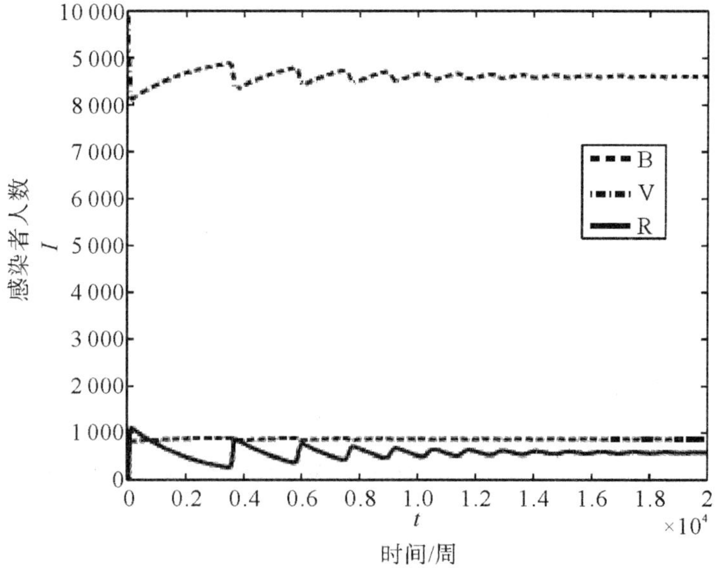

图 7.3　当 $h=0.1$ 时，S，V 和 R 随时间变化的趋势图

接下来，为了验证 NSFD 系统的收敛性和稳定性，在表 7.1 中进行 NSFD 法在不同步长下和不同初始条件下的敛散性计算，其中 ρ 为当 $R_0>1$ 时，地方病平衡点的 Jacobian 行列式的谱半径的大小。表 7.2 的结果表明 NSFD 法的收敛性与步长和初始条件都无关。为了验证 NSFD 法的优越性，接下来同时采用 Euler 法和 Rk4 法对离散系统进行数值模拟并作比较。由表 7.2 可以看出 Euler 方法在 $h=2$ 时，$\rho>1$，Euler 法发散。当步长继续增大到 $h=5$ 时，采用 RK4 法对系统进行离散时，系统发散。而 NSFD 方法在步长达到 10 时依然收敛。显而易见，NSFD 方法比 Euler 法和 Rk4 法更优，可以在数值模拟中，采用较大步长，节约计算时间和成本。

表 7.1　敛散性表

h	*I* (0)	*S* (0)	*S* (0)	*S* (0)	*S* (0)	*ρ-NSFD*
0.1	1	9 999	0	0	0	0.999 0-收敛
0.1	100	9 900	0	0	0	0.999 0-收敛
0.1	1 000	9 000	0	0	0	0.998 4-收敛
1	1	9 999	0	0	0	0.969 4-收敛
1	100	9 900	0	0	0	0.952 7-收敛
1	1 000	9 000	0	0	0	0.950 2-收敛
2	1	9 999	0	0	0	0.920 9-收敛
2	100	9 900	0	0	0	0.931 1-收敛
2	1 000	9 000	0	0	0	0.856 2-收敛

注：当 $R_0>1$ 时，NSFD 法在不同步长下不同初始条件下的敛散性

表 7.2　敛散性表

h	ρ-Euler	ρ-RK4	ρ-NSFD
0.01	0.999 9-收敛	0.999 9-收敛	0.999 9-收敛
0.1	0.999 8-收敛	0.999 8-收敛	0.999 0-收敛
0.5	0.999 5-收敛	0.999 0-收敛	0.993 1-收敛
1	0.999 6-收敛	0.967 3-收敛	0.969 4-收敛
2	发散	0.979 0-收敛	0.920 9-收敛
5	发散	发散	0.873 7-收敛
10	发散	发散	0.831 2-收敛

注：当 $R_0>1$ 时，不同离散方法在不同步长下的敛散性比较

小结

本节利用非标准有限差分方法，构造霍乱模型的离散格式，并对离散系统的动力学行为进行了研究，这是标准差分法在传染病模型应用中的突破。系统的正性和有界性、渐近稳定性等性质均与原连续系统得出的结果是一致的，说明了该离散系统能保持原连续模型的动力学性质。最后的数值计算部分，验证了理论结果的正确性，NSFD 法在不同的步长和初始条件下均收敛。最后部分中再和 Euler 法与 RK4 方法相比较，结果表明非标准有限差分方法更具有优势，不但能成功模拟和预测模型，还能在计算中取较大步长以节约更多的计算成本。

7.2 带扩散项的离散模型

由于我们的世界是空间的，并且物质是从高密度向低密度运动的。因此，空间传染病模型非常适合用来描述传染病的传播进程。同时，由 Fick 法则知道，个体的扩散是随机的，因此，在 7.1 节 ODE 模型的基础之上，引入空间模型。

7.2.1 ODE 模型

$$\frac{\partial S}{\partial t}=\Lambda-\beta_W\frac{W(x,t)S(x,t)}{\kappa+W(x,t)}-\beta_h S(x,t)I(x,t)-\mu S(x,t)+D_1\Delta S \tag{7.29}$$

$$\frac{\partial I}{\mathrm{d}t}=\beta_W\frac{W(x,t)S(x,t)}{\kappa+W(x,t)}+\beta_h S(x,t)I(x,t)-(\gamma+\mu+u_1)I(x,t)+D_2\Delta I \tag{7.30}$$

$$\frac{\partial W}{\mathrm{d}t}=\xi I(x,t)-\delta W(x,t)+D_3\Delta W \tag{7.31}$$

$$\frac{\partial R}{\mathrm{d}t}=\gamma(x,t)-\mu R(x,t)+D_4\Delta R \tag{7.32}$$

其中 $S(x,t)$，$I(x,t)$，$R(x,t)$ 和 $W(x,t)$ 分别代表易感者、感染者和康复者在 t 时刻 x 处的密度，D_i 表示正扩散系数，$\Omega\in R^N$ 为有界区域，

$\partial\Omega$ 是其光滑边界。Δ 是空间的拉普拉斯算子，通常用来描述随机的布朗运动。在该模型中，假设边界是平滑的，且满足零流边界条件说明没有种群的通量流过边界。

Neumann 边界条件为

$$\frac{\partial S}{dn}=\frac{\partial I}{dn}=\frac{\partial W}{dn}=\frac{\partial R}{dn}=0 \quad x\in\partial\Omega \tag{7.33}$$

n 代表边界 Ω 的外单位法向量。

令所有的扩散系数都为零时，模型的基本再生数为

$$R_0=\frac{\Lambda}{\mu\delta\kappa(\gamma+\mu+u_1)(\xi\beta_W+\delta\kappa\beta_h)} \tag{7.34}$$

无病平衡点为 $E_0\left(\frac{\Lambda}{\mu},0,0,0\right)$，地方病平衡点 E^*（S^*，I^*，W^*，R^*）由下面的式子确定：

$$S^*=\frac{\Lambda}{\mu}-\frac{(\gamma+\mu+u_1)I^*}{\mu},\qquad I^*=\frac{\beta_h S^*}{\gamma+\mu+u_1-\beta_h S^*}-\frac{\delta\kappa}{\xi},$$

$$W^*=\frac{\xi I^*}{\delta},\qquad R^*=\frac{\gamma I^*}{\mu}。$$

定理 7.6 当扩散系数全为零时，模型（7.29）~（7.32）的无病平衡点是局部渐近稳定和全局渐近稳定的；地方病平衡点是全局渐近稳定的。

7.2.2 离散化模型

假设对 $\Omega=[a,b]$，其中 $a,b\in R$，令 Δt 为时间步长，$\Delta x=(b-a)/N$ 为空间步长，其中 N 为任意的正整数。空间网格点为 $X_n=n\Delta x$，其中 $n\in\{0,1,\cdots,N\}$。用 S_n^k，I_n^k，W_n^k，R_n^k 分别近似 $S(x_n,t_k)$，$I(x_n,t_k)$，(x_n,t_k) 和 $R(x_n,t_k)$，建立离散化模型如下：

$$\frac{S_n^{k+1}-S_n^k}{\Delta t}=\Lambda-\beta_W\frac{S_n^{k+1}W_n^k}{\kappa+W_n^k}-\beta_h S_n^{k+1}I_n^k+D_1\frac{S_{n+1}^{k+1}-2S_n^{k+1}+S_{n-1}^{k+1}}{(\Delta x)^2} \tag{7.35}$$

$$\frac{I_n^{k+1}-I_n^k}{\Delta t}=\beta_W\frac{S_n^{k+1}W_n^k}{\kappa+W_n^k}+\beta_h S_n^{k+1}I_n^k-(\gamma+\mu+u_1)I_n^{k+1}+D_2\frac{I_{n+1}^{k+1}-2I_n^{k+1}+I_{n-1}^{k+1}}{(\Delta x)^2} \tag{7.36}$$

$$\frac{W_n^{k+1}-W_n^k}{\Delta t}=\xi I_n^{k+1}-\delta W_n^{k+1}+D_3\frac{W_{n+1}^{k+1}-2W_n^{k+1}+W_{n-1}^{k+1}}{(\Delta x)^2} \tag{7.37}$$

$$\frac{R_n^{k+1}-R_n^k}{\Delta t}=\gamma I_n^{k+1}-\mu R_n^{k+1}+D_4\frac{R_{n+1}^{k+1}-2R_n^{k+1}+R_{n-1}^{k+1}}{(\Delta x)^2} \tag{7.38}$$

离散初始条件为

$$S_n^0=\psi_1(x_n),\ I_n^0=\psi_2(x_n),\ W_n^0=\psi_3(x_n),\ R_n^0=\psi_4(x_n)$$

离散边界条件为

$$S_{-1}^k=S_0^k,\ S_N^k=S_{N+1}^k,\ I_{-1}^k=I_0^k,\ I_N^k=I_{N+1}^k,$$

$$W_{-1}^k=W_0^k,\ W_N^k=W_{N+1}^k,\ R_{-1}^k=R_0^k,\ R_N^k=R_{N+1}^k$$

为了方便，把第 k 时间层上的所有数值解写成（$N+1$）- 维的向量：

$$U^k=(U_0^k,\ U_1^k,\ \cdots,\ U_N^k)^{\mathrm{T}}$$

其中 $(*)^T$ 代表一个向量的转置。

可以很容易验证出离散模型系统（7.35）~（7.38）的解都是正的，并且有和模型（7.29）~（7.32）一样的无病平衡点 E_0 与地方病平衡点 E^* 。

7.2.3 无病平衡点的全局稳定性

定理 7.7 当 $R_0<1$ 时，离散模型（7.35）~（7.38）的无病平衡点是全局渐近稳定的。

证明：定义 Lyapunov 方程如下：

$$L^k=\sum_{n=0}^{N}\frac{1}{\Delta t}\left[S_0 g\frac{S_n^k}{S_0}+I_n^k+\frac{(\gamma+\mu+u_1)}{\xi}W_n^k\right] \tag{7.39}$$

由方程 $g(x)=x-1-\ln x$ 可知，$g(x)\geqslant 0$，只有当 $x=1$ 时，$g(x)=0$。因此，$L^K\geqslant 0$，只有当 $S_n^k=S_0$，I_n^k 和 $W_n^k=0$ 时，$L^K=0$。则由方程（7.35）~（7.38）可求得

$$L^{k+1}-L^k=$$

$$\sum_{n=0}^{N}\frac{1}{\Delta t}\left[S_n^{k+1}-S_n^k+S_0 g\left(\frac{S_n^k}{S_0}\right)+I_n^{k+1}-I_n^k+\frac{(\gamma+\mu+u_1)}{\xi}(W_n^{k+1}-W_n^k)\right]+$$

$$\frac{\delta(\gamma+\mu+u_1)}{\xi}(W_n^{k+1}-W_n^k)$$

$$=\sum_{n=0}^{N}\left(2\Lambda-\frac{\beta_W S_n^{k+1}W_n^k}{\kappa+W_n^k}-\beta_h S_n^{k+1}I_n^k-\mu S_n^{k+1}+D_1\frac{S_{n+1}^{k+1}-2S_n^{k+1}+S_{n-1}^{k+1}}{}\right)-$$

$$\frac{\Lambda^2}{\mu S_n^{k+1}}+\frac{\Lambda\beta_W W_n^k}{\mu(\kappa+W_n^k)}+\frac{\Lambda\beta_h I_n^k}{\mu}-\frac{\Lambda D_1}{\mu S_n^{k+1}}\frac{S_{n+1}^{k+1}-2S_n^{k+1}+S_{n-1}^{k+1}}{(\Delta x)^2}+$$

$$\frac{\beta_W S_n^{k+1}W_n^k}{\kappa+W_n^k}+\beta_h S_n^{k+1}I_n^k-(\gamma+\mu+u_1)I_n^{k+1}+D_2\frac{I_{n+1}^{k+1}-2I_n^{k+1}+I_{n-1}^{k+1}}{(\Delta x)^2}+$$

$$(\gamma+\mu+u_1)I_n^{k+1}-\frac{\delta(\gamma+\mu+u_1)}{\xi}W_n^{k+1}+$$

$$D_3\frac{(\gamma+\mu+u_1)W_{n+1}^{k+1}-2W_n^{k+1}+W_n^{k+1}-1}{(\Delta x)^2}+\frac{\delta(\gamma+\mu+u_1)}{\xi}(W_n^{k+1}-W_n^k)$$

$$\leqslant\sum_{n=0}^{N}\left[\Lambda\left(2-\frac{\Lambda}{\mu S_n^{k+1}}-\frac{\mu S_n^{k+1}}{\Lambda}\right)+(\gamma+\mu+u_1)I_n^k(R_0-1)\right]+$$

$$D_1\frac{S_{N+1}^{k+1}-S_N^{k+1}}{(\Delta x)^2}+D_1\frac{S_0^{k+1}-S_{-1}^{k+1}}{(\Delta x)^2}+D_2\frac{I_{N+1}^{k+1}-I_N^{k+1}}{(\Delta x)^2}+D_2\frac{I_0^{k+1}-I_{-1}^{k+1}}{(\Delta x)^2}+$$

$$D_3\frac{(\gamma+\mu+u_1)W_{N+1}^{k+1}-W_N^{k+1}}{(\Delta x)^2}+D_3\frac{(\gamma+\mu+u_1)W_0^{k+1}-W_{-1}^{k+1}}{(\Delta x)^2}$$

$$=\sum_{n=0}^{N}\left[\Lambda\left(2-\frac{\Lambda}{\mu S_n^{k+1}}-\frac{\mu S_n^{k+1}}{\Lambda}\right)+(\gamma+\mu+u_1)I_n^k(R_0-1)\right]$$

因为 $2-\frac{\Lambda}{\mu S_n^{k+1}}-\frac{\mu S_n^{k+1}}{\Lambda}\leqslant 0$，则当 $R_0<1$ 时，$L^{k+1}-L^k<0$，并且当 $S_n^{k+1}=\frac{\Lambda}{\mu}$时，$L^{k+1}-L^k=0$。因此，存在一个常数 L_0 使得$\lim\limits_{k\to\infty}(L^{k+1}-L^k)=0$，则 L^k 是一个单调递减序列。因此，对所有的 $n\in\{0,1,\cdots,N\}$，都有$\lim\limits_{k\to\infty}S_n^k=0$，$\lim\limits_{k\to\infty}I_n^k=0$，$\lim\limits_{k\to\infty}W_n^k=0$。当 $R_0<1$ 时，无病平衡点是全局稳定的得证。

7.2.4 地方病平衡点的全局稳定性

定理 7.8 当 $R_0>1$ 时，离散模型（7.35）~（7.38）的地方病平衡点是全局渐近稳定的。

$$\sum_{n=0}^{N}\frac{1}{\Delta t}\left[g\left(\frac{S_n^{k+1}}{S^*}\right)-g\left(\frac{S_n^k}{S^*}\right)\right]]\leqslant\sum_{n=0}^{N}\frac{1}{\Delta t}\left[(S_n^{k+1}-S_n^k)\left(\frac{S_n^{k+1}-S^*}{S^*S_n^{k+1}}\right)\right]$$

$$=\sum_{n=0}^{N}\frac{1}{S^*}\left[\left(\Lambda-\frac{\beta_W S_n^{k+1}W_n^k}{\kappa+W_n^k}-\beta_h S_n^{k+1}I_n^k-\mu S_n^{k+1}+D_1\frac{S_{n+1}^{k+1}-2S_n^{k+1}+S_{n-1}^{k+1}}{(\Delta x)^2}\right)\left(1-\frac{S^*}{S_n^{k+1}}\right)\right]$$

$$=\sum_{n=0}^{N}\frac{1}{S^*}\left[\left(\frac{\beta_W S^*W^*}{\kappa+W^*}+\beta_h S^*I*+\mu S^*-\frac{\beta_W S_n^{k+1}W_n^k}{\kappa+W_n^k}-\beta_k S_n^{k+1}I_n^k-\mu S_n^{k+1}\right)\left(1-\frac{S^*}{S_n^{k+1}}\right)\right]+$$

$$\sum_{n=0}^{N}\frac{1}{S^*}\left[(D_1)\frac{S_{n+1}^{k+1}-2S_n^{k+1}+S_{n-1}^{k+1}}{(\Delta x)^2}\right)\left(1-\frac{S^*}{S_n^{k+1}}\right)\right]$$

$$=\sum_{n=0}^{N}\left\{-\frac{\mu(S_n^{k+1}-S^*)^2}{S^*S_n^{k+1}}+\frac{\beta_W W^*}{\kappa+W^*}\left(1-\frac{S^*}{S_n^{k+1}}\right)\left[1-\frac{(\kappa+W^*)S_n^{k+1}W_n^k}{(\kappa+W_n^k)S^*W^*}\right]\right\}+$$

$$\beta_h I^*\left(1-\frac{S^*}{S_n^{k+1}}\right)\left(1-\frac{S_n^{k+1}I_n^k}{S^*I^*}\right)-D_1\sum_{n=0}^{N-1}\frac{(S_{n+1}^{k+1}-S_n^{k+1})^2}{(\Delta x)^2S_{n+1}^{k+1}S_n^{k+1}}$$

用同样的方法，可以计算出：

$$\sum_{n=0}^{N}\frac{1}{\Delta t}\left[g\left(\frac{I_n^{k+1}}{I^*}\right)-g\left(\frac{I_n^k}{I^*}\right)\right]\leqslant\sum_{n=0}^{N}\frac{1}{\Delta t}\left[(I_n^{k+1}-I_n^k)\left(\frac{I_n^{k+1}-I^*}{I^*I_n^{k+1}}\right)\right]$$

$$=\sum_{n=0}^{N}\frac{1}{I^*}\left[\frac{\beta_W S_n^{k+1}W_n^k}{\kappa+W_n^k}+\beta_h S_n^{k+1}I_n^k-(\gamma+\mu+u_1)I_n^{k+1}+D_2\frac{I_{n+1}^{k+1}-2I_n^{k+1}+I_{n-1}^{k+1}}{(\Delta x)^2}\left(1-\frac{I^*}{I_n^{k+1}}\right)\right]$$

$$=$$

$$\sum_{n=0}^{N}\left\{\frac{\beta_W}{I^*}\left(1-\frac{I^*}{I_n^{k+1}}\right)\left[\frac{S_n^{k+1}W_n^k}{\kappa+W_n^k}-\frac{I_n^{k+1}S^*W^*}{(\kappa+W^*)I^*}\right]+\beta_h S^*\left(1-\frac{I^*}{I_n^{k+1}}\right)\left(\frac{S_n^{k+1}I_n^k}{S^*I^*}-\frac{I_n^{k+1}}{I^*}\right)\right\}+$$

$$\frac{I}{I^*}\sum_{n=0}^{N}\left[\left(D_2\frac{I_{n+1}^{k+1}-2I_n^{k+1}+I_{n-1}^{k+1}}{(\Delta x)^2}\right)\left(1-\frac{I^*}{I_n^{k+1}}\right)\right]$$

$$=$$

$$\sum_{n=0}^{N}\left\{\frac{\beta_W}{I^*}\left(1-\frac{I^*}{I_n^{k+1}}\right)\left[\frac{S_n^{k+1}W_n^k}{\kappa+W_n^k}-\frac{I_n^{k+1}S^*W^*}{(\kappa+W^*)I^*}\right]+\beta_h S^*\left(1-\frac{I^*}{I_n^{k+1}}\right)\left(\frac{S_n^{k+1}I_n^k}{S^*I^*}-\frac{I_n^{k+1}}{I^*}\right)\right\}-$$

$$D_2\sum_{n=0}^{N-1}\frac{(I_{n+1}^{k+1}-I_n^{k+1})^2}{(\Delta x)^2 I_{n+1}^{k+1}I_n^{k+1}}$$

再结合 $\xi I^*=\delta W^*$，可得

$$\sum_{n=0}^{N}\frac{1}{\Delta t}\left[g\left(\frac{W_n^{k+1}}{W^*}\right)-g\left(\frac{W_n^k}{W^*}\right)\right]\leqslant\sum_{n=0}^{N}\frac{1}{\Delta t}\left[(W_n^{k+1}-W_n^k)\left(\frac{W_n^{k+1}-W^*}{W^*W_n^{k+1}}\right)\right]$$

$$=\sum_{n=0}^{N}\frac{1}{W^*}\left[\left(\xi I_n^{k+1}-\delta W_n^{k+1}+D_3\frac{W_{n+1}^{k+1}-2W_n^{k+1}+W_{n-1}^{k+1}}{(\Delta x)^2}\right)\left(1-\frac{W^*}{W_n^{k+1}}\right)\right]$$

$$=\sum_{n=0}^{N}\left[\frac{\delta}{W^*}\left(1-\frac{W^*}{W_n^{k+1}}\right)\left(\frac{W^*I_n^{k+1}}{I^*}-W_n^{k+1})\right)\right]+$$

$$\sum_{n=0}^{N}\frac{1}{W^*}\left[\frac{W_{n+1}^{k+1}-2W_n^{k+1}+W_{n-1}^{k+1}}{(\Delta x)^2}\left(1-\frac{W^*}{W_n^{k+1}}\right)\right]$$

$$=\sum_{n=0}^{N}\left[\frac{\delta}{W^*}\left(1-\frac{W^*}{W_n^{k+1}}\right)\left(\frac{W^*I_n^{k+1}}{I^*}-W_n^{k+1}\right)\right]-D_3\sum_{n=0}^{N-1}\frac{(W_{n+1}^{k+1}-W_n^{k+1})^2}{(\Delta x)^2W_{n+1}^{k+1}W_n^{k+1}}$$

定义如下 Lyapunov 方程：

$$H^K=\sum_{n=0}^{N-1}\frac{1}{\Delta t}\left[\frac{1}{\beta_h I^*}g\left(\frac{S_n^k}{S^*}\right)+\frac{1}{\beta_h S^*}g\left(\frac{I_n^k}{I^*}\right)+\frac{\beta_W}{\beta_h\delta I^*}g\left(\frac{W_n^k}{W^*}\right)\right]\qquad(7.40)$$

则 $H^K\geqslant0$，只有当 $S_n^k=S^*$，$I_n^k=I^*$ 和 $W_n^k=W^*$ 时，$H^K=0$。则对 H^K 微分可求得

$$H^{k+1}-H^k=\sum_{n=0}^{N}\left[\frac{1}{\beta_h I^*}\left(\frac{S_n^{k+1}-S_n^k}{S^*}+\ln\frac{S_n^k}{S_n^{k+1}}\right)+\frac{1}{\beta_h S^*}\left(\frac{I_n^{k+1}-I_n^k}{I^*}+\ln\frac{I_n^k}{I_n^{k+1}}\right)\right.$$

$$+\frac{\beta_W}{\delta\beta_h I^*}\left(\frac{W_n^{k+1}-W_n^k}{W^*}+\ln\frac{W_n^k}{W_n^{k+1}}\right)\Bigg]-D_1\sum_{n=0}^{N-1}\frac{(S_{n+1}^{k+1}-S_n^{k+1})^2}{(\Delta x)^2S_{n+1}^{k+1}S_n^{k+1}}$$

$$-D_2\sum_{n=0}^{N-1}\frac{(I_{n+1}^{k+1}-I_n^{k+1})^2}{(\Delta x)^2I_{n+1}^{k+1}I_n^{k+1}}-D_3\sum_{n=0}^{N-1}\frac{(W_{n+1}^{k+1}-W_n^{k+1})^2}{(\Delta x)^2W_{n+1}^{k+1}W_n^{k+1}}$$

$$\leqslant$$

$$\sum_{n=0}^{N}\left\{\begin{aligned}&-\frac{\mu(S_n^{k+1}-S^*)^2}{\beta_h S_n^{k+1}S^*I^*}+\left(2-\frac{S^*}{S_n^{k+1}}-\frac{I_n^{k+1}}{I^*}-\frac{S_n^{k+1}I_n^k}{I_n^{k+1}S^*}+\frac{I_n^{k+1}}{I^*}\right)\\&-\frac{\beta_W W^*}{\beta_h I^*(\kappa+W^*)}\left[\frac{S^*}{S_n^{k+1}}+\frac{I_n^{k+1}}{I^*}+\frac{S_n^{k+1}W_n^kI^*(\kappa+W^*)}{I_n^{k+1}(\kappa+W_n^k)S^*W^*}-\frac{W_n^k(\kappa+W^*)}{(\kappa+W_n^k)W^*}-2\right]\\&-\frac{\beta_W W^*}{\beta_h I^*(\kappa+W^*)}\left(\frac{W_n^{k+1}}{W^*}+\frac{I_n^{k+1}W^*}{W_n^{k+1}I^*}-\frac{I_n^{k+1}}{I^*}-1\right)\end{aligned}\right\}-$$

$$D_1\sum_{n=0}^{N-1}\frac{(S_{n+1}^{k+1}-S_n^{k+1})^2}{(\Delta x)^2S_{n+1}^{k+1}S_n^{k+1}}-D_2\sum_{n=0}^{N-1}\frac{(I_{n+1}^{k+1}-I_n^{k+1})^2}{(\Delta x)^2I_{n+1}^{k+1}I_n^{k+1}}-D_3\sum_{n=0}^{N-1}\frac{(W_{n+1}^{k+1}-W_n^{k+1})^2}{(\Delta x)^2W_{n+1}^{k+1}W_n^{k+1}}$$

$$\leqslant\sum_{n=0}^{N}\Bigg\{-\frac{\mu(S_n^{k+1}-S^*)^2}{\beta_h S_n^{k+1}S^*I^*}-\left[g\left(\frac{S^*}{S_n^{k+1}}\right)+g\left(\frac{S_n^{k+1}I_n^k}{I_n^{k+1}S^*}\right)+\frac{I_n^{k+1}}{I^*}-\ln\frac{I_n^{k+1}}{I_n^k}\right]-$$

$$\frac{\beta_W W^*}{\beta_h I^*(\kappa+W^*)}\left[\frac{S^*}{S_n^{k+1}}+\frac{I_n^{k+1}}{I^*}+\frac{S_n^{k+1}I^*(\kappa+W^*)}{I_n^{k+1}S^*W^*}-\frac{\kappa+W^*}{W^*}-2\right]-$$

$$\frac{\beta_W W^*}{\beta_h I^*(\kappa+W^*)}\left(\frac{W_n^{k+1}}{W^*}+\frac{I_n^{k+1}W^*}{W_n^{k+1}I^*}-\frac{I_n^{k+1}}{I^*}-1\right)\Bigg\}-$$

$$D_1\sum_{n=0}^{N-1}\frac{(S_{n+1}^{k+1}-S_n^{k+1})^2}{(\Delta x)^2S_{n+1}^{k+1}S_n^{k+1}}-D_2\sum_{n=0}^{N-1}\frac{(I_{n+1}^{k+1}-I_n^{k+1})^2}{(\Delta x)^2I_{n+1}^{k+1}I_n^{k+1}}-D_3\sum_{n=0}^{N-1}\frac{(W_{n+1}^{k+1}-W_n^{k+1})^2}{(\Delta x)^2W_{n+1}^{k+1}W_n^{k+1}}$$

$$\leqslant\sum_{n=0}^{N}\Bigg\{-\frac{\mu(S_n^{k+1}-S^*)^2}{\beta_h S_n^{k+1}S^*I^*}-g\left(\frac{S^*}{S_n^{k+1}}\right)-g\left(\frac{S_n^{k+1}I_n^k}{I_n^{k+1}S^*}\right)-$$

$$\frac{\beta_W W^*}{\beta_h I^*(\kappa+W^*)}\left[g\left(\frac{S^*}{S_n^{k+1}}\right)+g\left(\frac{S_n^{k+1}I^*(\kappa+W^*)}{I_n^{k+1}S^*W^*}\right)+g\left(\frac{W_n^{k+1}}{W^*}+\frac{I_n^{k+1}W^*}{W_n^{k+1}I^*}\right)\right]\Bigg\}-$$

$$D_1\sum_{n=0}^{N-1}\frac{(S_{n+1}^{k+1}-S_n^{k+1})^2}{(\Delta x)^2S_{n+1}^{k+1}S_n^{k+1}}-D_2\sum_{n=0}^{N-1}\frac{(I_{n+1}^{k+1}-I_n^{k+1})^2}{(\Delta x)^2I_{n+1}^{k+1}I_n^{k+1}}-D_3\sum_{n=0}^{N-1}\frac{(W_{n+1}^{k+1}-W_n^{k+1})^2}{(\Delta x)^2W_{n+1}^{k+1}W_n^{k+1}}$$

则当 $R_0>1$ 时，$H^{k+1}-H^k\leqslant 0$。因此，存在一个常数 H_0 使得 $\lim\limits_{k\to\infty}(H^{k+1}-H^k)=0$，对所有的 $\lim\limits_{k\to\infty}S_n^k=S^*$，都有 $\lim\limits_{k\to\infty}S_n^k=S^*$，$\lim\limits_{k\to\infty}I_n^k=I^*$，$\lim\limits_{k\to\infty}W_n^k=W^*$。无病平衡点是全局稳定的得证。

7.2.5 数值模拟

在本节的数值模拟中，各参数的取值同 7.1.4 节中的参数值。初始条件为：$I(x,0)=10\exp(-x)$，$S(x,0)=1\,000\exp(-x)$，$W(x,0)=10\exp(-x)$ 以及 $R(x,0)=10\exp(-x)$，其中，$x\in[0,50]$。

首先分别令 $\Delta x=0.5$，$\Delta t=0.1$，扩散系数全为 0.01。令敏感参数 $\beta_W=0.000\,1$ 和 $\beta_h=0.000\,1$，由此可计算出基本再生数 $R_0=0.707\,0<1$。因此模型有一个无病平衡点，疾病不会传播开来，如图 7.4 所示。再令 $\beta_W=0.000\,1$ 和 $\beta_h=0.000\,236$，且不改变其他参数值，由此可计算出基本再生数 $R_0=1.668\,3>1$，地方病平衡点的值为计算得 $E^*=(0.513\,5,\ 1\,899.148,\ 99.46)$，由图 7.5 可看出地方病平衡点的稳定性。再改变不同的初始条件，可得到相似的稳定性图形。

另外，本节还将非标准有限差分的方法（NSFD）和标准有限差分的方法（SFD）进行比较，NSFD 方法可以很好地保持平衡点全局渐近稳定性，但 SFD 方法却呈现出不稳定性，如图 7.6 所示。

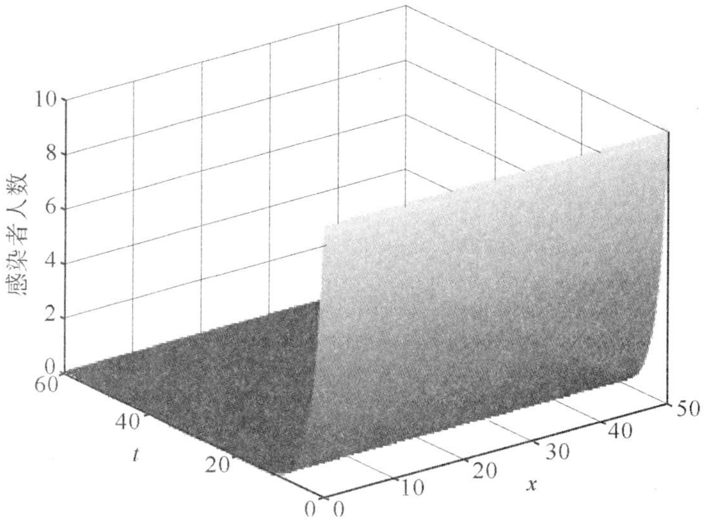

（a）$R_0<1$ 时，感染者人数变化趋势图

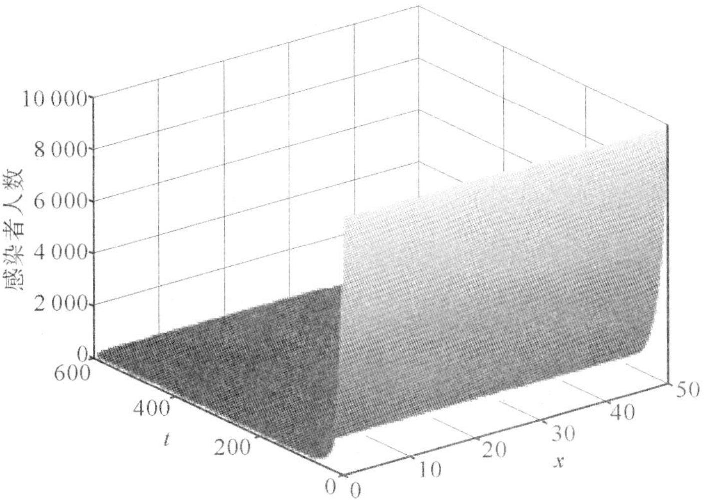

（b）R_0<1 时，易感者人数变化趋势图

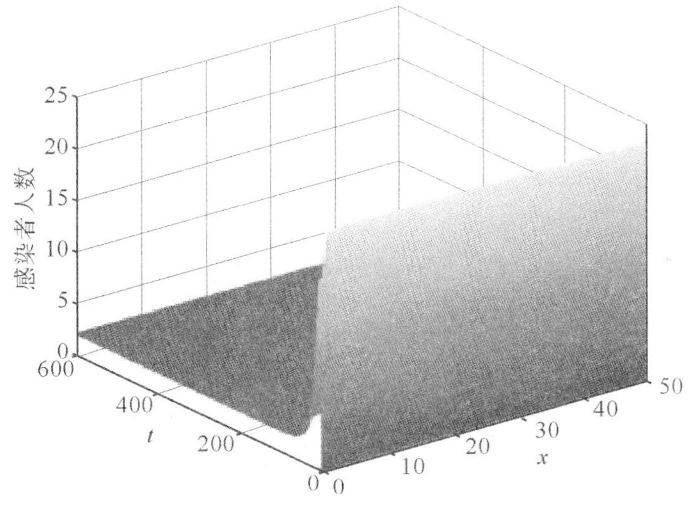

（c）R_0<1 时，复原者人数变化趋势图

图 7.4

注：当 R_0<1 时，无病平衡点的稳定性

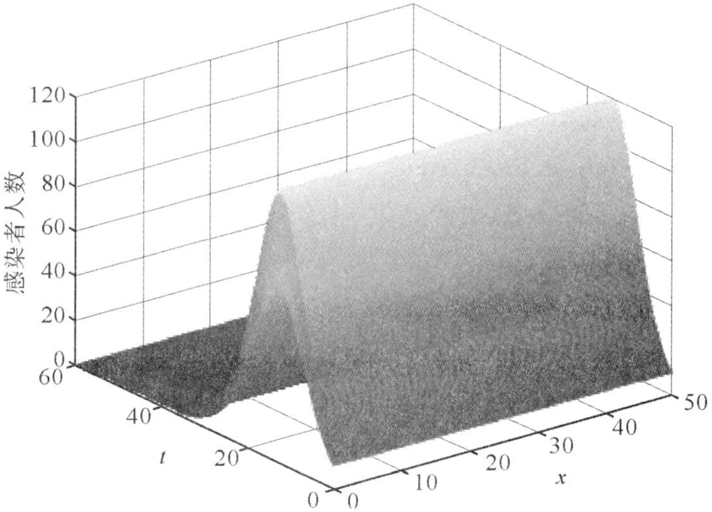

（a）$R_0>1$ 时，感染者人数变化趋势图

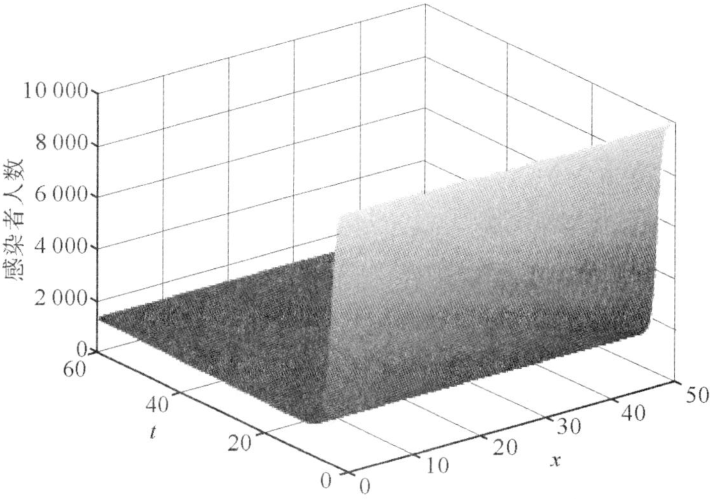

（b）$R_0>1$ 时，易感者人数变化趋势图

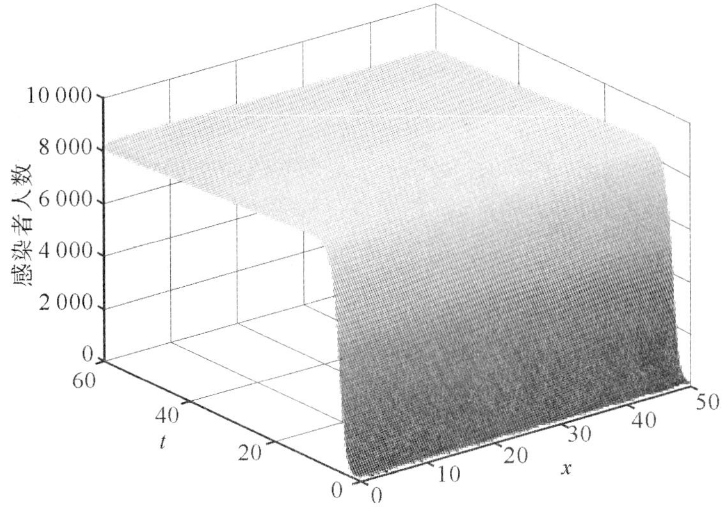

（c）$R_0>1$ 时，复原者人数变化趋势图

图 7.5

当 $R_0>1$ 时，地方病病平衡点的稳定性

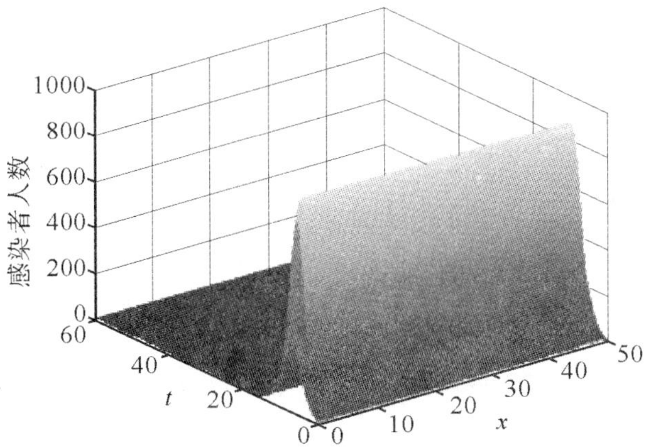

（a）SDF 方法，感染者人数随时间变化趋势图

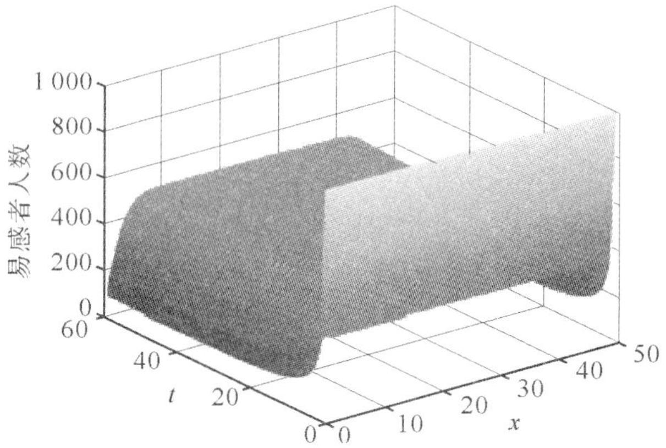

（b）SDF 方法，染病者人数随时间变化的趋势图

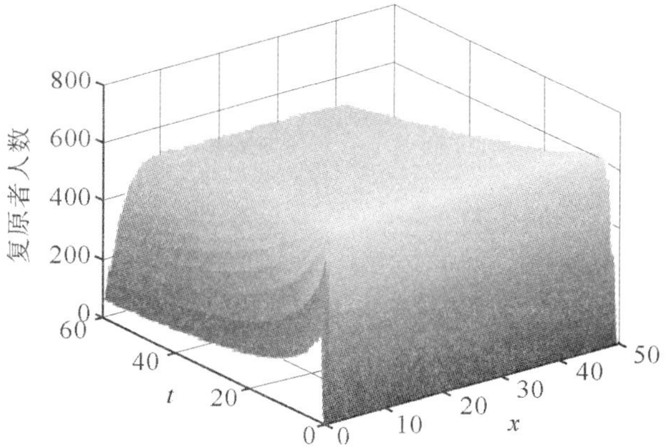

（c）SDF 方法，复原者人数随时间变化的趋势图

图 7.6　SFD 方法地方病平衡点不稳定

7.3　带扩散项和时滞模型的周期解

7.3.1　带扩散项和时滞的模型

在本节着重研究带扩散项和时滞模型的 Hopf 分支情况与周期解。考虑媒体执行的现实情况，媒体获得信息再执行宣传需要一段时间，这会产生时滞，记为 τ_2；同时人们开始接受媒体信息并产生自我保护也需要一定的时间，也产生时滞，记为 τ_1。建立模型如下：

$$\frac{\partial S}{\partial t} = \Lambda - \beta SI - \eta SM(t - \tau_1) - \mu S + vI + \alpha A + D_1 \Delta S \tag{7.41}$$

$$\frac{\partial I}{\partial t}=\beta SI-(\mu+u_1+v)I+D_2\Delta I \tag{7.42}$$

$$\frac{\partial A}{\partial t}=\eta SM(t-\tau_1)-(\mu+\alpha)+D_3\Delta A \tag{7.43}$$

$$\frac{\partial M}{\partial t}=\xi I(t-\tau_2)-\gamma M+D_4\Delta M \tag{7.44}$$

其中 D_i 表示正扩散系数，$\Omega\in R^N$ 为有界区域，$\partial\Omega$ 是其光滑边界。Δ 是空间的拉普拉斯算子，通常用来描述随机的布朗运动。模型中其他的参数与 6.2 中模型参数一致。

Neumann 边界条件为

$$\frac{\partial S}{\partial n}=\frac{\partial I}{\partial n}=\frac{\partial A}{\partial n}=\frac{\partial M}{\partial n}=0,\ x\in\partial\Omega \tag{7.45}$$

n 代表边界 Ω 的外单位法向量。

初始条件为

$$S(\theta,\ x)=\rho_1(\theta,\ x)\geqslant 0,\ I(\theta,\ x)=\rho_2(\theta,\ x)\geqslant 0,\ A(\theta,\ x)=\rho_3(\theta,\ x)\geqslant 0,$$
$$M(\theta,\ x)=\rho_4(\theta,\ x)\geqslant 0,\ \theta\in[-\tau,\ 0] \tag{7.46}$$

令所有的扩散系数都为零时，模型变为一个四阶的 ODE 方程组，且有一个无病平衡点为 $E_0\left(\frac{\Lambda}{\mu},\ 0,\ 0,\ 0\right)$，和一个正的地方病平衡点 $E^*=(I^*,\ S^*,\ A^*,\ M^*)$ 的表达式分别为

$$I^*=\frac{\Lambda\gamma\beta(\mu+\alpha)-\mu\gamma(\mu+\alpha)(\mu+u_1+v)}{\gamma\beta(\mu+u_1)(\mu+\alpha)+\mu\eta\xi(\mu+u_1+v)} \tag{7.47}$$

$$S^*=\frac{\mu+u_1+v}{\beta} \tag{7.48}$$

$$A^*=\frac{\eta\xi I^*(\mu+u_1+v)}{\gamma\beta(\beta+\alpha)} \tag{7.49}$$

$$M^*=\frac{\xi I^*}{\gamma} \tag{7.50}$$

基本再生数可得为

$$R_0=\frac{\beta\Lambda}{\mu(\mu+u_1+v)} \tag{7.51}$$

7.3.2 模型的稳定性分析和 Hopf 分支

本节将分析模型（7.41）~（7.44）的稳定性和 Hopf 分支的存在性。令

$S(t)$，$I(t)$，$A(t)$ 和 $M(t)$ 分别代替 $S(x, t)$，$I(x, t)$，$A(x, t)$ 和 $M(x, t)$，再令 $u(t-\tau) = u(x, t-\tau)$。令 $u_1(t) = S(t, \cdot)$，$u_2(t) = I(t, \cdot)$，$u_3(t) = A(t, \cdot)$，$u_4(t) = M(t, \cdot)$ 和 $U = (u_1(t), u_2(t), u_3(t), u_4(t))^T$，模型（7.41）~（7.44）可以重写为以下抽象形式：

$$\dot{U}(t) = D\Delta U(t) + L(U_t) + F(U_t) \tag{7.52}$$

其中 $D=\mathrm{diag}\{D_1, D_2, D_3, D_4\}$，$L: C \to X$ 和 $F: C \to X$，

$$L(\phi) = B_0\phi(0) + B_1\phi(-\tau_1) + B_2\phi(-\tau_2) \tag{7.53}$$

其中

$$B_0 = \begin{pmatrix} -\beta I^* - \eta M^* - \mu & -\beta S^* + v & \alpha & 0 \\ \beta I^* & 0 & 0 & 0 \\ \eta M^* & 0 & -(\mu+\alpha) & 0 \\ 0 & 0 & 0 & -\gamma \end{pmatrix}$$

$$B_1 = \begin{pmatrix} 0 & 0 & 0 & -\eta S^* \\ 0 & 0 & 0 & 0 \\ 0 & 0 & 0 & \eta S^* \\ 0 & 0 & 0 & 0 \end{pmatrix}, \quad B_2 = \begin{pmatrix} 0 & 0 & 0 & 0 \\ 0 & 0 & 0 & 0 \\ 0 & 0 & 0 & 0 \\ 0 & \xi & 0 & 0 \end{pmatrix}$$

以及对 $\phi = (\phi_1, \phi_2, \phi_3, \phi_4)$ 有

$$F(\phi) = \begin{pmatrix} -\beta\phi_1(0)\phi_2(0) - \eta\phi_1(0)\phi_4(-\tau) \\ \beta\phi_1(0)\phi_2(0) + (\mu + u_1 + v)\phi_2(0) \\ \eta\phi_1(0)\phi_4(-\tau_1) \\ 0 \end{pmatrix}$$

线性化后的式（7.52）为

$$\dot{U}(t) = D\Delta U(t) + L(U_t) \tag{7.54}$$

令 $U(t) = ye^{\lambda t}$，系统的特征方程为 $e^{\lambda}y$：

$$\lambda y - D\Delta y - L(e^2 y) = 0 \tag{7.55}$$

其中 $y \in \mathrm{dom}\left(\frac{\partial^2}{\partial x^2}\right)$，$y \neq 0$ 和 $\mathrm{dom}\left(\frac{\partial^2}{\partial x^2}\right) \in X$。

再由 Laplacian 算子的性质，其特征根为 $-k^2$（$k \in N_0 = \{0, 1, \cdots\}$），对应的特征方程为

$$\beta_k^1 = (\gamma_k, 0, 0, 0)^{\mathrm{T}},\ \beta_k^2 = (0, \gamma_k, 0, 0)^{\mathrm{T}},$$
$$\beta_k^3 = (0, 0, \gamma_k, 0)^{\mathrm{T}},\ \beta_k^4 = (0, 0, 0, \gamma_k)^{\mathrm{T}},$$
$$\gamma_k = \cos(kx), \quad k = 0, 1, \cdots \tag{7.56}$$

其中（β_k^1，β_k^2，β_k^3，β_k^4）组成空间 X 的一组基，因此 y 可以展开为如下的 Fourier 的形式：

$$y = \sum_{k=0}^{\infty} Y_K^{\mathrm{T}}(\beta_k^1,\ \beta_k^2,\ \beta_k^3,\ \beta_k^4)^{\mathrm{T}} \tag{7.57}$$

此外，

$$Y_k^{\mathrm{T}} = (\langle y,\ \beta_k^1\rangle,\ \langle y,\ \beta_k^2\rangle,\ \langle y,\ \beta_k^3\rangle\langle y,\ \beta_k^4\rangle) \tag{7.58}$$

据此可化简特征方程为

$$L = \left[\phi^T \begin{pmatrix} \beta_k^1 \\ \beta_k^2 \\ \beta_k^3 \\ \beta_k^4 \end{pmatrix}\right] = L(\phi)^{\mathrm{T}} \begin{pmatrix} \langle y,\ \beta_k^1\rangle \\ \langle y,\ \beta_k^2\rangle \\ \langle y,\ \beta_k^3\rangle \\ \langle y,\ \beta_k^4\rangle \end{pmatrix} \tag{7.59}$$

由式（7.55）~（7.59），特征方程变为

$$\sum_{k=0}^{\infty} Y_K^T = \left[(\lambda I_4 + Dk^2) - \begin{pmatrix} -\beta I^* - \eta M^* - \mu & -\beta S^* - v & \alpha & -\eta S^* e^{-\lambda\tau_1} \\ \beta I^* & 0 & 0 & 0 \\ \eta M^* & 0 & -(\mu+\alpha) & \eta S^* e^{-\lambda\tau_1} \\ 0 & \xi e^{-\lambda\tau_2} & 0 & -\gamma \end{pmatrix}\right] = 0$$

为了计算简便，令 $T=\beta I^*+\eta M^*+\mu$，地方病平衡点的特征多项式为

$$\lambda^4 + a_3\lambda^3 + a_2\lambda^2 + a_1\lambda + a_0 + (b_1\lambda + b_0)e^{(-\tau_1+\tau_2)\lambda} = 0 \tag{7.60}$$

其中

$a_3 = (D_1 + D_2 + D_3 + D_4)k^2 + \mu + \alpha + \gamma + T$

$a_2 = D_2k^2(D_1k^2 + D_3k^2 + D_4k^2 + T + \mu + \alpha + \gamma) + (D_4k^2 + \gamma)(D_3k^2 + \mu + \alpha)$

$a_1 = -\alpha\eta M^*(D_2k^2 + D_4k^2 + \eta + \alpha + \gamma) + D_2k^2(D_4k^2 + \gamma)(D_3k^2 + \mu + \alpha) + D_2k^2(D_1k^2 + T)(D_3k^2 + D_4k^2 + \mu + \alpha + \gamma) + (D_1k^2 + T)(D_3k^2 + \mu + \alpha)(D_4k^2 + \phi) + \beta I^*(\beta S^* - v)(D_3k^2 + D_4k^2 + \mu + \alpha + \gamma)$

$a_0 = \xi\beta\eta I^*S^* - \alpha\eta D_2k^3M^*(D_4k^2 + \gamma) + D_2k^2(D_1k^2 + T)(D_3k^2 + \mu + \alpha)(D_4k^2 + \gamma) + \beta I^*(D_3k^2 + \mu + \alpha) + (D_4k^2 + \gamma)(\beta S^* - v)$

$b_1 = \xi\beta\eta I^*S^*$

$b_2 = \xi\beta\eta I^*S^*(D_3k^2 + \mu)$

接下来根据地方病平衡点对应的特征方程分情况讨论模型的稳定性和 Hopf 分支。

情况 1：$\tau_1=\tau_2=0$

该部分的证明和 6.2.2 中情况 1 的证明类似，故略去证明，直接给出以下定理。

定理 7.9 当 $\tau_1=\tau_2=0$ 时，如果 $R_0>1$，模型有一个正的地方病平衡点是局部渐近稳定的。

情况 2：$\tau_1=0$，$\tau_2>0$

采用 τ_2 为分支参数，则在地方病平衡点的特征方程化简为

$$\lambda^4+a_3\lambda^3+a_2\lambda^3+a_1\lambda+a_0+(b_1\lambda+b_0)e^{-\lambda\tau_2}=0 \tag{7.61}$$

设 λ 为方程（7.61）的根，将 $\lambda=i\omega$（$\omega>0$）代入，分离其实部和虚部可得下面两个方程：

$$\omega^4-a_3\omega^2+a_0=b_1\omega\sin(\omega\tau_2)+b_0\cos(\omega\tau_2) \tag{7.62}$$

$$a_3\omega^2-a_1\omega=-b_1\omega\cos(\omega\tau_2)+b_0\sin(\omega\tau_2) \tag{7.63}$$

将方程（7.62）和（7.63）左右两边分别平方再相加，并令 $\omega^2=X_2$，可得关于 X_2 的一元四次方程：

$$F_2(X_2)=X_2^4+C_1X_2^3+C_2X_2^2+C_3X_2+C_4=0 \tag{7.64}$$

其中 $C_1=-2a_2+a_3^2$，$C_2=a_2^2+2a_2-2a_1a_3$，$C_3=-2a_1a_2+a_1^2-b_1^2$ 和 $C_4=a_0^2-b_0^2$。

若系数 C_i（$i=1$，2，3，4）满足 Routh-Hurwitz 准则，方程（7.64）没有正根，即方程（7.61）无纯虚根，可以得证地方病平衡点是局部渐近稳定的。若 $C_4<0$，即 $F_2(0)=C_4<0$ 和 $\lim\limits_{x\to\infty}F_2(X_0)=\infty$，因此方程（7.61）有一对纯虚根 $\pm i\omega_2$。由方程（7.62）和（7.63）可求解时滞临界值：

$$\tau_{2_n}=\frac{1}{\omega_2}\tan^{-1}\frac{b_1\omega_2(a_3\omega_2^2-a_1)+b_1\omega_2(\omega_2^4-a_2\omega_2^2+a_0)}{b_2(\omega_2^4-a_2\omega_2^2+a_0)-b_1\omega_2^2(a_3\omega_2^2-a_1)}+\frac{2n\pi}{\omega_2},\ n=0,\ 1,\ \cdots \tag{7.65}$$

令 $\tau_{2_0}=\min\{\tau_{2_n}\}$，（$n=1$，2，…），相应得到 ω_2，再对方程（7.61）左右两边同时求 λ 关于 τ_2 的导数并化简可得

$$\left(\frac{d\lambda}{d\tau_2}\right)=\frac{(4\lambda^3+3a_3\lambda^2+2a_2\lambda+a_1)e^{\lambda\tau_2}}{\lambda(\lambda b_1+b_0)}+\frac{b_1}{\lambda(\lambda b_1+b_0)}-\frac{\tau_2}{\lambda} \tag{7.66}$$

通过计算可得

$$\begin{aligned}\operatorname{sgn}\left[\frac{d(\operatorname{Re}(\lambda))}{d\tau_2}\right]_{\lambda=i\omega_2}^{\tau_2=\tau_{20}}&=\operatorname{sgn}\left[\operatorname{Re}\left(\frac{d\lambda}{d\tau_2}\right)\right]_{\lambda=i\omega_2}^{\tau_2=\tau_{20}}\\&=\operatorname{sgn}\left[\frac{4\lambda^3+3a_3\lambda^2+2a_2\lambda+a_1+b_1e^{-\lambda\tau_2}}{\lambda(\lambda b_1+b_0)e^{-\lambda\tau_2}}\right]_{\lambda=i\omega_2}^{\tau_2=\tau_{20}}\\&=\operatorname{sgn}\left(\frac{F_2'\omega_2^2}{b_1^2\omega_2^2+b_0^2}\right)\end{aligned} \tag{7.67}$$

根据假设 $C_4<0$，可得 $F_2'\omega_2^2>0$，因此方程（7.67）大于零。意味着当 $\tau_2>$

τ_{2_0}时至少存在一个根有正实部并且从左向右穿过虚轴。因此当$\tau_2=\tau_{2_0}$时，Hopf 分支产生，并在$\tau_2=\tau_{2_0}$附近产生一簇周期解。由 Hopf 分支定理，可以得到下面的定理。

定理 7.10 当$\tau_1=0$，$\tau_2>\tau_{2_0}$时，若 Routh-Hurwitz 准则满足，则模型的地方病平衡点是局部渐近稳定的，$\tau_2>\tau_{2_0}$时则变得不稳定。而当$\tau_2=\tau_{2_0}$时，系统在地方病平衡点产生 Hopf 分支，并在$\tau_2=\tau_{2_0}$附近产生一簇周期解。

情况 3：$\tau_1>0$，$\tau_2=0$

采用τ_2为分支参数，用和情况 2 一样的方法进行求解（过程略），最后建立如下定理：

定理 7.11 当$\tau_1>0$，$\tau_2>\tau_{3_0}$时，若 Routh-Hurwitz 准则满足，则模型的地方病平衡点是局部渐近稳定的，$\tau_2>\tau_{3_0}$时则变得不稳定。而当$\tau_2=\tau_{3_0}$时，系统在地方病平衡点产生 Hopf 分支，并在$\tau_2=\tau_{3_0}$附近产生一簇周期解。

$$\tau_{3_0}=\frac{1}{\omega_3}\tan^{-1}\frac{b_2\omega_3(a_3\omega_3^2-a_1)+b_1\omega_3(\omega_3^4-a_2\omega_3^2+a_0)}{b_2(\omega_3^4-a_2\omega_3^2+a_0)-b_1\omega_3^2(a_2\omega_2^2-a_1)}+\frac{2n\pi}{\omega_3},\quad n=0,\ 1,\ \cdots \tag{7.68}$$

情况 4：$\tau_1>0$，τ_2固定在区间$(0,\ \tau_{2_0})$

采用τ_1为分支参数，设λ为方程（7.60）的根，分离其实部和虚部可得下面两个方程：

$$[b_1\omega\sin(\omega\tau_2)+b_0\cos(\omega\tau_2)]\cos(\omega\tau_1)-[-b_1\omega\cos(\omega\tau_2)+b_0sin(\omega\tau_2)]\sin(\omega\tau_1)+\omega^4-a_2\omega^2+a_0=0 \tag{7.69}$$

$$[-b_1\omega\cos(\omega\tau_2)+b_0\sin(\omega\tau_2)]\cos(\omega\tau_1)+[b_1\omega\sin(\omega\tau_2)+b_0\cos(\omega\tau_2)]\sin(\omega\tau_1)+\alpha_3\omega^3-a_1\omega=0 \tag{7.70}$$

将方程（7.69）和（7.70）左右两边分别平方再相加，并令$\omega^2=X_4$，可得关于X_4的一元四次方程：

$$F_4(X_4)=X_4^4+C_1X_4^3+C_2X_4^2+C_3X_1+C_4=0 \tag{7.71}$$

假设$F_4(0)=C_4<0$和$\lim\limits_{k\to\infty}F_4(X_4)=\infty$，因此方程（7.71）有一对纯虚根$\pm i\omega_4$。由方程（7.69）和（7.70）可求解时滞临界值：

$$\tau_{4_n}=\frac{1}{\omega_4}\tan^{-1}\frac{b_2\omega_4(a_3\omega_4^2-a_1)+b_1\omega_4(\omega_4^4-a_2\omega_4^2+a_0)}{b_2(\omega_4^4-a_2\omega_4^2+a_0)-b_1\omega_4^2(a_3\omega_4^2-a_1)}+\frac{2n\pi}{\omega_4},\quad n=0,\ 1,\ \cdots \tag{7.72}$$

令$\tau_{4_0}=\min\{\tau_{4_n}\}$，$(n=1,\ 2,\ \cdots)$，相应得到$\omega_4$，再对方程（7.60）左右两边同时求$\lambda$关于$\tau_1$的导数并化简可得

$$\left(\frac{d\lambda}{d\tau_1}\right)^{-1}=\frac{(4\lambda^3+3a_3\lambda^2+2a_2\lambda+a_1)e^{\lambda(\tau_1+\tau_2)}}{\lambda(\lambda b_1+b_0)}+\frac{b_1}{\lambda(\lambda b_1+b_0)}-\frac{\tau_1}{\lambda}$$

通过计算可得

$$\operatorname{sgn}\left[\frac{d(\operatorname{Re}(\lambda))}{d\tau_1}\right]_{\lambda=i\omega_4}^{\tau_1=\tau_{40}}=\operatorname{sgn}\left[\operatorname{Re}(\frac{d\lambda}{d\tau_1})\right]_{\lambda=i\omega_4}^{\tau_1=\tau_{4_0}}$$

$$\operatorname{sgn}\left[\frac{4\lambda^3+3a_3\lambda^2+2a_2\lambda+a_1+b_1e^{-\lambda(\tau_1+\tau_2)}}{\lambda(\lambda b_1+b_0)e^{-\lambda\tau_2}}\right]_{\lambda=i\omega_4}^{\tau_1=\tau_{4_0}}$$

$$=\operatorname{sgn}\left(\frac{F_4'\omega_4^2}{b_1^2\omega_4^2+b_0^2}\right) \tag{7.73}$$

根据假设 F_4（0）<0，可得 $F_4'\omega_4^2>0$，因此方程（7.73）大于零。意味着当 $\tau_1>\tau_{4_0}$ 时至少存在一个根有正实部并且从左向右穿过虚轴。因此当 $\tau_1=\tau_{4_0}$ 时，Hopf 分支产生，并在 $\tau_1=\tau_{4_0}$ 附近产生一簇周期解。由 Hopf 分支定理，可以得到下面的定理。

定理 7.12 当 $\tau_1>0$，τ_2 固定在区间（0，τ_{2_0}）时，若 Routh-Hurwitz 准则满足，则模型的地方病平衡点是局部渐近稳定的，$\tau_1>\tau_{4_0}$ 时则变得不稳定。而当 $\tau_1=\tau_{4_0}$ 时，系统在地方病平衡点产生 Hopf 分支，并在 $\tau_1=\tau_{4_0}$ 附近产生一簇周期解。

情况 5：$\tau_2>0$，τ_1 固定在区间（0，τ_{3_0}）

和情况 4 的方法类似，可以计算出时滞临界值 τ_{5_n} 如下：

$$\tau_{5_n}=\frac{1}{\omega_5}\tan^{-1}\frac{b_2\omega_5(a_3\omega_5^2-a_1)+b_1\omega_5(\omega_5^4-a_2\omega_5^2+a_0)}{b_2(\omega_5^4-a_2\omega_5^2+a_0)-b_1\omega_5^2(a_3\omega_5^2-a_1)}+\frac{2n\pi}{\omega_5},\quad n=0 \tag{7.74}$$

对方程（7.60）左右两边同时求 λ 关于 τ_2 的导数并化简可得

$$\left(\frac{\mathrm{d}\lambda}{\mathrm{d}\tau_2}\right)^{-1}=\frac{(4\lambda^3+3a_3\lambda^2+2a_3\lambda+a_1)e^{\lambda(\tau_1+\tau_2)}}{\lambda(\lambda b_1+b_0)}+\frac{b_1}{\lambda(\lambda b_1+b_0)}-\frac{\tau_2}{\lambda}$$

通过计算可得

$$\operatorname{sgn}\left[\frac{d(\operatorname{Re}(\lambda))}{d\tau_2}\right]_{\lambda=i\omega_5}^{\tau_2=\tau_{5_0}}=\operatorname{sgn}[\operatorname{Re}(\frac{d\lambda}{d\tau_2})]_{\lambda=i\omega_5}^{\tau_2=\tau_{50}}$$

$$=\operatorname{sgn}\left[\frac{4\lambda^3+3a_3\lambda^2+2a_2\lambda+a_1+b_1e^{-\lambda(\tau_1+\tau_2)}}{\lambda(\lambda b_1+b_0)e^{-\lambda\tau_2}}\right]_{\lambda=i\omega_5}^{\tau_1=\tau_{5_0}}$$

$$=\operatorname{sgn}\left(\frac{F_5'\omega_5^2}{b_1^2\omega_5^2+b_0^2}\right) \tag{7.75}$$

可建立如下定理：

定理 7.13 当 $\tau_2>0$，τ_1 固定在区间 $(0, \tau_{3_0})$ 时，若 Routh-Hurwitz 准则满足，则模型的地方病平衡点是局部渐近稳定的，$\tau_2>\tau_{5_0}$时则变得不稳定。而当 $\tau_2=\tau_{5_0}$时，系统在地方病平衡点产生 Hopf 分支，并在 $\tau_2=\tau_{5_0}$附近产生一簇周期解。

7.3.3 稳定性分析和周期解

本节中，利用中心流形定理和规范型理论的中心流形研究模型 Hopf 分支的方向，分支周期解的稳定性，分支周期解的周期大小等性质。首先将 τ_2 线性化为：$t\to\dfrac{t}{\tau_2}$，再假设 $\tau_1\geqslant\tau_2$。对固定的 $n\in\{0, 1, 2, \cdots\}$，令 τ_{n_0}为 τ^*，原模型变为如下微分方程：

$$\dot{U}(t)=\tau^* D\Delta U(t)+L(\tau^*)(U_t)+F(U_t, \sigma) \tag{7.76}$$

定义算子：

$$L^*(\varphi)=\tau^*\left[B_0\varphi(0)+B_1\varphi\left(-\frac{\tau_1}{\tau_2}\right)+B_2\varphi(-1)\right]$$

和

$$F(\varphi, \sigma)=\sigma D\Delta\varphi(0)+L(\sigma)(\varphi)+f^*(\varphi, \sigma)$$

其中对 $\varphi=(\varphi_1, \varphi_2, \varphi_3, \varphi_4)^{\mathrm{T}}$：

$$f^*(\varphi)=\begin{pmatrix} -\beta\varphi_1(0)\varphi_2(0)-\eta\varphi_1(0)\varphi_4\left(-\dfrac{\tau_1}{\tau_2}\right) \\ \beta\varphi_1(0)\varphi_2(0)+(\mu+u_1+v)\varphi_2(0) \\ \eta\varphi_1(0)\varphi_4\left(-\dfrac{\tau_1}{\tau_2}\right) \\ 0 \end{pmatrix}$$

方程（7.76）的线性部分为

$$\dot{U}(t)=\tau^* D\Delta U(t)+L(\tau^*)(U_t) \tag{7.77}$$

以及

$$\dot{z}(t)=L(\tau^*)(z_t) \tag{7.78}$$

显然方程（7.76）有一对纯虚根 $\Lambda_0=\{-i\omega^*\tau^*, i\omega^*\tau^*\}$。由黎兹表示定理可知，存在一个 4×4 的矩阵方程$\varsigma(\theta, \tau)$ $(-1\leqslant\theta\leqslant0)$，使得

$$L(\tau^*)(\varphi)=\int_{-1}^{0}\mathrm{d}\,\varsigma(\theta, \tau^*)\varphi(\theta)$$

事实上，可以选取：

$$\zeta(\theta, \tau^*) = \begin{cases} \tau^* B_0 \delta(\theta), & \theta \in [-1, 0), \\ -\tau^* B_1 \delta(\theta + 1), & \theta \in 0, \\ \tau^* B_2 \delta(\theta + \dfrac{\tau_1}{\tau_2}), & \theta \in [-\dfrac{\tau_1}{\tau_2}, 0). \end{cases}$$

其中 δ 为 Dirac 函数。

令 $A(\tau^*)$ 和 $A^*(\tau^*)$ 为一对共轭算子，对 $\phi \in C$，$\psi \in C^*$，定义双线性内积：

$$(\psi, \phi) = \psi(0)\phi(0) - \int_{-1}^{0}\int_{0}^{\theta}\psi(\zeta - \theta)d\eta(\theta)\phi(\zeta)d\zeta \tag{7.79}$$

又因为 $A(\tau^*)$ 和 $A^*(\tau^*)$ 都有一对纯虚根 $\pm i\omega^*\tau^*$，令 P 和 P^* 为中心子空间，则需要再分别计算 P 和 P^* 的特征值所对应的特征向量。

$$\alpha_1 = \frac{\beta I^*}{i\omega^*},\ \alpha_2 = \frac{-\beta I^* - \mu - i\omega^* - \alpha_1(\beta S^* + \upsilon)}{\mu + i\omega^*},\ \alpha_3 = \frac{\alpha_1 \xi e^{-i\omega^*\tau^*}}{\phi + i\omega^*} \tag{7.80}$$

$$\alpha_1^* = \frac{\alpha}{\mu + \alpha + i\omega^*},\ \alpha_2 = \frac{\mu + \beta I^* + \eta M^* - i\omega^* - \eta M^* \alpha_2^*}{\beta I^*},$$

$$\alpha_3 = \frac{\beta S^* - \upsilon - i\omega^* \alpha_1^*}{\xi e^{-i\omega^*\tau^*}} \tag{7.81}$$

则 $p_1(\theta) = e^{i\omega^*\tau^*\theta}(1, \alpha_1, \alpha_2, \alpha_3)^{\mathrm{T}}$，$p_2(\theta) = \overline{p_1}(\theta)$，$-1 \leqslant \theta \leqslant 0$，是 P 的特征值所对应的特征向量。$q_1(\theta^*) = e^{-i\omega^*\tau^*\theta}(1, \alpha_1, \alpha_2, \alpha_3)^{\mathrm{T}}$，$q_2(\theta^*) = \bar{q}_1(\theta^*)$，$0 \leqslant \theta^* \leqslant 1$，是 P^* 的特征值所对应的特征向量。

令 $\Phi = (\Phi_1, \Phi_2)$ 和 $\Psi^* = (\Psi_1^*, \Psi_2^*)$，对 $\theta \in [0, 1]$ 有

$$\Phi_1(\theta) = \frac{p_1(\theta) + p_2(\theta)}{2}$$
$$= (\mathrm{Re}\{e^{i\omega^*\tau^*\theta}\}, \mathrm{Re}\{\alpha_1 e^{i\omega^*\tau^*\theta}\}, \mathrm{Re}\{\alpha_2 e^{i\omega^*\tau^*\theta}\}, \mathrm{Re}\{\alpha_3 e^{i\omega^*\tau^*\theta}\})^{\mathrm{T}} \tag{7.82}$$

$$\Phi_2(\theta) = \frac{p_1(\theta) - p_2(\theta)}{2i}$$
$$= (\mathrm{Im}\{e^{i\omega^*\tau^*\theta}\}, \mathrm{Im}\{\alpha_1 e^{i\omega^*\tau^*\theta}\}, \mathrm{Im}\{\alpha_2 e^{i\omega^*\tau^*\theta}\}, \mathrm{Im}\{\alpha_3 e^{i\omega^*\tau^*\theta}\})^{\mathrm{T}} \tag{7.83}$$

对 $\theta^* \in [0, 1]$，还有

$$\Psi_1^*(\theta^*) = \frac{q_1(\theta^*) + q_2(\theta^*)}{2}$$
$$= (\mathrm{Re}\{e^{-i\omega^*\tau^*\theta}\}, \mathrm{Re}\{\alpha_1^* e^{-i\omega^*\tau^*\theta}\}, \mathrm{Re}\{\alpha_2^* e^{-i\omega^*\tau^*\theta}\}, \mathrm{Re}\{\alpha_3^* e^{-i\omega^*\tau^*\theta}\})^{\mathrm{T}} \tag{7.84}$$

$$\Psi_2^*(\theta^*) = \frac{q_1(\theta^*) - q_2(\theta^*)}{2}$$

$$= (\mathrm{Im}\{e^{-i\omega^*\tau^*\theta}\},\ \mathrm{Im}\{\alpha_1^* e^{-i\omega^*\tau^*\theta}\},\ \mathrm{Im}\{\alpha_2^* e^{-i\omega^*\tau^*\theta}\},\ \mathrm{Im}\{\alpha_3^* e^{-i\omega^*\tau^*\theta}\})^{\mathrm{T}} \tag{7.85}$$

接下来，再令 $(\Psi^*, \Phi) = (\Psi_j^*, \Phi_k)$，$(j, k = 1, 2)$ 且建立一个新的基为

$$\Psi = (\Psi_1, \Psi_2)^{\mathrm{T}} = (\Psi^*, \Phi)^{-1}\Psi^*$$

Ψ 和 Φ 满足 $(\Psi, \Phi) = I_{2\times 2}$。另外，对于 $c = (c_1, c_2, c_3, c_4) \in C([-1, 0], X)$，再定义 $f_k = (\beta_k^1, \beta_k^2, \beta_k^3, \beta_k^4)$ 和 $c \cdot f_0 = c_1\beta_k^1 + c_2\beta_k^2 + c_3\beta_k^3 + c_4\beta_k^4$。则方程（7.76）的中心子空间为

$$P_{\mathrm{CN}}C^* = \Phi(\Psi, \langle \varphi, f_k \rangle) \cdot f_k$$

其中 $C^* = P_{CN}C^* \oplus P_{SN}C^*$，$P_{SN}C^*$ 为 $P_{CN}C^*$ 的补子空间。

进而，模型还可写为以下形式：

$$\dot{U}(t) = A_{\tau^*}U_t + R(U_t, \rho) \tag{7.86}$$

其中

$$R(U_t, \rho) = \begin{cases} 0, & \theta \in [-1, 0) \\ F(U_t, \rho) & \theta = 0 \end{cases} \tag{7.87}$$

由分解定理 $C^* = P_{\mathrm{CN}}C^* \oplus P_{\mathrm{SN}}C^*$ 和式（7.76），方程（7.73）的解可写为

$$U_t = \Phi\begin{pmatrix} x_1(t) \\ x_2(t) \end{pmatrix} \cdot f_k + h(x_1, x_2, 0) \tag{7.88}$$

令 $z = x_1 - ix_2$，$\bar{z} = x_1 + ix_2$，注意到 $p_1 = \Phi_1 + i\Phi_2$，则（7.88）变为

$$U_t = \frac{1}{2}(p_1 z + \overline{p_1 z}) \cdot f_k + W(z, \bar{z})$$

其中

$$W(z, \bar{z}) = h\left(\frac{z + \bar{z}}{2}, \frac{i(z + \bar{z})}{2}, 0\right) = W_{20}\frac{z^2}{2} + W_{11}z\bar{z} + W_{02}\frac{\bar{z}^2}{z} + \cdots$$

z 满足：

$$\dot{z} = i\omega^*\tau^*z + g(z, \bar{z})$$

对所有 $\Psi(0) = (\Psi_1(0), \Psi_2(0))^{\mathrm{T}}$：

$$g(z, \bar{z}) = (\Psi_1(0) - i\Psi_2(0))\langle f^*(U_t, 0), f_k \rangle = g_{20}\frac{z^2}{2} + g_{11}z\bar{z} + g_{02}\frac{z^{-2}}{2} + \cdots$$

通过计算可得

$$\langle f^*(U_t, 0), f_k \rangle = \frac{\tau^*}{4}(C_{11}, C_{21}, C_{31}, C_{41})^{\mathrm{T}}\frac{1}{\pi}\int_0^{\pi}\cos^3 kx\,\mathrm{d}x\,\frac{z^2}{2}$$

$$+\frac{\tau^*}{4}(C_{12}, C_{22}, C_{32}, C_{42})^T\frac{1}{\pi}\int_0^{\pi}\cos^3 kx\mathrm{d}xz\bar{z}$$

$$+\frac{\tau^*}{4}(C_{13}, C_{23}, C_{33}, C_{43})^T\frac{1}{\pi}\int_0^{\pi}\cos^3 kx\mathrm{d}x\frac{z^{-2}}{2}$$

$$+\frac{\tau^*}{2}(C_{14}, C_{24}, C_{34}, C_{44})^T\frac{z^2\bar{z}}{2} \tag{7.89}$$

其中

$C_{11}=-\beta\alpha_1-\eta\alpha_3 e^{-i\omega^*\tau^*}$，$C_{21}=\beta\alpha_1+(\mu+u_1+v)\alpha_1$，$C_{31}=\eta\alpha_3 e^{-i\omega^*\tau^*}$，

$C_{41}=0$，$C_{12}=-\beta(\alpha_1+\alpha_{\bar{1}})-\eta\alpha_3 e^{-i\omega^*\tau^*}-\eta\overline{\alpha_3}e^{i\omega^*\tau^*}$，$C_{22}=\beta(\alpha_1+\alpha_{\bar{1}})+(\mu+u_1+v)(\alpha_1+\overline{\alpha_1})$，$C_{32}=\eta\alpha_3 e^{-i\omega^*\tau^*}+\eta\overline{\alpha_3}e^{i\omega^*\tau^*}$，$C_{42}=0$，$C_{13}=-\beta\overline{\alpha_1}-\eta\overline{\alpha_3}e^{i\omega^*\tau^*}$，$C_{23}=\beta\overline{\alpha_1}+(\mu+u_1+v)\overline{\alpha_1}$，$C_{33}=\eta\overline{\alpha_3}e^{-i\omega^*\tau^*}$，$C_{43}=0$，$C_{14}=-\beta\langle(W_{11}^{(1)}(0)\alpha_1+\frac{W_{20}^{(1)}(0)}{2}\overline{\alpha_1})\cos kx, \cos kx\rangle-\beta\langle(W_{11}^{(2)}(0)+\frac{W_{20}^{(2)}(0)}{2})\cos kx, \cos kx\rangle$

$$-\eta\langle(W_{11}^{(1)}(0)\alpha_3 e^{-i\omega^*\tau^*}+\frac{W_{20}^{(1)}(0)}{2}\overline{\alpha_3}e^{i\omega^*\tau^*})\cos kx, \cos kx\rangle$$

$$-\eta\langle(W_{11}^{(4)}(-1)+\frac{W_{20}^{(4)}(-1)}{2}\cos kx, \cos kx\rangle,$$

$$C_{24}=\beta\langle W_{11}^{(1)}(0)\alpha_1+\frac{W_{20}^{(1)}(0)}{2}\overline{\alpha_1}\cos kx, \cos kx\rangle+$$

$$\beta\langle(W_{11}^{(2)}(0)+\frac{W_{20}^{(2)}(0)}{2})\cos kx, \cos kx\rangle$$

$$+(\mu+u_1+v)\langle\alpha_1+\overline{\alpha_1}\cos kx, \cos kx\rangle+(\mu+u_1+v)\langle(W_{11}^{(2)}(0)+\frac{W_{20}^{(2)}(2)}{2})\cos kx, \cos kx\rangle,$$

$$C_{34}=\eta\langle W_{11}^{(1)}(0)\alpha_3 e^{-i\omega^*\tau^*}+\frac{W_{20}^{(1)}(0)}{2}\overline{\alpha_3}e^{i\omega^*\tau^*}\cos kx, \cos kx\rangle$$

$$+\eta\langle W_{11}^{(4)}(-1)+\frac{W_{20}^{(4)}(-1)}{2}\cos kx, \cos kx\rangle, C_{44}=0。$$

注意到对 $\forall k\in N$，有$\frac{1}{\pi}\int_0^{\pi}\cos^3 kx\mathrm{d}x\frac{z^2}{2}=0$。令$(\psi_1, \psi_2, \psi_3, \psi_4)=\Psi_1(0)-i\Psi_2(0)$。再和式（7.89）比较系数可得

$$g_{20}=\begin{cases}0, & k\in N\\ \frac{\tau^*}{4}(C_{11}\psi_1, C_{21}\psi_2, C_{31}\psi_3, C_{41}\psi_4)^{\mathrm{T}}, & k=0\end{cases}$$

$$g_{11}=\begin{cases}0, & k\in N\\ \frac{\tau^*}{4}(C_{12}\psi_1,\ C_{22}\psi_2,\ C_{32}\psi_3,\ C_{42}\psi_4)^{\mathrm{T}}, & k=0\end{cases}$$

$$g_{02}=\begin{cases}0, & k\in N\\ \frac{\tau^*}{4}(C_{13}\psi_1,\ C_{23}\psi_2,\ C_{33}\psi_3,\ C_{43}\psi_4)^{\mathrm{T}}, & k=0\end{cases}$$

$$g_{20}=\begin{cases}0, & k\in N\\ \frac{\tau^*}{4}(C_{11}\psi_1,\ C_{21}\psi_2,\ C_{31}\psi_3,\ C_{41}\psi_4)^{\mathrm{T}}, & k=0\end{cases}$$

$$g_{21}=\frac{\tau^*}{2}(C_{14}\psi_1,\ C_{24}\psi_2,\ C_{34}\psi_3,\ C_{44}\psi_4)^{\mathrm{T}} \tag{7.90}$$

又因为 g_{21}的表达式里面出现了 W_{20}（θ） 和 W_{11}（θ），则

$$\dot{W}(z,\ \bar{z})=W_{20}z\dot{z}+W_{11}z\dot{\bar{z}}+W_{02}\bar{z}\dot{\bar{z}}+\cdots \tag{7.91}$$

$$A_{\tau^*}\cdot W=A_{\tau^*}\cdot W_{20}\frac{z^2}{2}+A_{\tau^*}\cdot W_{11}z\bar{z}+A_{\tau^*}\cdot W_{02}\frac{\bar{z}^2}{2} \tag{7.92}$$

另外，$W(z,\ \bar{z})$ 满足：

$$\dot{W}=W_{\bar{z}}W+H(z,\ \bar{z}) \tag{7.93}$$

其中

$$H(z,\ \bar{z})=H_{20}\frac{z^2}{2}+H_{11}\frac{\bar{z}^2}{2}+\cdots=X_0f(U_t,\ 0)-\Phi(\Psi,\ \langle X_0f^*(U_t,\ 0),\ f_k\rangle)f_k \tag{7.94}$$

所以，对$-1\leqslant\theta\leqslant0$，有

$$H_{20}=(2i\omega^*\tau^*-A_{\tau^*})W_{20}$$
$$H_{11}=-A_{\tau^*}W_{11}$$
$$H_{02}=(-2i\omega^*\tau^*-A_{\tau^*})W_{02} \tag{7.95}$$

注意到 A_{τ^*}只有两个特征根$\pm i\omega^*\tau^*$，因此方程（7.95）可以计算为

$$W_{20}=(2i\omega^*\tau^*-A_{\tau^*})^{-1}H_{20}$$
$$W_{11}=-A_{\tau^*}^{-1}H_{11}$$
$$W_{02}=(-2i\omega^*\tau^*-A_{\tau^*})^{-1}H_{02} \tag{7.96}$$

最后直接计算可得

$$H(z,\ \bar{z})=-\Phi(\theta)\Psi(0)\langle f^*(U_t,\ 0),\ f_k\rangle f_k$$
$$=-\left(\frac{p_1(\theta)+p_2(\theta)}{2},\ \frac{p_1(\theta)-p_2(\theta)}{2i}\right)(\Psi_1(0),\ \Psi_2(0))\langle f^*(U_t,\ 0),\ f_k\rangle f_k$$

$$=-\frac{1}{2}p_1(\theta)(\Psi_1(0)-\Psi_2(0))\langle f^*(U_t,0)f_k\rangle-\frac{1}{2}p_2(\theta)(\Psi_1(0)+$$

$$i\Psi_2(0))\langle f^*(U_t,0),f_k\rangle f_k-$$

$$\frac{1}{2}(p_1(\theta)g_{20}+p_2(\theta)\bar{g}_{02})f_k\frac{z^2}{2}-\frac{1}{2}(p_1(\theta)g_{11}+p_2(\theta)\bar{g}_{11})f_kz\bar{z}+\cdots \quad (7.97)$$

再和方程（7.94）比较系数可得

$$H_{20}(\theta)=\begin{cases}0, & k\in N\\ -\frac{1}{2}(p_1(\theta)g_{20}+p_2(\theta)\bar{g}_{02}), & k=0\end{cases} \quad (7.98)$$

和

$$H_{11}(\theta)=\begin{cases}0, & k\in N\\ -\frac{1}{2}(p_1(\theta)g_{11}+p_2(\theta)\bar{g}_{11}), & k=0\end{cases} \quad (7.99)$$

由式（7.95）和（7.98）可得

$$\dot{W}_{20}(\theta)=2i\omega^*\tau^*W_{20}(\theta)+\frac{1}{2}[p_1(\theta)g_{20}+p_2(\theta)\bar{g}_{02}]f_k \quad (7.100)$$

注意到 $p_1(\theta)=p_1(0)e^{i\omega^*\tau^*}$，可得

$$W_{20}(\theta)=\frac{1}{2}\left[\frac{ig_{20}}{\omega^*\tau^*}p_1(\theta)+\frac{i\bar{g}_{02}}{3\omega^*\tau^*}p_2(\theta)\right]f_k+E_1e^{2i\omega^*\tau^*\theta} \quad (7.101)$$

其中 $E_1=(E_1^{(1)},E_1^{(2)},E_1^{(3)},E_1^{(4)})\in R^4$ 是一个常数向量。

类似地，由式（7.95）和（7.99）可得

$$W_{11}(\theta)=\frac{1}{2}\left[-\frac{ig_{11}}{\omega^*\tau^*}p_1(\theta)+\frac{i\bar{g}_{11}}{\omega^*\tau^*}p_2(\theta)\right]f_k+E_2 \quad (7.102)$$

其中 $E_2=(E_2^{(1)},E_2^{(2)},E_2^{(3)},E_2^{(4)})\in R^4$ 是一个常数向量。

最后，再具体求解 E_1 和 E_2。由 A_{τ^*} 的定义和式（7.98）可得

$$H_{20}(0)=2i\omega^*\tau^*W_{20}(0)-\tau^*DW_{20}(0)-L(\tau^*)W_{20}(\theta)$$

$$H_{11}(0)=-\tau^*DW_{11}(0)-L(\tau^*)W_{11}(\theta) \quad (7.103)$$

其中

和

$$H_{20}(\theta)=\begin{cases}\frac{\tau^*}{4}(C_{11},C_{21},C_{31},C_{41})^T\cos^2kx, & k\in N\\ \frac{\tau^*}{4}(C_{11},C_{21},C_{31},C_{41})^{\mathrm{T}}-\frac{1}{2}(p_1(0)g_{20}+p_2(0)\bar{g}_{02})f_0, & k=0\end{cases}$$

(7.104)

和

$$H_{11}(\theta)=\begin{cases}\dfrac{\tau^*}{4}(C_{12},\ C_{22},\ C_{32},\ C_{42})^{\mathrm{T}}\cos^2 kx, & k\in N\\ \dfrac{\tau^*}{4}(C_{12},\ C_{22},\ C_{32},\ C_{42})^{\mathrm{T}}-\dfrac{1}{2}(p_1(0)g_{11}+p_2(0)\bar{g}_{11})f_0, & k=0\end{cases}$$

(7.105)

联合方程（7.101）和（7.103）可求得

$$2i\omega^*\tau^*\left[\frac{1}{2}\left(\frac{ig_{20}}{\omega^*\tau^*}p_1(0)+\frac{i\bar{g}_{02}}{3\omega^*\tau^*}p_2(0)\right)f_0+E_1\right]-$$

$$\tau^*\frac{\partial^2}{\partial x^2}\left[\frac{1}{2}\left(\frac{ig_{20}}{\omega^*\tau^*}p_1(0)+\frac{i\bar{g}_{02}}{3\omega^*\tau^*}p_2(0)\right)f_0+E_1\right]-$$

$$L(\tau^*)\left[\frac{1}{2}\left(\frac{ig_{20}}{\omega^*\tau^*}p_1(\theta)+\frac{i\bar{g}_{02}}{3\omega^*\tau^*}p_2(\theta)\right)f_0+E_1e^{2i\omega^*\tau^*\theta}\right]$$

$$=\frac{\tau^*}{4}(C_{11},\ C_{21},\ C_{31},\ C_{41})^T-\frac{1}{2}(p_1(0)g_{20}+p_2(0)\bar{g}_{02})f_0 \tag{7.106}$$

注意到

$$\tau^*D\frac{\partial^2}{\partial x^2}(p_1(0)f_0)+L(\tau^*)p_1(\theta)f_0=i\omega^*\tau^*p_1(0)f_0 \tag{7.107}$$

$$\tau^*D\frac{\partial^2}{\partial x^2}(p_2(0)f_0)+L(\tau^*)p_2(\theta)f_0=-i\omega^*\tau^*p_2(0)f_0 \tag{7.108}$$

则对 $k\in N_0$，结合以上表达式，可计算得

$$E_1=\frac{1}{4}\begin{pmatrix}2i\omega^*+D_1k^2+T & \beta S^*-\upsilon & -\alpha & \eta S^*e^{-2i\omega^*\tau^*}\\ -\beta I^* & 2i\omega^*+D_2k^2 & 0 & 0\\ -\eta M^* & 0 & 2i\omega^*+D_3k^2+\mu+\alpha & -\eta S^*e^{-2i\omega^*\tau^*}\\ 0 & -\xi e^{2i\omega^*\tau^*} & 0 & 2i\omega^*+D_4k^2+\gamma\end{pmatrix}$$

$$\times\begin{pmatrix}C_{11}\\ C_{21}\\ C_{31}\\ C_{41}\end{pmatrix}\cos^2 kx \tag{7.109}$$

$$E_2=\frac{1}{4}\begin{pmatrix} D_1k^2+T & \beta S^*-\upsilon & -\alpha & \eta S^* \\ -\beta I^* & D_2k^2 & 0 & 0 \\ -\eta M^* & 0 & D_3k^2+\mu+\alpha & -\eta S^* \\ 0 & -\xi & 0 & D_4k^2+\gamma \end{pmatrix}^{-1}\begin{pmatrix} C_{21} \\ C_{22} \\ C_{32} \\ C_{42} \end{pmatrix}\cos^2 kx \tag{7.110}$$

最后，由以上所有结论，可得出确定 Hopf 性质的参数值如下：

$$c_1(0)=\frac{i}{2\omega^*\tau^*}(g_{11}g_{20}-2|g_{11}|^2-\frac{|g_{02}|^2}{3})+\frac{g_{21}}{2} \tag{7.111}$$

$$\mu_2=-\frac{\text{Re}\{c_1(0)\}}{\text{Re}\{\lambda'(\tau^*)\}} \tag{7.112}$$

$$\beta_2=2\text{Re}\{c_1(0)\} \tag{7.113}$$

$$T_2=-\frac{Im\{c_1(0)\}+\mu_2 Im\{\lambda'(\tau^*)\}}{\omega^*\tau^*} \tag{7.114}$$

综上所述，对于系统的 Hopf 分支的性质，有如下定理：

定理 7.14 当 $\mu_2>0$，Hopf 分支是超临界的，当 $\mu_2<0$，Hopf 分支是次临界的；当 $\beta_2>0$ 时，分支周期解是稳定的，当 $\beta_2<0$ 时，分支周期解是不稳定的；当 $T_2>0$ 时，分支周期解的周期是增加的，当 $T_2<0$ 时，分支周期解的周期是减小的。

7.3.4 数值模拟

本节采用苏格兰小儿肺炎的数据进行数值模拟。小儿肺炎是婴幼儿时期的常见疾病，是婴幼儿死亡的常见原因。肺炎是由病原体感染或吸入羊水及油类和过敏反应等所引起的肺部炎症，主要临床表现为发热、咳嗽、呼吸急促、呼吸困难以及肺部啰音等。由文献可得系统的参数如下：$N=150\ 000$，$\Lambda=5$，$\phi=0.05$，$\eta=0.02$，$u_1=0.002$，$\mu=0.000\ 5$，$\alpha=0.001$，$\beta=0.000\ 05$，$\upsilon=0.002$。另外，初始条件设为

$I(x,0)=1\ 000\exp(-x)$，$S(x,0)=9\ 000exp(-x)$，$A(x,0)=4\ 000\exp(-x)$ 和 $M(x,0)=1\ 000\times exp(-x)$。

首先，令 $\tau_1=\tau_2=0$，可计算出 $R_0=0.512\ 1<1$，由图 7.8 所示，疾病迅速灭绝，不会流行开来。接下来再令 $\beta=0.005$，此时 $R_0=4.761\ 9$，则无病平衡点不存在，传染病会传播开来，如图 7.9 所示。

为了验证时滞起到的重要作用，再令 $\tau_2=0$，此刻将所有参数代入表达式

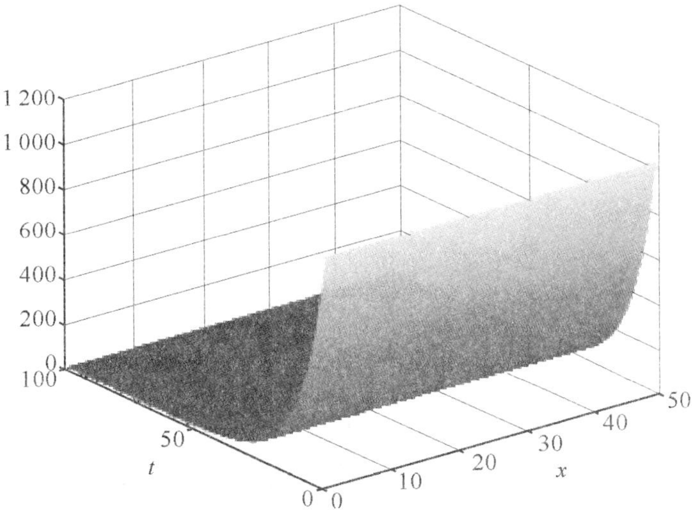

图 7.8　$\tau_1=\tau_2=0$，$R_0<1$ 时，I^* 随时间变化的趋势图

注：$\tau_1=\tau_2=0$，当 $R_0<1$ 时，随时间变化 I^* 的变化趋势。

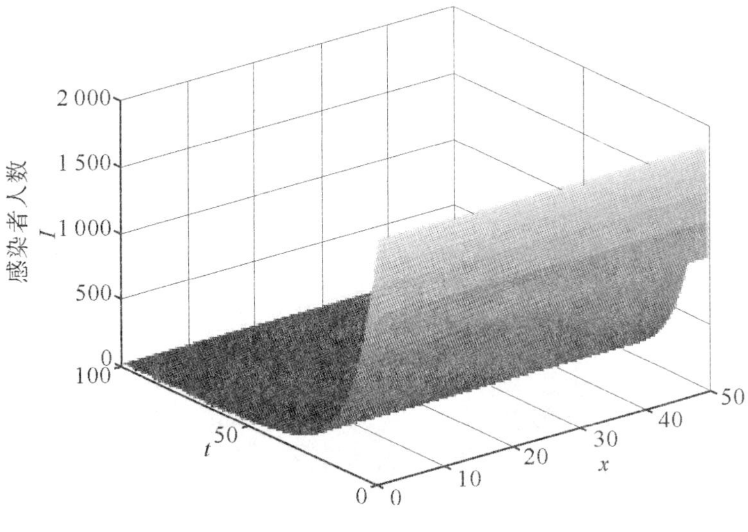

图 7.9　$\tau_1=\tau_2=0$，$R_0>1$ 时，I^* 随时间变化的趋势图

注：$\tau_1=\tau_2=0$，当 $R_0>1$ 时，随时间变化 I^* 的变化趋势。

(7.66) 可计算求出 τ_1 的关键阈值为 13.5。如图 7.10 和图 7.11 所示，当取值 $\tau_1=10$ 时，模型趋于稳定；而当取值 $\tau_1=30$ 时，模型不稳定，出现震荡现象。同理，计算出 τ_2 的关键阈值为 12.1。如图 7.12 和图 7.13 所示，当取值 $\tau_2=10$

时，模型趋于稳定；而当取值 $\tau_2 = 30$ 时，模型不稳定，出现震荡现象。说明对传染病进行模拟和预测时，在时滞变大的情况下，对未来的预测会变得更加困难。

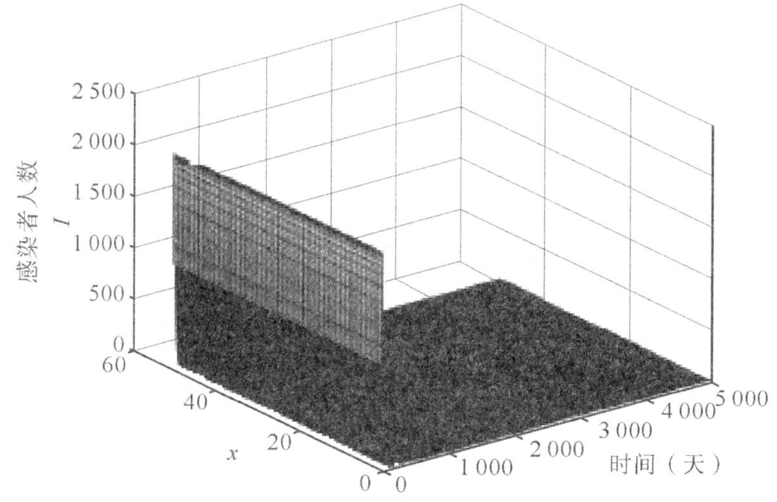

（a）感染者人数随时间变化的趋势图

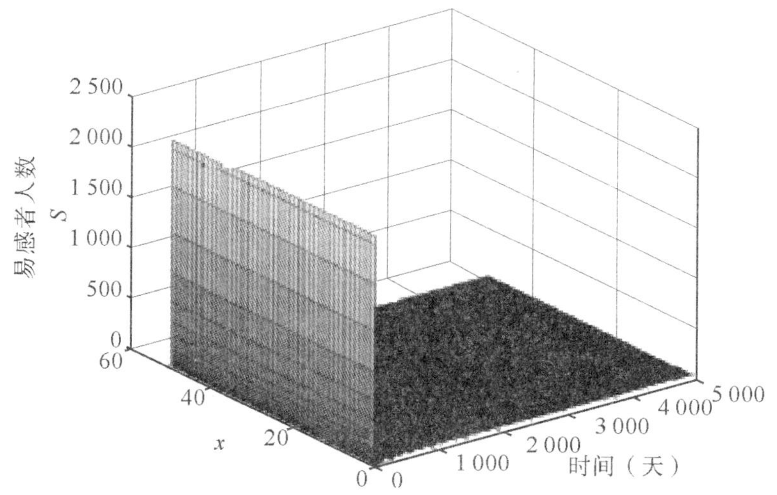

（b）易感者人数随时间变化的趋势图

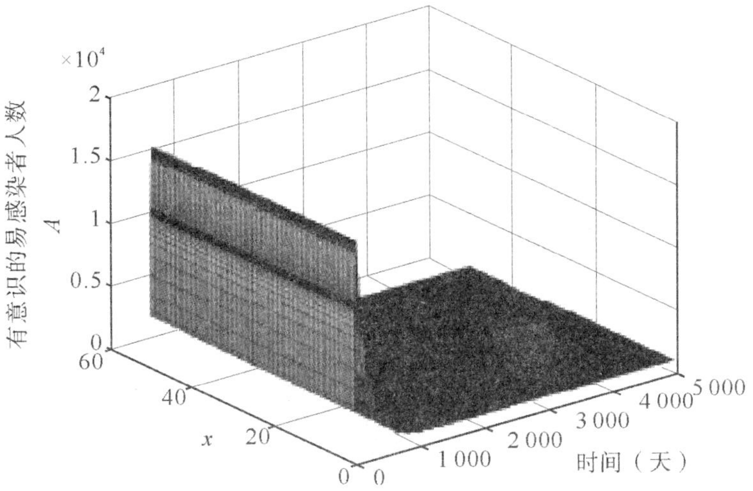

（c）有意识的易感者人数随时间变化的趋势图

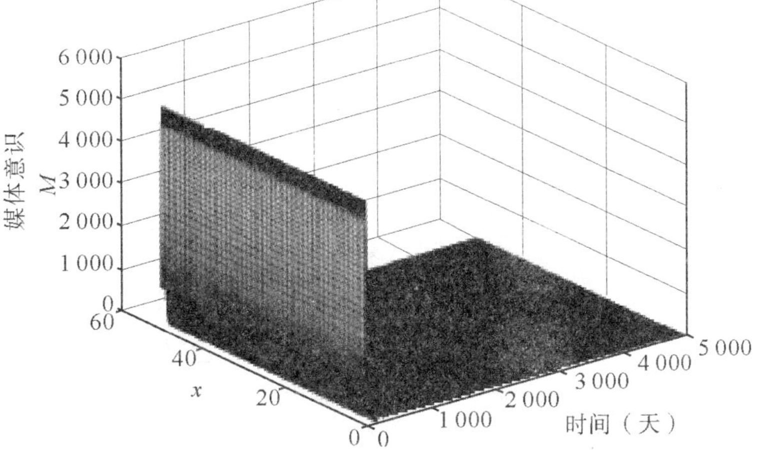

（d）媒体意识的随时间变化的趋势图

图 7.10

注：当 $\tau_2=0$，$\tau_1=10$ 时，随着时间变化

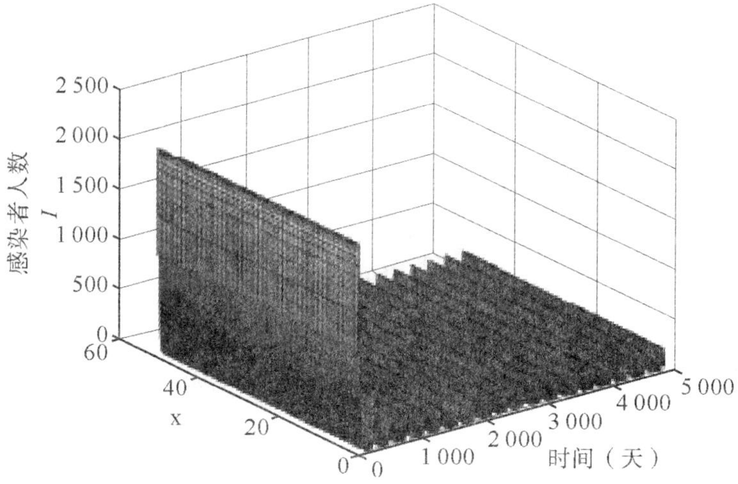

（a）感染者人数随时间变化的趋势图

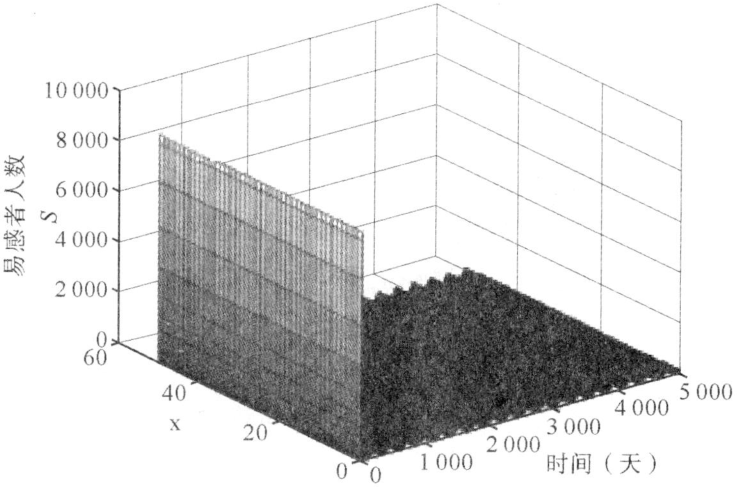

（b）易感者人数随时间变化的趋势图

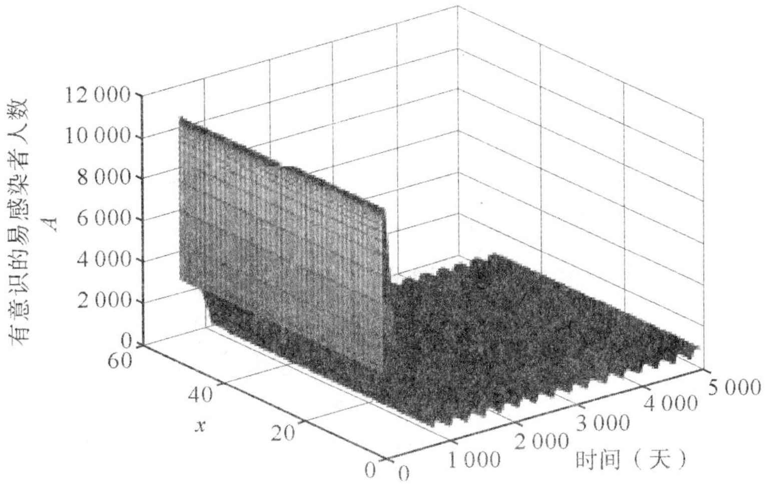

（c）有意识的易感者人数随时间变化的趋势图

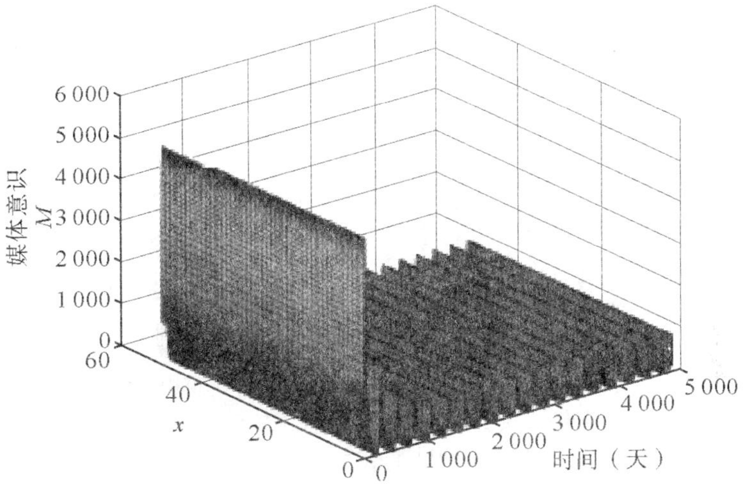

（d）媒体意识随时间变化的趋势图

图 7.11

注：当 $\tau_2=0$，$\tau_1=30$ 时，随着时间变化

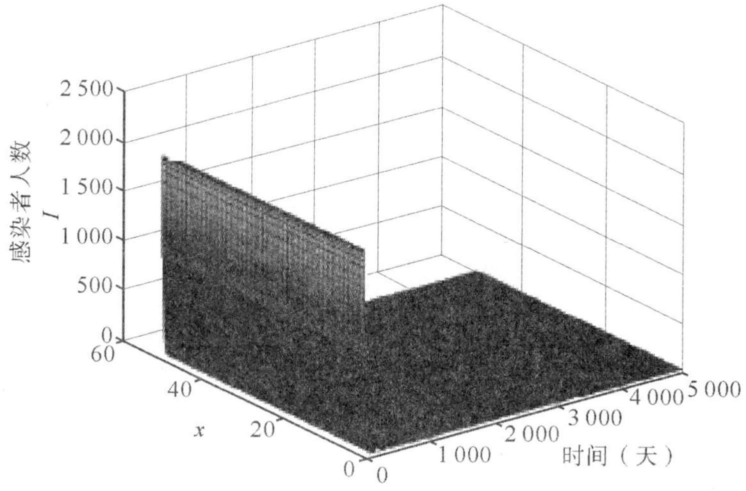

（a）感染者人数随时间变化的趋势图

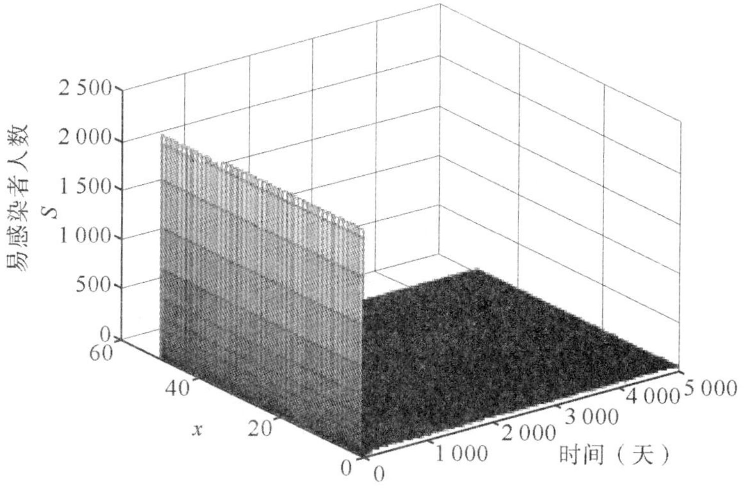

（b）易感者人数随时间变化的趋势图

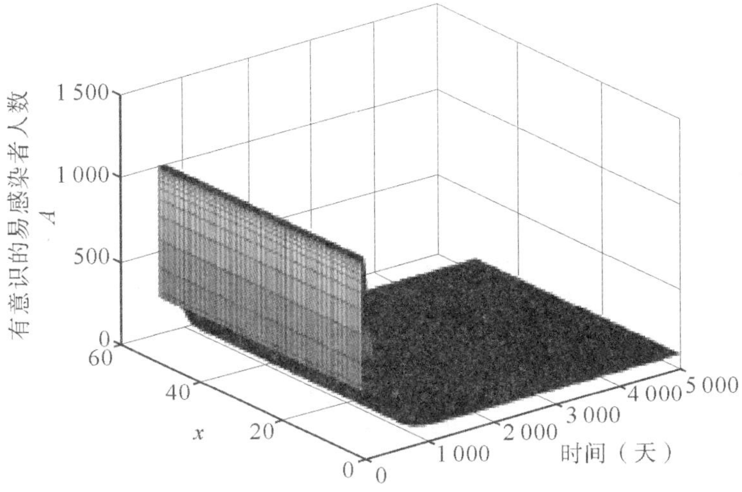

（c）有意识的易感者人数随时间变化的趋势图

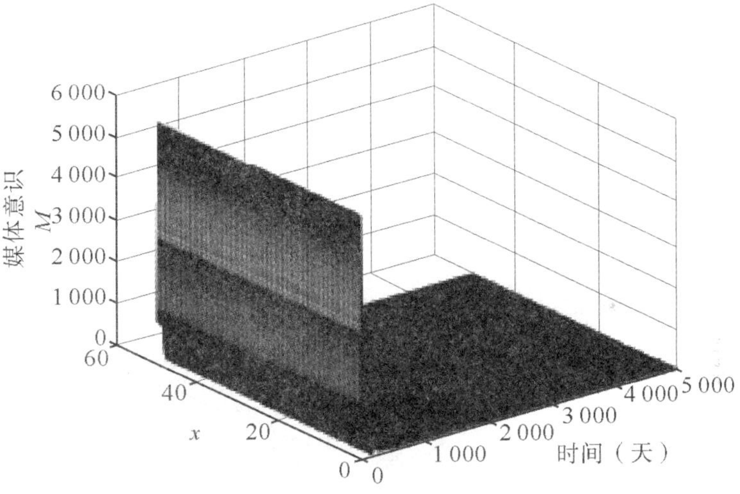

（d）媒体意识随时间变化的趋势图

图 7.12

注：当 $\tau_1=0$，$\tau_2=10$ 时，随着时间变化

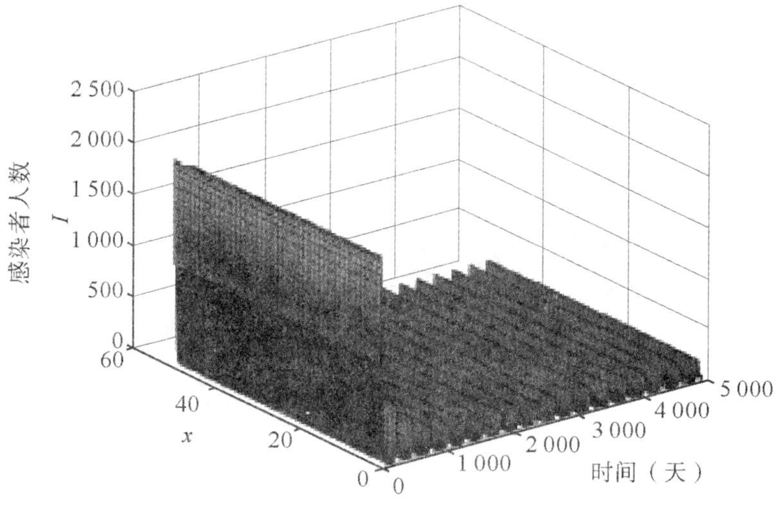

（a）感染者人数随时间变化的趋势图

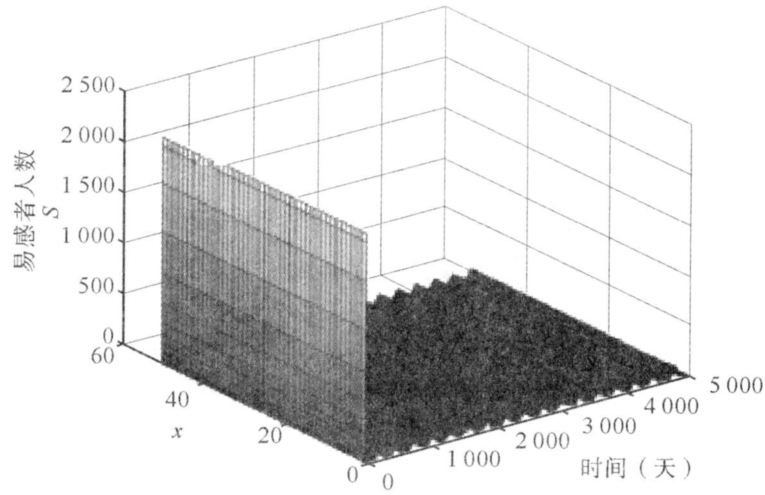

（b）易感者人数随时间变化的趋势图

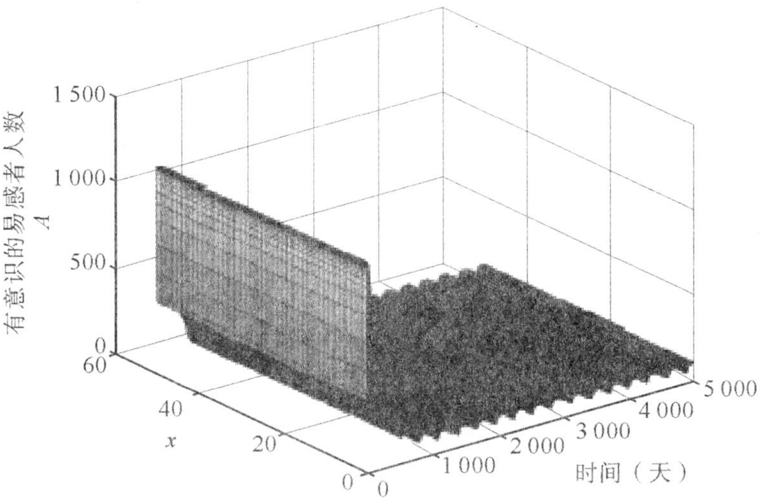

（c）有意识的易感者人数随时间变化的趋势图

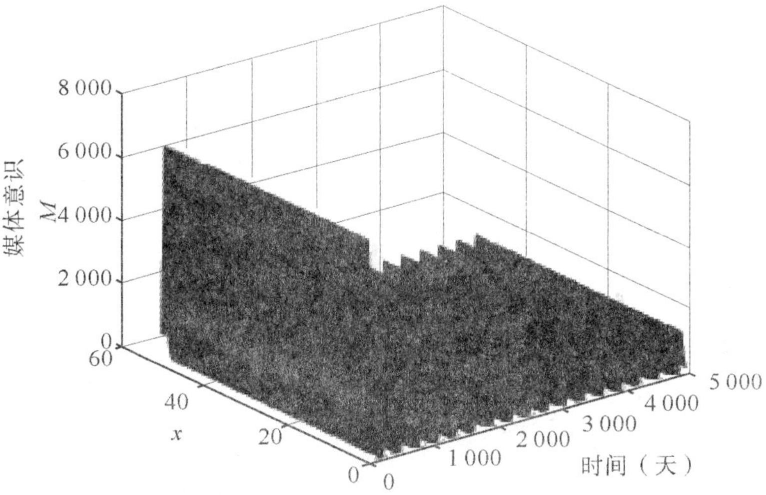

（d）媒体意识随时间变化的趋势图

图 7.13

注：当 $\tau_1=0$，$\tau_2=30$ 时，随着时间变化

接下来验证媒体效应在传染病预防中的作用。图 7.14 所示为模型缺乏媒体效应时随着时间变化 I^* 的变化趋势。与图 7.9 相比，可以明显看出被感染者人数远远高于有媒体效应时的人数。这说明虽然媒体效应的引入不能彻底灭绝该传染病，但会在流行过程中起到很好的控制作用，因此政府不能停止或者减少媒体的

报道和宣传，必须对该种传染病的相关防治方法进行持续宣传，才能使更多的易感者接收到有用的防控信息，有效降低感染者人数，控制传染病的流行。

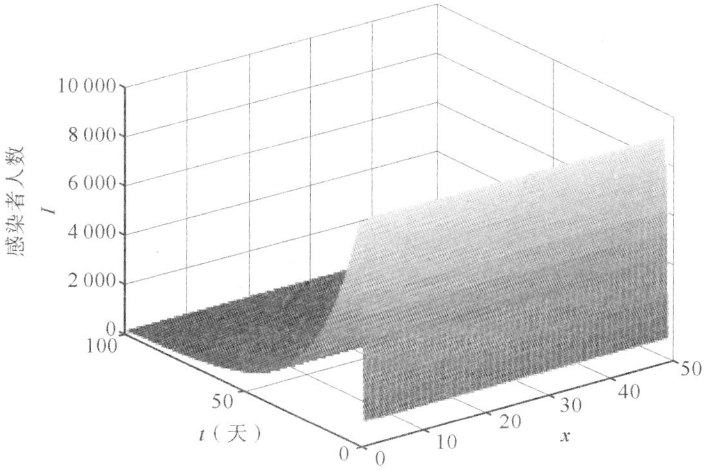

图 7.14　感染者人数随时间变化的趋势

注：当 $R_0>1$ 时，模型没有媒体宣传时，随着时间变化 I^* 的变化趋势

当 $R_0>1$ 时，在图 7.15 中针对不同的扩散系数进行了数值模拟，分别设 $D_i=0.02$，$D_i=0.05$ 和 $D_i=0.1$。和图 7.9 相比可以看出扩散系数的改变对模型的敛散性没有影响，但较大的扩散系数会减少感染者人数并加速产生地方病平衡点的时间。

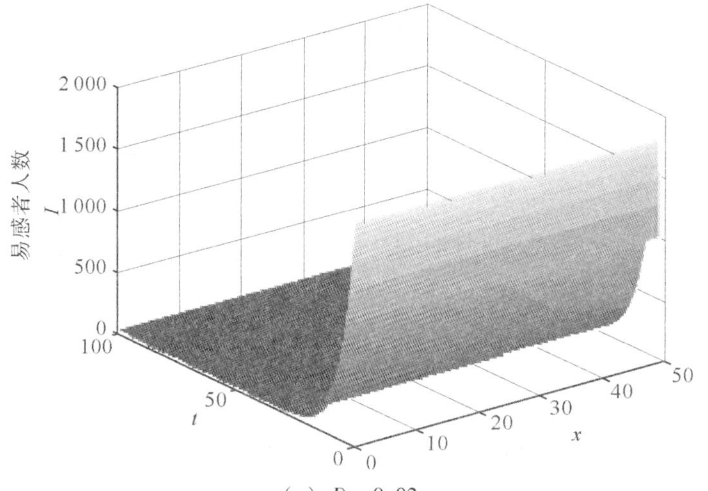

（a）$D_i=0.02$

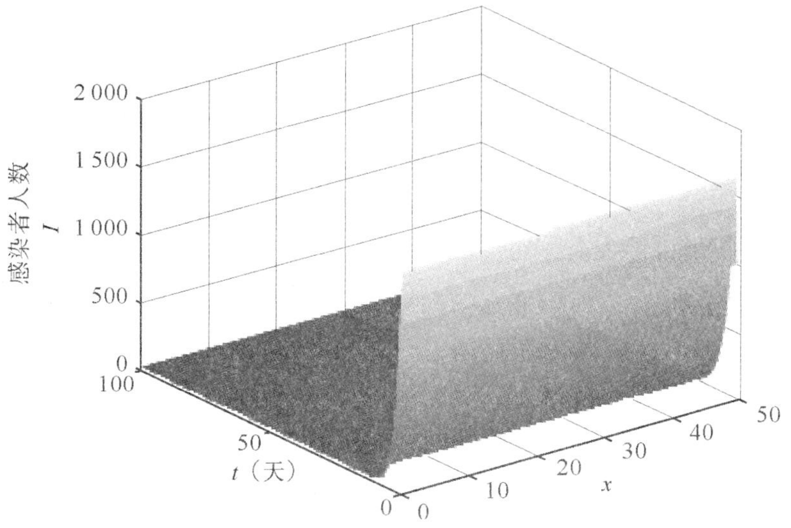

（b） $D_i=0.05$

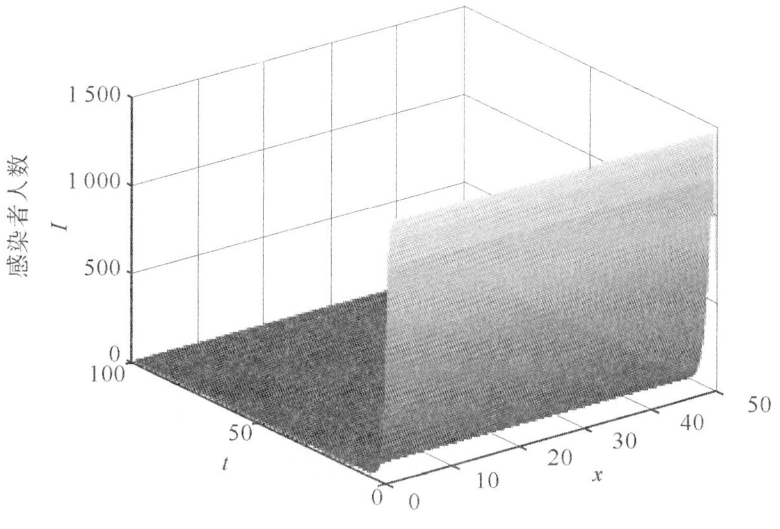

（c） $D_i=0.1$

图 7.15　感染者人数随时间变化的趋势图

注：当 $R_0>1$ 时，取不同的扩散系数时随着时间变化 I^* 的变化趋势

8 最优控制

对传染病建模、分析和数值模型的最终目标就是寻找到最佳的控制措施，对通常的传染病接种疫苗和对感染者口服或者注射抗生素都是经济有效的控制措施。对于水源性传染病，注意到其重要的传播方式之一——依靠不洁水源传播，故必须同时考虑到对不洁水源的处理。

8.1 添加控制的模型

8.1.1 Codeco 模型无病平衡点

首先在 Codeco 的模型中增加三个控制因素：疫苗接种、使用抗生素和水源处理。假设新生儿都已经接种疫苗，易感染人群在总人口中占有一定比例 P 。模型方程如下：

$$\frac{dS}{dt} = PnH - nS - \frac{\alpha BS}{K + B} - \upsilon S \tag{8.1}$$

$$\frac{dI}{dt} = \frac{\alpha BS}{K + B} - (r + u)I \tag{8.2}$$

$$\frac{dR}{dt} = (1 - P)nH + (r - n - u)I - nR + \upsilon S \tag{8.3}$$

$$\frac{dB}{dt} = eI - (m + \omega)B \tag{8.4}$$

其中 $m = mb - nb$ 。υ 为疫苗接种控制率，u 为使用抗生素控制率，ω 为水源处理控制率。所有的参数都为正数。

模型（8.1）~（8.4）有唯一无病平衡点

$$X_0 = \left(\frac{PnH}{n + \upsilon}, \frac{H(n + \upsilon - Pn)}{n + \upsilon}, 0\right)^{T} \tag{8.5}$$

再令 $\bar{r} = r + u$ ，$\bar{m} = m + \omega$ 。模型（8.1）~（8.4）在无病平衡点的 Jacobian 矩阵为

$$\begin{pmatrix} -\frac{\alpha BS}{K+B}-n-v & 0 & 0 & -\frac{\alpha SK}{(K+B)^2} \\ \frac{\alpha B}{K+B} & -\bar{r} & 0 & \frac{\alpha SK}{(K+B)^2} \\ v & r+u-n & -n & 0 \\ 0 & e & 0 & -\bar{m} \end{pmatrix} \tag{8.6}$$

将 DFE 代入上述矩阵，可得

$$J_B = \begin{pmatrix} -n-v & 0 & 0 & -\frac{\alpha PnK}{K(n+v)} \\ 0 & -\bar{r} & 0 & \frac{\alpha PnK}{K(n+v)} \\ v & r+u-n & -n & 0 \\ 0 & e & 0 & -\bar{m} \end{pmatrix} \tag{8.7}$$

J_B 的特征多项式为

$$\mathrm{Det}(\lambda I - J_B) = (\lambda+n+v)(\lambda+n)\left[(\lambda+\bar{r})(\lambda+\bar{m}) - \frac{aPnHe}{K(n+v)}\right]$$

当特征多项式所有的根都有负实部时该模型在 DFE 是局部稳定的。很明显 $\lambda=-n-v$ 和 $\lambda=-n$ 为两个负根。对中括号里面的式子化简为

$$\lambda^2+\lambda(\bar{r}+\bar{m})+\left[\bar{r}\bar{m}-\frac{aPnHe}{K(n+v)}\right]=0$$

由 Routh-Hurwitz 准则，DFE 稳定的充分必要条件为

$$\bar{r}\bar{m}-\frac{aPnHe}{K(n+v)}>0$$

意味着

$$H<\frac{\bar{r}\bar{m}K(n+v)}{aPne} \tag{8.8}$$

由不等式（8.8）可求出对于总人口的关键阈值为

$$S_c=\frac{\bar{r}\bar{m}K(n+v)}{aPne} \tag{8.9}$$

当 H 低于 S_c 时，DFE 稳定且没有地方病发生；相反，若 H 大于 S_c 时，DFE 变得不稳定且会导致传染病流行开来。由此还可计算出基本再生数为

$$R_0=\frac{N}{S_c}=\frac{aPne}{\bar{r}\bar{m}K(n+v)}H \tag{8.10}$$

定理 8.1 当 $R_0 < 1$ 时，模型（8.1）~（8.4）的无病平衡点是局部渐近稳定的；当 $R_0 > 1$ 时，DFE 不稳定。

8.1.2 Codeco 模型地方病平衡点

考虑模型（8.1）~（8.4）的地方病平衡点为

$$X^* = (S^*, I^*, R^*, B^*)^{\mathrm{T}} \tag{8.11}$$

分别满足以下等式：

$$I^* = \frac{aPnHe - K\bar{r}\bar{m}R_0(n + \upsilon)}{\bar{r}e(\alpha + n + \upsilon)} \tag{8.12}$$

$$S^* = \frac{\bar{r}I^*(K + B^*)}{\alpha B^*} \tag{8.13}$$

$$R^* = (1 - P)H + \frac{I^*(r - n + \upsilon) + \upsilon S^*}{n} \tag{8.14}$$

$$B^* = \frac{eI^*}{\bar{m}} \tag{8.15}$$

由式（8.9）可以直接算出地方病平衡点 I^* 存在，当且仅当

$$H > \frac{\bar{r}\bar{m}K(n + \upsilon)}{aPne}$$

定理 8.2 当 $R_0 < 1$ 时，模型（8.1）~（8.4）的无病平衡点是局部渐近稳定的；当 $R_0 > 1$ 时，DFE 不稳定。

证明：考虑在地方病平衡点的 Jacobian 矩阵（8.7）。令 $T = \frac{\alpha B^*}{K + B^*}$，$Q = \frac{\alpha S^* K}{(K + B^*)^2}$，$T$，$Q$ 均为正。Jacobian 矩阵如下：

$$J_B^* = \begin{pmatrix} -T - n - \upsilon & 0 & 0 & -Q \\ T & -\bar{r} & 0 & Q \\ \upsilon & r + u - n & -n & 0 \\ 0 & e & 0 & -\bar{m} \end{pmatrix}$$

J_B^* 的特征多项式为

$$Det(\lambda I - J_B^*) = (\lambda + n)[(\lambda + n + \upsilon + T)(\lambda + \bar{r})(\lambda + \bar{m}) - (\lambda + n + \upsilon)Qe]$$

很显然 $\lambda = -n$ 为一个负根。对中括号里面的式子化简为

$$a_0\lambda^3 + a_1\lambda^2 + a_2\lambda + a_3 = 0 \tag{8.16}$$

其中

$$a_0 = 1 \tag{8.17}$$

$$a_1 = \bar{r} + \bar{m} + n + \upsilon + T \tag{8.18}$$

$$a_2 = \bar{r}\bar{m} + n\bar{r} + n\bar{m} + \upsilon\bar{m} + T\bar{r} + T\bar{m} - Qe \tag{8.19}$$

$$a_3 = (n + \upsilon + T)\bar{r}\bar{m} - nQe - \upsilon Qe \tag{8.20}$$

由 Routh-Hurwitz 准则，DFE 稳定的充分必要条件为

$$a_1 > 0, \quad a_2 > 0, \quad a_3 > 0, \quad a_1a_2 - a_0a_3 > 0 \tag{8.21}$$

其中 $a_1 > 0$ 是显然的，再由式（8.8）~（8.11）易得

$$\bar{r} = \frac{aeS^*}{K\bar{m} + eI^*}, \qquad Q = \frac{aS^*K\bar{m}^2}{(K\bar{m} + eI^*)^2}$$

因此

$$\bar{r}\bar{m} - Qe = \frac{aS^*e^2\bar{m}I^*}{(K\bar{m} + eI^*)^2} > 0 \tag{8.22}$$

将式（8.22）代入式（8.19）和式（8.20），可得 $a_2 > 0$ 和 $a_3 > 0$。同时，再将 $a_1a_2 - a_0a_3$ 写为下面的形式：

$$\begin{aligned} a_1a_2 - a_0a_3 &= \bar{r}^2(n + \upsilon + T) + (n + \upsilon)\bar{r}\bar{m} \\ &+ (\bar{r} + \bar{m})(n + \upsilon + T)(\bar{r} + 2\bar{m} + T) \\ &+ (\bar{r}^2\bar{m} - \bar{r}Qe) + (\bar{r}\,\bar{m}^2 - \bar{m}Qe) + (T\bar{r}\bar{m} - TQe) \end{aligned} \tag{8.23}$$

由式（8.22）可证得（8.23）为正，因此 Routh-Hurwitz 准则（8.21）可得证。

接下来用数值模拟来验证控制（包括强控制和弱控制）的有效性。在此先假设 $P = 0.9$。为了验证强控制的有效性，先设 $u = 0.5r$，$\upsilon = 0.5n$ 以及 $\omega = 0.5m$。在该组参数值的设定下，$R_0 = 0.4$。相反，若令 $u = 0.1r$，$\upsilon = 0.1n$ 以及 $\omega = 0.1m$，可得一个强控制模型且 $R_0 = 1.03$。图 8.1 分别表示有弱控制的霍乱模型、强控制的霍乱模型和无控制的霍乱模型三者的感染者人数的比较。可以清楚地看出强控制模型的曲线迅速趋于 0 即传染病消失；同时弱控制模型的曲线大大低于无控制的原始模型，这意味着带有弱控制的模型尽管不能消除传染病，但能大大减小感染者人数。

图 8.2 中以 Codeco 模型为例，模拟当时间取得较长时（至 2 000 周），感染者人数的变化。原始的无控制的 Codeco 模型中当霍乱第一次爆发之后，又发生了几次周期振荡。而有弱控制的模型自第一次霍乱爆发后，周期振荡更小些，而最终感染者人数趋于零，说明不会再有更多的传染病爆发并流行开来。

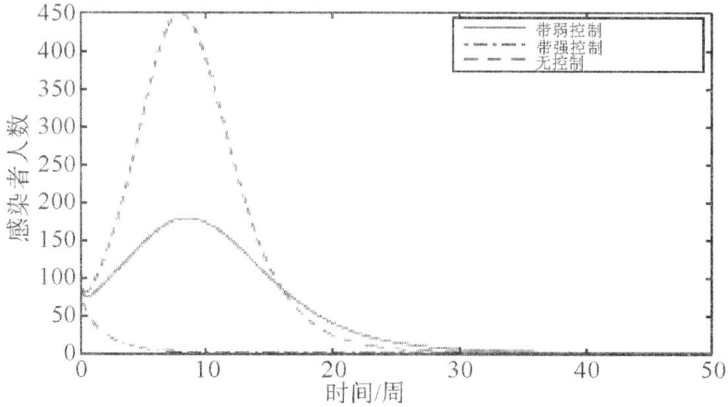

图 8.1　Codeco 模型中感染者人数随时间变化的趋势图（一）

注：虚线为无控制模型的感染者人数；点线为强控制模型的感染者人数；虚线为弱控制模型的感染者人数

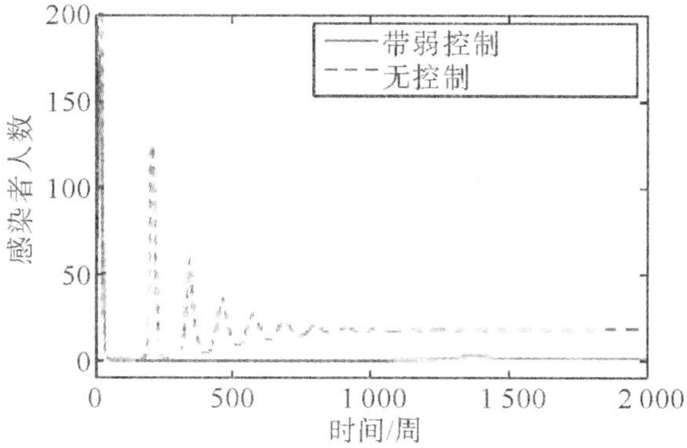

图 8.2　Codeco 模型中感染者人数随时间变化的趋势图（二）

注：长时间预测中，实线为弱控制模型的感染者人数，虚线为无控制模型的感染者人数

8.2　带控制的一般模型

在本节调整一般霍乱模型（4.1）~（4.4），增加三个控制因素：疫苗接种、使用抗生素和水源处理。模型如下：

$$\frac{\mathrm{d}S}{\mathrm{d}t} = bn - Sf(I,\ B) - bS - \upsilon S \tag{8.24}$$

$$\frac{\mathrm{d}I}{\mathrm{d}t} = Sf(I,\ B) - (\gamma + b)I - \mu I \tag{8.25}$$

$$\frac{\mathrm{d}R}{\mathrm{d}t} = \gamma I - bR + \upsilon S + \mu I \tag{8.26}$$

$$\frac{\mathrm{d}B}{\mathrm{d}t} = \bar{h}(I,\ B) \tag{8.27}$$

其中$\bar{h}(I,\ B)=h(I,\ B)-\omega B$。方程（8.24）~（8.27）有唯一一个正无病平衡点（DFE）：

$$X_0 = \left(\frac{bn}{n+\upsilon},\ 0,\ \frac{\upsilon n}{b+\upsilon},\ 0\right)^{\mathrm{T}} \tag{8.28}$$

由第3章中介绍的求基本再生数的方法，可求得再生矩阵为

$$FV^{-1} =$$

$$\frac{1}{\gamma+b+\mu}\begin{bmatrix} -\frac{bN}{b+\upsilon}\left[\frac{\partial f}{\partial I}(0,\ 0) - \frac{\partial f}{\partial B}(0,\ 0)\left(\frac{\partial \bar{h}}{\partial B}(0,\ 0)\right)^{-1}\frac{\partial \bar{h}}{\partial I}(0,\ 0)\right] & \frac{bN}{b+\upsilon}(\gamma+b+\mu)\left(\frac{\partial \bar{h}}{\partial B}(0,\ 0)\right)^{-1}\frac{\partial f}{\partial B}(0,\ 0)\big] \\ 0 & 0 \end{bmatrix}$$

由此可求出基本再生数为

$$R_0 = \frac{bN}{(\gamma+b+\mu)(b+\upsilon)}\left[\frac{\partial f}{\partial I}(0,\ 0) - \frac{\partial f}{\partial B}(0,\ 0)\left(\frac{\partial \bar{h}}{\partial B}(0,\ 0)\right)^{-1}\frac{\partial \bar{h}}{\partial I}(0,\ 0)\right] \tag{8.29}$$

可以比较出该基本再生数的值小于（4.9）中无控制模型求出的基本再生数的值。

定理8.3 当$R_0 < 1$时，模型（8.24）~（8.27）的无病平衡点是局部渐近稳定的；当$R_0 > 1$时，无病平衡点不稳定。

当$R_0 > 1$时，意味着控制不足以彻底消除传染病，传染病在此刻仍然会流行开来。地方病平衡点如下：

$$X^* = (S^*,\ I^*,\ R^*,\ B^*)^{\mathrm{T}} \tag{8.30}$$

满足以下等式：

$$I^* = \frac{1}{(\gamma+b+\mu)}\frac{bNf(I^*,\ B^*)}{b+\upsilon+f(I^*,\ B^*)} \tag{8.31}$$

$$S^* = \frac{bN}{b+\upsilon+f(I^*,\ B^*)} \tag{8.32}$$

$$R^* = \frac{\gamma I^* + \mu I^* + \upsilon S^*}{b} \tag{8.33}$$

$$0=\bar{h}(I^*, B^*) \tag{8.34}$$

模型（8.24）～（8.27）的 Jacobian 矩阵为

$$J_B=\begin{pmatrix} -b-f(I,B)-v & -S\dfrac{\partial f}{\partial I}(I,B) & 0 & -S\dfrac{\partial f}{\partial B}(I,B) \\ f(I,B) & S\dfrac{\partial f}{\partial I}(I,B)-(\gamma+b+\mu) & 0 & S\dfrac{\partial f}{\partial B}(I,B) \\ v & r+u & -b & 0 \\ 0 & \dfrac{\partial \bar{h}}{\partial I}(I,B) & 0 & \dfrac{\partial \bar{h}}{\partial B}(I,B) \end{pmatrix} \tag{8.35}$$

为了计算方便，再令

$$F=f(I^*, B^*), E=\frac{\partial f}{\partial I}(I^*, B^*), P=\frac{\partial f}{\partial P}(I^*, B^*),$$

$$\bar{Q}=\frac{\partial \bar{h}}{\partial B}(I^*, B^*), \bar{T}=\frac{\partial \bar{h}}{\partial I}(I^*, B^*)$$

由第 4 章中的假设（b）和（c），可知 $F\geqslant 0, E\geqslant 0, P\geqslant 0, \bar{T}\geqslant 0$，然而 $\bar{Q}\leqslant 0$。再计算在地方病平衡点的 Jacobian（8.35）矩阵为

$$J_B^*=\begin{pmatrix} -F-b-v & -S^*E & 0 & -S^*P \\ F & S^*E-(\gamma+b+\mu) & 0 & S^*P \\ v & r+u & -b & 0 \\ 0 & \bar{T} & 0 & \bar{Q} \end{pmatrix}$$

特征多项式为

$$\mathrm{Det}(\lambda I-J_B^*)=(\lambda+b)[(\lambda+b+v+F)(\lambda+\gamma+b+\mu)(\lambda-\bar{Q})-(\lambda+b+v)[(S^*E\lambda-S^*Eb+S^*P\bar{T})]$$

很显然 $\lambda=-b$ 为一个负根。对中括号里面的式子化简为

$$a_0\lambda^3+a_1\lambda^2+a_2\lambda+a_3=0 \tag{8.36}$$

其中：$a_0=1$ (8.37)

$$a_1=-Q+\gamma+2b+\mu+F+v-S^*E \tag{8.38}$$

$$a_2=-\gamma\bar{Q}-2b\bar{Q}-\mu\bar{Q}+b\gamma+b^2+b\mu-F\bar{Q}+F\gamma+Fb+F\mu-v\bar{Q}+\gamma v+bv+\mu v+S^*E\bar{Q}-S^*P\bar{T}-bS^*E-vS^*E \tag{8.39}$$

$$a_3=-b\gamma\bar{Q}-b^2\bar{Q}-b\mu\bar{Q}-F\gamma\bar{Q}-Fb\bar{Q}-F\mu\bar{Q}-v\gamma\bar{Q}-vb\bar{Q}-v\mu\bar{Q}+bS^*E\bar{Q}-bS^*P\bar{T}+vS^*E\bar{Q}-vS^*P\bar{T} \tag{8.40}$$

由 Routh-Hurwitz 准则，地方病平衡点稳定的充分必要条件为

$$a_1 > 0, \quad a_2 > 0, \quad a_3 > 0, \quad a_1 a_2 - a_0 a_3 > 0 \tag{8.41}$$

引理 8.1 在地方病平衡点，有以下两个不等式成立：

$$b + \gamma + \mu - ES^* \geqslant 0 \tag{8.42}$$

$$-\bar{Q}(b + \gamma + \mu) \geqslant P\bar{T}S^* - E\bar{Q}S^* \tag{8.43}$$

证明：由不等式（8.2.8）和（8.2.9），可得

$$\begin{aligned} b + \gamma + \mu - ES^* &= (b + \gamma + \mu) - \frac{\partial f}{\partial I}(I^*, B^*)S^* \\ &= \frac{bNf(I^*, B^*)}{[b + v + f(I^*, B^*)]I^*} - \\ &\quad \frac{\partial f}{\partial I}(I^*, B^*) \frac{bN}{b + v + f(I^*, B^*)} \\ &= \frac{bNf(I^*, B^*)}{[b + v + f(I^*, B^*)]I^*}[f(I^*, B^*) \\ &\quad - \frac{\partial f}{\partial I}(I^*, B^*)I^*] \\ &\geqslant 0 \end{aligned} \tag{8.44}$$

以及

$$\begin{aligned} -\bar{Q}(b + \gamma + \mu) &= -\frac{\partial \bar{h}}{\partial B}(I^*, B^*)(b + \gamma + \mu) \\ &\geqslant \frac{\partial f}{\partial B}(I^*, B^*) \frac{\partial \bar{h}}{\partial I}(I^*, B^*)S^* - \frac{\partial f}{\partial I}(I^*, B^*) \frac{\partial \bar{h}}{\partial B}(I^*, \\ &\quad B^*)S^* \\ &= P\bar{T}S^* - E\bar{Q}S^* \end{aligned} \tag{8.45}$$

引理 8.2 在地方病平衡点 X^*，（8.41）中的四个不等式都成立。

证明：首先由不等式（8.42），可得

$$\begin{aligned} a_1 &= \bar{Q} + \gamma + 2b + \mu + F + v - S^* E \\ &= -\frac{\partial \bar{h}}{\partial B}(I^*, B^*) + \gamma + 2b + \mu + f(I^*, B^*) + v - \frac{\partial f}{\partial I}(I^*, B^*)S^* \\ &> (b + \gamma + \mu) - \frac{\partial f}{\partial I}(I^*, B^*)S^* \\ &> 0 \end{aligned} \tag{8.46}$$

接下来再同时利用不等式（8.42）和（8.43）可得

$$\begin{aligned} a_2 = &-\gamma\bar{Q} - 2b\bar{Q} - \mu\bar{Q} + b\gamma + b^2 + b\mu - F\bar{Q} + F\gamma + Fb + F\mu - v\bar{Q} + \\ &\gamma v + bv + \mu v + S^* E\bar{Q} - S^* P\bar{T} - bS^* E - vS^* E \end{aligned}$$

$$
\begin{aligned}
&= (b+v)(b+\gamma+\mu-ES^{*}) + (-\bar{Q}b-\bar{Q}\gamma-\bar{Q}\mu-S^{*}P\bar{T}+E\bar{Q}S^{*}) + \\
&\quad (Fb+F\gamma+F\mu-v\bar{Q}-F\bar{Q}-b\bar{Q}) \\
&> 0 \qquad (8.47)
\end{aligned}
$$

同理可得

$$
\begin{aligned}
a_3 &= -b\gamma\bar{Q}-b^2\bar{Q}-b\mu\bar{Q}-F\gamma\bar{Q}-Fb\bar{Q}-F\mu\bar{Q}-v\gamma\bar{Q}-vb\bar{Q}-v\mu\bar{Q}+ \\
&\quad bS^{*}E\bar{Q}-bS^{*}P\bar{T}+vS^{*}E\bar{Q}-vS^{*}P\bar{T} \\
&= (b+v)(-\bar{Q}b-\bar{Q}\gamma-\bar{Q}\mu+E\bar{Q}S^{*}-P\bar{T}S^{*}) + \\
&\quad (-b\mu\bar{Q}-F\gamma\bar{Q}-Fb\bar{Q}-F\mu\bar{Q}) \\
&> 0 \qquad (8.48)
\end{aligned}
$$

最后，注意到 $a_1 > -Q > 0$ 以及

$$
\begin{aligned}
(-Q)(a_1a_2-a_0a_3) &= (\bar{Q}^2b+\bar{Q}^2\gamma+\bar{Q}^2\mu-E\bar{Q}^2S^{*}+P\bar{T}\bar{Q}S^{*}) + \\
&\quad (F\bar{Q}^2+\bar{Q}^2b+\bar{Q}^2v+bS^{*}P\bar{T}+vS^{*}P\bar{T}) \\
&> 0 \qquad (8.49)
\end{aligned}
$$

由此 $a_1a_2 > a_0a_3$ 可以得证。

定理 8.4 当 $R_0 > 1$ 时，模型（8.24）~（8.27）的地方病平衡点是局部渐近稳定的。

小结

本节粗浅地对传染病模型结合一些控制措施进行了基本的研究。这些控制措施虽然不能彻底根除传染病，但能有效降低感染者人数。值得一提的是，从实际的角度出发，使用抗生素并不是治疗霍乱的非常有效的方式，反而药物治疗才是目前最为有效和最经济的控制霍乱的措施之一。

8.3 最优控制的霍乱模型

最优控制理论是现代控制理论的一个核心内容，近年来被较为广泛地应用到各类传染病的研究和策略控制中。Sunmi 等人结合最优控制理论研究流感模型，在文中比较了五种控制策略，数值模拟表明同时使用抗生素和及时隔离感染者可以最有效控制流感的传播。Kar 和 Batabyal 也针对预防接种模型使用最优控制策略来控制易感者数目和有效提高复原率。Okosun 等人分析疟疾传染

病模型，利用最优控制理论，得出进行疫苗接种和治疗策略的最佳条件，并用 Pontryagin 最大值原理推导出最优控制的必要条件。Tchuenche 等人推导含有疫苗接种的流感模型，利用最优控制理论判断在何时增减疫苗的摄取能控制最低成本。Devipriya 和 Kalaivani 考虑了一个最优 SIWR 模型（ W 是病菌在水源中的浓度)，不但可以通过接种将感染者人数降到最低，还能将费用控制到最少。为了最大限度控制传染病的传播，将感染者人数控制到最低同时也将总花费控制到最小，本节建立一个同时含有预防接种和药物治疗的最优传染病控制模型，对模型进行稳定性分析，并使用最优控制理论和 Pontryagin 原理分析最优控制策略，再从经济角度出发，综合考虑预防接种和治疗的花费，计算成本效益，寻求最优策略使得疾病控制过程中的总成本最省。最后通过数值模拟和敏感性分析，验证理论结果并寻求对传染病流行起决定性作用的参数。

8.3.1 最优控制模型

首先在 Mukandavire 等人的模型基础上，增加预防接种者仓室，建立含有预防接种的最优控制模型。对易感者人群进行疫苗接种后，则有 u_1S 人数进入接种者人群。而已经丧失了疫苗有效性的部分人群仍然留在易感者人群。通过卫生处理水源中的霍乱病菌也可以直接减少 u_3W 部分的霍乱病菌。设总人数 $N = S + I + V + R$，其中 S，I，V 和 R 分别表示易感染者、染病者、接种者和移出者，W 为霍乱病菌浓度。

参数 λ 表示易感者 S 的输入率，包括出生和迁入，β 表示病菌传播率，δ 和 μ 分别表示感染者和非感染者不同的死亡率，γ 表示感染者的移出率，κ 为半饱和率，θ 为免疫丧失率，σ 表示疫苗的有效率，当 $\sigma = 0$ 为该疫苗完全有效，$\sigma = 1$ 意味着疫苗没有效果。最后采用控制变量 u_1 控制疫苗接种措施的有效性，u_2 来控制疫苗的丧失，u_3 表示通过卫生处理水源中霍乱病菌的丧失率。所有的参数都为正数。

$$\frac{\mathrm{d}S}{\mathrm{d}t} = \Lambda - \frac{\beta WS}{\kappa + W} - (\mu + u_1)S + (1 - u_2)\theta V \tag{8.50}$$

$$\frac{\mathrm{d}V}{\mathrm{d}t} = u_1S - \frac{\sigma\beta VW}{\kappa + W} - \mu V - (1 - u_2)\theta V \tag{8.51}$$

$$\frac{\mathrm{d}I}{\mathrm{d}t} = \frac{\beta WS}{\kappa + W} + \frac{\sigma\beta VW}{\kappa + W} - (\gamma + \mu + \delta)I \tag{8.52}$$

$$\frac{\mathrm{d}W}{\mathrm{d}t} = \alpha I - \xi W - u_3W \tag{8.53}$$

$$\frac{dR}{dt} = \gamma I - \mu R \tag{8.54}$$

ODE 系统（8.50）~（8.54）的解域为

$$\bar{D} = \{(S, V, I, R) \mid S \geqslant 0, V \geqslant 0, I \geqslant 0, R \geqslant 0, S + V + I + R = N\}$$

基本再生数 R_0 可以求出为

$$R_0 = \frac{\sigma\beta\Lambda[(\mu + (1 - u_2)\theta)] + \alpha\beta\sigma\Lambda u_1}{\mu\kappa(\gamma + \mu + \delta)(\xi + u_3)[\mu + u_1 + (1 - u_2)\theta]} \tag{8.55}$$

8.3.2 无病平衡点

因为 R 为一个独立方程［在方程组（8.50）~（8.53）中均不含有 R］，为了简化计算，ODE 模型可以去掉方程（8.54），简化为四维方程组。该模型的无病平衡点为

$$X_0 = \left(\frac{[\mu + (1 - u_2)\theta]\Lambda}{\mu[\mu + u_1 + (1 - u_2)\theta]}, \frac{u_1\Lambda}{\mu[\mu + u_1 + (1 - u_2)\theta]}, 0, 0\right)^{\mathrm{T}} \tag{8.56}$$

定理 8.5 当 $R_0 < 1$ 时，模型（8.50）~（8.53）的无病平衡点是局部渐近稳定的。

证明：模型（8.50）~（8.53）在 DFE 处的雅克比矩阵为

$$\boldsymbol{J}_B = \begin{pmatrix} -\mu - u_1 & (1 - u_2)\theta & 0 & -\dfrac{\beta S_0}{\kappa} \\ u_1 & -\mu - (1 - u_2)\theta & 0 & -\dfrac{\sigma\beta V_0}{\kappa} \\ 0 & 0 & -(\gamma + \mu + \delta) & \dfrac{\beta(S_0 + \sigma V_0)}{\kappa} \\ 0 & 0 & \alpha & -\xi - u_3 \end{pmatrix}$$

矩阵 $\boldsymbol{J}_B$ 的特征多项式为

$$a_4\lambda^4 + a_3\lambda^3 + a_2\lambda^2 + a_1\lambda + a_0 = 0$$

其中：$a_4 = 1$

$a_3 = \xi + \gamma + 3\mu + \delta + u_1 + (1 - u_2)\theta + u_3$

$a_2 = (\gamma + \mu + \delta)(\xi + u_3) + (u_1 + (1 - u_2)\theta)(\xi + \gamma + \mu + \delta + u_3) +$

$(\mu + \mathrm{u}_1)(\xi + \gamma + \mu + \delta + u_3) + \mu(\mu + u_1 + (1 - u_2)\theta) - \dfrac{\beta\alpha}{\kappa}(S_0 + \sigma V_0)$

$a_3 = (\gamma + \mu + \delta)(\xi + u_3)(u_1 + (1 - u_2)\theta) + (\xi + u_3)(\gamma + \mu + \delta)(\mu + u_1) +$

$\mu(\mu + u_1 + (1 - u_2)\theta)(\gamma + \mu + \delta + u_3 + \xi) -$

$\frac{\beta\alpha}{\kappa}(S_0 + \sigma V_0)(\mu + u_1) - \frac{\beta\alpha}{\kappa}(S_0 + \sigma V_0)(\mu + u_1 + (1 - u_2)\theta)$

$a_4 = \mu(\mu + u_1 + (1 - u_2)\theta)(\xi + u_3)(\gamma + \mu + \delta) - (\mu + u_1 + (1 - u_2)\theta)\frac{\beta\alpha}{\kappa}$

由 Routh-Hurwitz 准则，无病平衡点稳定的充分必要条件为

$$a_3 > 0, a_1 > 0, \quad a_0 > 0, \quad a_1(a_2a_3 - a_1) > a_0a_3^2 \tag{8.57}$$

通过简单计算即可得证。此处计算可参见第 3 章，第 4 章，具体计算略。

接下来再证明无病平衡点的全局稳定性。

定理 8.6 当 $R_0 < 1$ 时，模型（8.50）~（8.53）的无病平衡点是全局渐近稳定的。

证明：设 Lyapunov 方程为 $L(S, I, V, W) = I + \frac{(\gamma + \mu + \delta)}{\alpha}W$。容易验证 $L(X_0) = 0$。同时可计算得

$$\begin{aligned}
\frac{\mathrm{d}L}{\mathrm{d}t} &= \frac{\beta WS}{\kappa + W} + \frac{\sigma\beta VW}{\kappa + W} + \frac{(\gamma + \mu + \delta)}{\alpha}(\alpha I - \xi W - u_3 W) \\
&\leqslant \frac{\beta WS_0}{\kappa + W} + \frac{\sigma\beta WV_0}{\kappa + W} + \frac{(\gamma + \mu + \delta)(\xi + u_3)}{\alpha}W \\
&\leqslant \frac{\beta WS_0}{\kappa + W} + \frac{\sigma\beta WV_0}{\kappa + W} + \frac{(\gamma + \mu + \delta)(\xi + u_3)}{\alpha}W \\
&= \frac{(\gamma + \mu + \delta)(\xi + u_3)}{\alpha}(R_0 - 1)W
\end{aligned} \tag{8.58}$$

8.3.3 地方病平衡点

ODE 模型（8.50）~（8.53）的地方病平衡点 $X^* = (S^*, V^*, I^*, W^*)$ 可由下面的方程组表示：

$$\Lambda - \frac{\beta W^* S^*}{\kappa + W^*} - (\mu + u_1)S^* + (1 - u_2)\theta V^* = 0 \tag{8.59}$$

$$u_1 S^* - \frac{\sigma\beta V^* W^*}{\kappa + W^*} - \mu V^* - (1 - u_2)\theta V^* = 0 \tag{8.60}$$

$$\frac{\beta W^* S^*}{\kappa + W^*} + \frac{\sigma\beta V^* W^*}{\kappa + W^*} - (\gamma + \mu + \delta)I^* = 0 \tag{8.61}$$

$$\alpha I^* - \xi W^* - u_3 W^* = 0 \tag{8.62}$$

首先由方程（8.62）可计算得到

$$W^* = \frac{\alpha I^*}{\xi + u_3} \tag{8.63}$$

将式（8.63）代入方程（8.61）可求解出：

$$S^* = \frac{(\gamma + \mu + \delta)[\kappa(\xi + u_3) + \alpha I^*] - \sigma\beta\alpha V^*}{\beta\alpha} \tag{8.64}$$

再将式（8.64）代入方程（8.61）可求解出：

$$V^* = \frac{u_1(\gamma + \mu + \delta)[\kappa(\xi + u_3) + \alpha I^*]}{\beta\alpha\left[\frac{\sigma\beta\alpha I^*}{\kappa(\xi + u_3) + \alpha I^*} + \mu + (1 - u_2)\theta + u_1\sigma\right]} \tag{8.65}$$

将 V^* 的表达式代入式（8.64）可求得 S^* 的表达式：

$$S^* = \frac{(\gamma + \mu + \delta)[\kappa(\xi + u_3) + \alpha I^*]\left[\frac{\sigma\beta\alpha I^*}{\kappa(\xi + u_3) + \alpha I^*} + \mu + (1 - u_2)\theta\right]}{\beta\alpha\left[\frac{\sigma\beta\alpha I^*}{\kappa(\xi + u_3) + \alpha I^*} + \mu + (1 - u_2)\theta + u_1\sigma\right]} \tag{8.66}$$

再将 V^* 和 S^* 的表达式代入式（8.50）~（8.53），可得到关于 I^* 的方程为

$$A(I^*)^2 + BI^* + C = 0 \tag{8.67}$$

为了计算简单，令 $P = \kappa(\xi + u_3)$，$Q = \mu + (1 - u_2)\theta$，且

$$A = -(\gamma + \mu + \delta)\alpha[\alpha\sigma\beta\mu + \alpha\mu(Q + u_1) + Q + u_1\sigma]$$

$$B = \Lambda\beta\alpha^2(Q + u_1\sigma) - (\gamma + \mu + \delta)P[\alpha\sigma\beta\mu + 2\alpha\mu(Q + u_1) + Q + u_1\sigma]$$

$$C = P^2\mu(\gamma + \mu + \delta)(Q + u_1)(R_0 - 1) \tag{8.68}$$

设 I_1 和 I_2 为方程（8.67）的两个根，则必有 $I_1I_2 = \frac{C}{A}$ 以及 $I_1 + I_2 = -\frac{B}{A}$。显然 $A < 0$。

（1）当 $R_0 > 1$ 时，$C > 0$，则 $I_1I_2 = \frac{C}{A} < 0$，易知方程（8.67）有且只有一个正实根。

（2）当 $R_0 < 1$ 时，$C < 0$，且容易证得 $B < 0$。此时方程（8.67）无实根。

（3）当 $R_0 = 1$ 时，$C = 0$，则方程（8.67）只有一个非零负根 $-\frac{B}{A}$。

定理 8.7 当 $R_0 > 1$ 时，模型（8.50）~（8.53）存在唯一正实根。

接下来再证明地方病平衡点的局部稳定性。

定理 8.8 当 $R_0 > 1$ 时，模型（8.50）~（8.53）的地方病平衡点是局部

渐近稳定的。

证明：令 $R=\frac{\beta W^*}{\kappa+W^*}+\mu+u_1$，$T=\frac{\sigma\beta W^*}{\kappa+W^*}+\mu+(1-u_2)\theta$，则方程组（8.50）~（8.53）在地方病平衡点的雅克比矩阵为

$$J_B^*=\begin{pmatrix} -R & -(1-u_2)\theta & 0 & -\frac{\beta\kappa S^*}{(\kappa+W^*)^2} \\ u_1 & -T & 0 & -\frac{\sigma\beta\kappa V^*}{(\kappa+W^*)^2} \\ \frac{\beta W^*}{\kappa+W^*} & \frac{\sigma\beta W^*}{\kappa+W^*} & -(\gamma+\mu+\delta) & \frac{\beta\kappa(S^*+\sigma V^*)}{(\kappa+W^*)^2} \\ 0 & 0 & \alpha & -\xi-u_3 \end{pmatrix}$$

矩阵 J_B^* 的特征多项式为

$$b_4\lambda^4+b_3\lambda^3+b_2\lambda^2+b_1\lambda+b_0=0$$

其中：$b_4=1$

$b_3=\xi+u_3+\gamma+\mu+\delta+T+R$

$$b_2=\left[(\gamma+\mu+\delta)(\xi+u_3)-\frac{\sigma\beta\kappa V^*}{(\kappa+W^*)^2}\right]+\left[TR-u_1(1-u_2)\theta\right]+(T+R)(\gamma+\mu+\delta+\xi+u_3)$$

$$b_1=(T+R)\left[(\gamma+\mu+\delta)(\xi+u_3)-\frac{\sigma\beta\kappa V^*}{(\kappa+W^*)^2}\right]+\left[TR-u_1(1-u_2)\theta\right](\gamma+\mu+\delta+u_3+\xi)+\frac{\sigma^2\beta^2\alpha\kappa V^*W^*}{(\kappa+W^*)^3}+\frac{\beta^2\alpha\kappa S^*W^*}{(\kappa+W^*)^3}$$

$$b_0=\left[TR-u_1(1-u_2)\theta\right]\left[(\gamma+\mu+\delta)(\xi+u_3)-\frac{\sigma\beta\kappa V^*}{(\kappa+W^*)^2}\right]+\frac{u_1R\sigma\beta^2\kappa S^*W^*}{(\kappa+W^*)^3}+\frac{u_1\alpha\sigma\beta^2\kappa S^*W^*}{(\kappa+W^*)^3}+\frac{(1-u_2)\theta\alpha\sigma\beta^2\kappa V^*W^*}{(\kappa+W^*)^3}+\frac{T\alpha\beta^2\kappa S^*W^*}{(\kappa+W^*)^3}$$

同样，需要证明一下四个 Routh-Hurwitz 条件被满足，即

$$b_3>0,\ b_1>0,\quad b_0>0,\quad b_1(b_2b_3-b_1)>b_0b_3^2 \tag{8.69}$$

显然 $b_3>0$。再从方程（8.52）和（8.53）可计算求得 $TR>u_1(1-u_2)\theta$ 以及 $(\gamma+\mu+\delta)(\xi+u_3)>\frac{\sigma\beta\kappa V^*}{(\kappa+W^*)^2}$，则很容易证得 $b_1>0$ 和 $b_0>0$。最后，

$b_1(b_2b_3 - b_1) > b_0b_3^2$ 也能通过计算证得。定理 8.8 得证。

最后证明地方病平衡点的全局渐近稳定性。目前大部分文献都只利用几何方法证明三阶系统的全局稳定性，四阶以上系统的证明很困难且很少讨论到。本节利用 Gumel 等，Li 和 Muldowney 的方法证明四阶系统的全局稳定性。对于任一动力系统 $\frac{\mathrm{d}x}{\mathrm{d}t}=f(x)$，其中 f: $D \to R^n$，$D \in R^n$ 是一个联通开集。若能求得矩阵 $\boldsymbol{B}=\boldsymbol{Y}_f\boldsymbol{Y}^{-1}+\boldsymbol{Y}\boldsymbol{J}^{[2]}\boldsymbol{Y}^{-1}$，其中 $\boldsymbol{J}^{[2]}$ 是第二加性矩阵[122]。再定义 $\bar{\mu}(B)$ 表示范数的 Lozinskii 测度，由 Li 和 Muldowney 可知 $\bar{\mu}(B)=\lim\limits_{h \to 0^+}\frac{|I+hB|-1}{h}$。最后由平衡点 E_0 的不稳定性可知系统（8.50）~（8.53）是一致连续的，且存在一个紧吸引集。因此当 $R_0>1$ 时，系统（8.50）~（8.53）满足 Li 和 Muldowney 提出的定理 3.1 的假设条件（H1）和（H2），为了证明地方病平衡点的全局渐近稳定性，只需要证明存在一个 $\chi>0$ 使得 $\bar{\mu}(B) \leqslant -\chi$ 即可。

$\boldsymbol{J}_B^*$ 的第二加性矩阵为

$$\boldsymbol{J}^{[2]}=\begin{pmatrix} J_{11} & 0 & -\frac{\sigma\beta\kappa V^*}{(\kappa+W^*)^2} & 0 & \frac{\beta\kappa S^*}{(\kappa+W^*)^2} & 0 \\ \frac{\sigma\beta W^*}{\kappa+W^*} & J_{22} & \frac{\beta\kappa(S^*+\sigma V^*)}{(\kappa+W^*)^2} & (1-u_2)\theta & 0 & \frac{\beta\kappa S^*}{(\kappa+W^*)^2} \\ 0 & \alpha & J_{33} & 0 & (1-u_2)\theta & 0 \\ -\frac{\beta W^*}{\kappa+W^*} & u_1 & 0 & J_{44} & \frac{\beta\kappa(S^*+\sigma V^*)}{(\kappa+W^*)^2} & \frac{\sigma\beta\kappa V^*}{(\kappa+W^*)^2} \\ 0 & 0 & u_1 & \alpha & J_{55} & 0 \\ 0 & 0 & \frac{\beta W^*}{\kappa+W^*} & 0 & \frac{\sigma\beta W^*}{\kappa+W^*} & J_{66} \end{pmatrix}$$

其中：$J_{11}=-\frac{\beta W^*}{\kappa+W^*}-\frac{\sigma\beta W^*}{\kappa+W^*}-2\mu-u_1-(1-u_2)\theta$

$$J_{22}=-\frac{\beta W^*}{\kappa+W^*}-\mu-u_1-(\gamma+\mu+\delta)$$

$$J_{33}=-\frac{\beta W^*}{\kappa+W^*}-\mu-u_1-(\xi+u_3)$$

$$J_{44}=-\frac{\beta W^*}{\kappa+W^*}-\mu-(1-u_2)\theta-(\gamma+\mu+\delta)$$

$$J_{55}=-\frac{\beta W^*}{\kappa+W^*}-\mu-(1-u_2)\theta-(\xi+u_3)$$

$J_{66}=-(\gamma+\mu+\delta)-(\xi+u_3)$

再令

$$Y=\begin{pmatrix} \frac{1}{I} & 0 & 0 & 0 & 0 & 0 \\ 0 & \frac{1}{I} & 0 & 0 & 0 & 0 \\ 0 & 0 & 0 & \frac{1}{I} & 0 & 0 \\ 0 & 0 & \frac{1}{W} & 0 & 0 & 0 \\ 0 & 0 & 0 & 0 & \frac{1}{W} & 0 \\ 0 & 0 & 0 & 0 & 0 & \frac{1}{W} \end{pmatrix}$$

则 $\boldsymbol{B}=\boldsymbol{Y}_f\boldsymbol{Y}^{-1}+\boldsymbol{Y}\boldsymbol{J}^{[2]}\boldsymbol{Y}^{-1}$ 可求得为

$$J^{[2]}=\begin{pmatrix} B_{11} & 0 & 0 & -\frac{\sigma\beta\kappa V^* W^*}{(\kappa+W^*)^2 I^*} & \frac{\beta\kappa S^* W^*}{(\kappa+W^*)^2 I^*} & 0 \\ \frac{\sigma\beta W^*}{\kappa+W^*} & B_{22} & 0 & \frac{\beta\kappa(S^*+\sigma V^*)W^*}{(\kappa+W^*)^2 I^*} & 0 & \frac{\beta\kappa S^* W^*}{(\kappa+W^*)^2 I^*} \\ -\frac{\beta W^*}{\kappa+W^*} & \alpha & B_{33} & 0 & \frac{\beta\kappa(S^*+\sigma V^*)W^*}{(\kappa+W^*)^2 I^*} & \frac{\sigma\beta\kappa V^* W^*}{(\kappa+W^*)^2 I^*} \\ 0 & \frac{\alpha I^*}{W^*} & 0 & B_{44} & (1-u_2)\theta & 0 \\ 0 & 0 & \frac{\alpha I^*}{W^*} & u_1 & B_{55} & 0 \\ 0 & 0 & 0 & \frac{\beta W^*}{\kappa+W^*} & \frac{\sigma\beta W^*}{\kappa+W^*} & B_{66} \end{pmatrix}$$

其中：$B_{11}=-\frac{\beta W^*}{\kappa+W^*}-\frac{\sigma\beta W^*}{\kappa+W^*}-\frac{\beta S^* W^*}{(\kappa+W^*)I^*}-\frac{\sigma\beta V^* W^*}{(\kappa+W^*)I^*}-2\mu-u_1-(1-u_2)\theta+(\gamma+\mu+\delta)$

$$B_{22}=-\frac{\beta W^*}{\kappa+W^*}-\frac{\beta S^* W^*}{(\kappa+W^*)I^*}-\frac{\sigma\beta V^* W^*}{(\kappa+W^*)I^*}-\mu-u_1$$

$$B_{33}=-\frac{\sigma\beta W^*}{\kappa+W^*}-\frac{\beta S^* W^*}{(\kappa+W^*)I^*}-\frac{\sigma\beta V^* W^*}{(\kappa+W^*)I^*}-\mu-(1-u_2)\theta$$

$$B_{44}=-\frac{\beta W^*}{\kappa+W^*}-\frac{\alpha I^*}{W^*}-\mu-u_1$$

$$B_{55} = -\frac{\sigma\beta W^*}{\kappa + W^*} - \frac{\alpha I^*}{W^*} - \mu - (1 - u_2)\theta$$

$$B_{66} = -\frac{\alpha I^*}{W^*} - (\gamma + \mu + \delta)$$

再定义 Z 为 R^6 上的模，且 $Z = (z_1, z_2, z_3, z_4, z_5, z_6)^T$，

$\bar{\mu}(B) = \inf\{c: D_+ \|z\| \leqslant c\|z\|\}$。令

$$\|z\| = \max\{U_1, U_2\} \tag{8.70}$$

$$U_1(z_1, z_2, z_3) = \begin{cases} \max\{|z_1|, |z_2| + |z_3|\}, & 若\ \mathrm{sgn}(z_1) = \mathrm{sgn}(z_2) = \mathrm{sgn}(z_3) \\ \max\{|z_2|, |z_1| + |z_3|\}, & 若\ \mathrm{sgn}(z_1) = \mathrm{sgn}(z_2) = -\mathrm{sgn}(z_3) \\ \max\{|z_1|, |z_2|, |z_3|\}, & 若\ \mathrm{sgn}(z_1) = -\mathrm{sgn}(z_2) = \mathrm{sgn}(z_3) \\ \max\{|z_1| + |z_3|, |z_2| + |z_3|\}, & 若\ -\mathrm{sgn}(z_1) = \mathrm{sgn}(z_2) = \mathrm{sgn}(z_3) \end{cases}$$

以及

$$U_2(z_1, z_2, z_3) = \begin{cases} |z_4| + |z_5| + |z_6|, & 若\ \mathrm{sgn}(z_4) = \mathrm{sgn}(z_5) = \mathrm{sgn}(z_6) \\ \max\{|z_4| + |z_5|, |z_4| + |z_6|\}, & 若\ \mathrm{sgn}(z_4) = \mathrm{sgn}(z_5) = -\mathrm{sgn}(z_6) \\ \max\{|z_5|, |z_4| + |z_6|\}, & 若\ \mathrm{sgn}(z_4) = -\mathrm{sgn}(z_5) = \mathrm{sgn}(z_6) \\ \max\{|z_4| + |z_6|, |z_5| + |z_6|\}, & 若\ -\mathrm{sgn}(z_4) = \mathrm{sgn}(z_5) = \mathrm{sgn}(z_6) \end{cases}$$

此处应分为 16 种情况分别进行讨论，本节在此只讨论其中 4 种，其余 12 种情况可以按照这样类似的情况分别讨论求出。

(1) 当 $U_1 > U_2, z_1, z_2, z_3 > 0$，则 $\|Z\| = \max\{|z_1|, |z_2| + |z_3|\}$。

1.1 当 $|z_1| > |z_2| + |z_3|$ 时，$\|Z\| = |z_1| = z_1$ 以及 $U_2 < |z_1|$，再根据 $|z_5| < U_2 < |z_1|$，有

$$\begin{aligned} D_+ \|Z\| &= z_1' \\ &\leqslant \left(-\frac{\beta W^*}{\kappa + W^*} - \frac{\sigma\beta W^*}{\kappa + W^*} - \frac{\beta S^* W^*}{(\kappa + W^*)I^*} - \frac{\sigma\beta V^* W^*}{(\kappa + W^*)I^*} - 2\mu - u_1 - (1 - u_2)\theta + \right. \\ &\quad \left.(\gamma + \mu + \delta)\right)|z_1| - \frac{\sigma\beta\kappa V^* W^*}{(\kappa + W^*)^2 I^*}|z_4| + \frac{\beta\kappa S^* W^*}{(\kappa + W^*)^2 I^*}|z_5| \\ &\leqslant \left(-\frac{\beta W^*}{\kappa + W^*} - \frac{\sigma\beta W^*}{\kappa + W^*} - \frac{\beta S^* W^*}{(\kappa + W^*)^2 I^*} - \frac{\sigma\beta V^* W^*}{(\kappa + W^*)I^*} - 2\mu - u_1 - (1 - u_2)\theta + \right. \\ &\quad \left.(\gamma + \mu + \delta)\right)\|Z\| \end{aligned} \tag{8.71}$$

式（8.71）也同样适合于当 $U_1 > U_2$，$|z_1| < |z_2| + |z_3|$ 时，z_1，z_2，$z_3 > 0$ 的情况。

1.2 当 $|z_1| < |z_2| + |z_3|$ 时，$\| Z \| = |z_2| + |z_3| = z_2 + z_2$ 以及 $U_2 < |z_2| + |z_3|$，$|z_4 + z_5 + z_6| < U_2 < |z_2| + |z_3|$，有

$$
\begin{aligned}
D_+ \| Z \| &= z_2' + z_3' \\
&\leqslant \frac{\sigma\beta W^*}{\kappa + W^*} z_1 + \left(-\frac{\beta W^*}{\kappa + W^*} - \frac{\beta S^* W^*}{(\kappa + W^*) I^*} - \frac{\sigma\beta V^* W^*}{(\kappa + W^*) I^*} - \mu\right) z_2 + \\
&\quad \left(-\frac{\beta W^*}{\kappa + W^*} - \frac{\beta S^* W^*}{(\kappa + W^*) I^*} - \frac{\sigma\beta V^* W^*}{(\kappa + W^*) I^*} - \mu\right) z_3 + \\
&\quad \frac{\beta\kappa (S^* + \sigma V^*) W^*}{(\kappa + W^*)^2 I^*} (z_4 + z_5 + z_6) \\
&\leqslant \left(-\frac{\beta S^* W^*}{(\kappa + W^*) I^*} - \frac{\sigma\beta V^* W^*}{(\kappa + W^*) I^*} - \mu\right) (|z_2| + |z_3|) \\
&\leqslant \left(-\frac{\beta S^* W^*}{(\kappa + W^*) I^*} - \frac{\sigma\beta V^* W^*}{(\kappa + W^*) I^*} - \mu\right) \| Z \|
\end{aligned}
\tag{8.72}
$$

式（8.72）也同样适合于当 $U_1 > U_2$，$|z_1| < |z_2| + |z_3|$ 时，z_1，z_2，$z_3 < 0$ 的情况。

（2）当 $U_1 > U_2$，$z_1 < 0 < z_2$，z_3，此时 $\| Z \| = \max\{ |z_1| + |z_3|, |z_2| + |z_3| \}$。

2.1 当 $|z_1| > |z_2|$ 时，$\| Z \| = |z_1| + |z_3| = -z_1 + z_3$ 以及 $U_2 < |z_1| + |z_3|$，有

$$
\begin{aligned}
D_+ \| Z \| &= -z_1' + z_3' \\
&= \left[\begin{array}{l} \dfrac{\beta W^*}{\kappa + W^*} + \dfrac{\sigma\beta W^*}{\kappa + W^*} + \dfrac{\beta S^* W^*}{(\kappa + W^*) I^*} + \dfrac{\sigma\beta V^* W^*}{(\kappa + W^*) I^*} + 2\mu + u_1 \\ -(\gamma + \mu + \delta) \end{array}\right] z_1 + \\
&\quad \frac{\sigma\beta\kappa V^* W^*}{(\kappa + W^*)^2 I^*} z_4 - \frac{\beta\kappa S^* W^*}{(\kappa + W^*)^2 I^*} z_5 - \frac{\beta W^*}{\kappa + W^*} z_1 + u_1 z_2 + \\
&\quad \left[-\frac{\sigma\beta W^*}{\kappa + W^*} - \frac{\beta S^* W^*}{(\kappa + W^*) I^*} - \frac{\sigma\beta V^* W^*}{(\kappa + W^*) I^*} - \mu - (1 - u_2)\theta\right] z_3 + \\
&\quad \frac{\beta\kappa (S^* + \sigma V^*) W^*}{(\kappa + W^*)^2 I^*} z_5 + \frac{\sigma\beta\kappa V^* W^*}{(\kappa + W^*)^2 I^*} z_6 \\
&\leqslant
\end{aligned}
$$

$$
\left[-\frac{\sigma\beta W^*}{\kappa + W^*} - \frac{\sigma\beta V^* W^*}{(\kappa + W^*) I^*} - \frac{\beta S^* W^*}{(\kappa + W^*) I^*} - \mu - (1 - u_2)\theta + (\gamma + \mu + \delta)\right] (|z_1| +
$$

$|z_3|)$

$$\leqslant \left(-\frac{\sigma\beta W^*}{\kappa+W^*}-\frac{\sigma\beta V^* W^*}{(\kappa+W^*)I^*}-\frac{\beta S^* W^*}{(\kappa+W^*)I^*}-\mu-(1-u_2)\theta+(\gamma+\mu+\delta)\right)\|Z\| \tag{8.73}$$

式（8.73）也同样适合于当 $U_1 > U_2$，$|z_1| > |z_2|$ 时，z_2，$z_3 < 0$ 的情况。

2.2 当 $|z_1| > |z_2|$ 时，$\|Z\| = |z_1| + |z_3| = -z_1 + z_3$ 以及 $U_2 < |z_1| + |z_3|$，有

$$D_+\|Z\| = z_2' + z_3'$$

$$= \frac{\sigma\beta W^*}{\kappa+W^*}z_1 + \left[-\frac{\beta W^*}{\kappa+W^*}-\frac{\beta S^* W^*}{(\kappa+W^*)I^*}-\frac{\sigma\beta V^* W^*}{(\kappa+W^*)I^*}-\mu-u_1\right]z_2 + (1-u_2)\theta z_3 + \frac{\beta\kappa(S^*+\sigma V^*)W^*}{(\kappa+W^*)^2 I^*}z_4 + \frac{\beta\kappa S^* W^*}{(\kappa+W^*)^2 I^*}z_6 - \frac{\beta W^*}{\kappa+W^*}z_1 + u_1 z_2 + \left[-\frac{\sigma\beta W^*}{\kappa+W^*}-\frac{\beta S^* W^*}{(\kappa+W^*)I^*}-\frac{\sigma\beta V^* W^*}{(\kappa+W^*)I^*}-\mu-(1-u_2)\theta\right]z_3 + \frac{\beta\kappa(S^*+\sigma V^*)W^*}{(\kappa+W^*)^2 I^*}z_5 + \frac{\sigma\beta\kappa V^* W^*}{(\kappa+W^*)^2 I^*}z_6$$

$$\leqslant \left[-\frac{\beta S^* W^*}{(\kappa+W^*)I^*}-\frac{\sigma\beta V^* W^*}{(\kappa+W^*)I^*}-\mu\right](|z_2|+|z_3|) + \frac{\beta\kappa(S^*+\sigma V^*)W^*}{(\kappa+W^*)^2 I^*}(|z_4+z_5+z_6|)$$

$$\leqslant \left[-\frac{\beta S^* W^*}{(\kappa+W^*)I^*}-\frac{\sigma\beta V^* W^*}{(\kappa+W^*)I^*}-\mu\right]\|Z\| \tag{8.74}$$

式（8.74）也同样适合于当 $U_1 > U_2$，$|z_1| < |z_2|$ 时，z_2，$z_3 < 0 < z_1$ 的情况。

结合式（8.71）~式（8.75）以及剩下的 12 种情况，我们可以得到

$$D_+\|Z\| \leqslant \max\left\{\left[\frac{\beta\kappa(S^*+\sigma V^*)W^*}{(\kappa+W^*)^2 I^*}+\frac{\beta\kappa S^* W^*}{(\kappa+W^*)^2 I^*}+\mu\right], \left[-\frac{\sigma\beta W^*}{\kappa+W^*}-\frac{\beta S^* W^*}{(\kappa+W^*)I^*}-\frac{\sigma\beta V^* W^*}{(\kappa+W^*)^2 I^*}-\mu-(1-u_2)\theta+(\gamma+\mu+\delta\right]\right\}\|Z\|$$

定理 8.9 当 $R_0 > 1$ 且 χ 是常数时，如果满足下列条件，模型（8.50）~（8.53）的地方病平衡点是全局渐近稳定的。

$$\max\left\{\left(\frac{\beta\kappa(S^*+\sigma V^*)W^*}{(\kappa+W^*)^2 I^*}+\frac{\beta\kappa S^* W^*}{(\kappa+W^*)^2 I^*}+\mu\right),\right.$$

$$\left(-\frac{\sigma\beta W^*}{\kappa+W^*}-\frac{\beta S^* W^*}{(\kappa+W^*)I^*}-\frac{\sigma\beta V^* W^*}{(\kappa+W^*)^2 I^*}-\mu-(1-u_2)\theta+(\gamma+\mu+\delta)\right)\}$$

$$\| Z \| \leqslant -\chi$$

8.3.4 最优控制的计算

如何对传染病进行最优控制，即能降低感染者人数又能降低花费，是最重要且困难的工作。在本节将利用 Pontryagin 最大值原理来寻求最优控制策略。首先采用性能指标 J 为

$$J=\int_0^{t_1}(A_0 I+A_1\mu_1^2+A_2\mu_2^2+A_3\mu_3^2)dt$$

其中 t_1 为末端时刻，A_1，A_2 和 A_3 分别是相应的权重，表示对各个对应代价的控制程度。控制目标是寻找最优控制（u_1^*，u_2^*，u_3^*）使得

$$J(u_1^*,\ u_2^*,\ u_3^*)=\min_{u_1,\ u_2,\ u_3\in\Theta} J(u_1,\ u_2,\ u_3)$$

其中 u_1，u_2 和 u_3 是关于 t 的函数，$t\in(0,\ t_1)$，控制约束集合 $\Theta=\{u \mid 0\leqslant u\leqslant 1\}$。

设哈密顿方程为

$$H(S,\ V,\ I,\ W,\ R,\ u_1,\ u_2,\ u_3,\ \lambda_1,\ \lambda_2,\ \lambda_3,\ \lambda_4,\ \lambda_5)=$$

$$L+\lambda_1\frac{\mathrm{d}S}{\mathrm{d}t}+\lambda_2\frac{\mathrm{d}V}{\mathrm{d}t}+\lambda_3\frac{\mathrm{d}I}{\mathrm{d}t}+\lambda_4\frac{\mathrm{d}W}{\mathrm{d}t}+\lambda_5\frac{\mathrm{d}R}{\mathrm{d}t}$$

L 为拉格朗日方程：

$$L(I,\ u_1,\ u_2,\ u_3)=A_0 I+A_1\mu_1^2+A_2\mu_2^2+A_3\mu_3^2 \tag{8.75}$$

λ_1，λ_2，λ_3，λ_4 以及 λ_5 为协态变量，协态方程如下：

$$\dot{\lambda}_1=-\frac{\partial H}{\partial S}=\left(\frac{\beta W}{\kappa+W}+\mu+1+u_1\right)\lambda_1-\frac{\beta W}{\kappa+W}\lambda_3-u_1\lambda_2 \tag{8.76}$$

$$\dot{\lambda}_2=-\frac{\partial H}{\partial V}=-(1-u_2)\theta\lambda_1+\left[\frac{\sigma\beta W}{\kappa+W}+\mu+(1-u_2)\theta\right]\lambda_2-\frac{\sigma\beta W}{\kappa+W}\lambda_3 \tag{8.77}$$

$$\dot{\lambda}_3=-\frac{\partial H}{\partial I}=-A_0+(\gamma+\mu+\delta)\lambda_3-\alpha\lambda_4-\gamma\lambda_5 \tag{8.78}$$

$$\dot{\lambda}_4=-\frac{\partial H}{\partial W}=\frac{\beta S\kappa}{(\kappa+W)^2}\lambda_1+\frac{\sigma\beta\kappa V}{(\kappa+W)^2}\lambda_2-\left[\frac{\beta S\kappa}{(\kappa+W)^2}+\frac{\sigma\beta\kappa V}{(\kappa+W)^2}\right]\lambda_3+(\xi+u_3)\lambda_4 \tag{8.79}$$

$$\dot{\lambda}_6=-\frac{\partial H}{\partial R}=\mu\lambda_5 \tag{8.80}$$

以及横截条件为

$$\lambda_i(t_f)=0,\quad i=1,2,3,4,5 \tag{8.81}$$

由文献 Lukes，Zaman 等，建立如下定理。

定理 8.10 存在最优控制对（u_1^*，u_2^*，u_3^*）得到模型（8.50）~（8.53）的最优控制为

$$J(I,u_1^*,u_2^*,u_3^*)=\min_{u_1,u_2,u_3} J(I,u_1,u_2,u_3) \tag{8.82}$$

再由 Pontryagin 极大值原理以及上述定理 8.10，可得如下定理。

定理 8.11 假设给定最优控制对（u_1^*，u_2^*，u_3^*）$\in\Theta$ 以及系统相应的状态解和协调变量 $\lambda_i(i=1,2,\cdots 5)$ 使得协态方程（8.76）~（8.78）以及横截条件（8.79）成立，则可得模型的最优控制为

$$u_1^*=\min\{\max\{0,u_1\},1\},\ u_2^*=\min\{\max\{0,u_2\},1\},$$
$$u_3^*=\min\{\max\{0,u_3\},1\} \tag{8.83}$$

其中

$$u_1=\frac{(\lambda_1(t)-\lambda_2(t))S}{2A_1},\quad u_2=\frac{(\lambda_1(t)-\lambda_2(t))\theta V}{2A_2},\quad u_3=\frac{\lambda_4(t)W}{2A_3} \tag{8.84}$$

证明：直接求解控制方程的极值条件 $\frac{\partial H}{\partial u_1}=\frac{\partial H}{\partial u_2}=\frac{\partial H}{\partial u_3}=0$，则可求出 u_1，u_2 和 u_3 的值如式（8.52）所示。定理 8.11 得证。

8.3.5 模型模拟

为了验证模型的预测性和控制率，在本节中进行数值模拟，仍然采用 2008—2009 年津巴布韦霍乱为真实实例。参数值与前面章节一致。权重系数 $A_0=1$，$A_1=A_2=50$，$A_3=300$，A_3 的权重较大是因为在实际操作中，对水源的卫生处理花费更大。模型的初始值为：$I(0)=10$，$S(0)=9\ 890$，$V(0)=100$，$W(0)=R(0)=0$。

图 8.3 表示随着时间的变化，控制率 μ_1，μ_2 和 μ_3 的变化，即在疫情爆发的初期，三种控制率一直处于最高值状态，到 27 周左右，μ_1 率先下降，迅速下降到最小值，紧接着 μ_2 和 μ_3 也迅速下降到最小值。因此在整个疫情控制的过程中，三种控制率不需要一直保持最大值或者一个常值，这样可以节约控制成本。

图 8.4 中的曲线代表随着时间的变化 I 的变化，当易感者人数在第 27 周左右的时候达到最大值约 76 之后，逐渐减少，在第 35 周的时刻减少到 0 并最终趋于稳定。

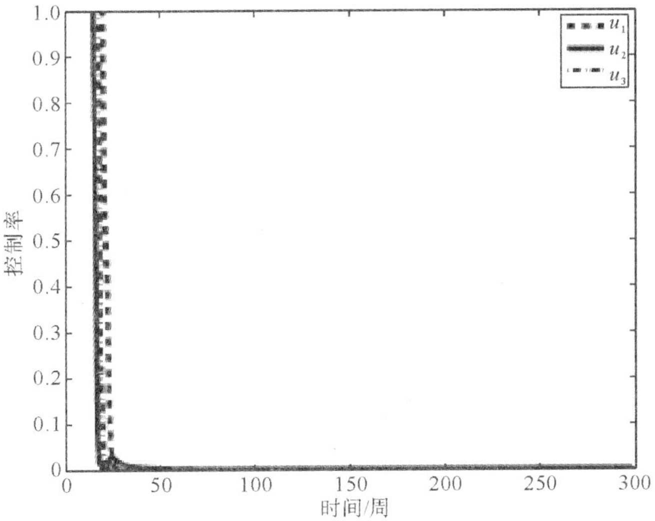

图 8.3　控制率随时间变化的趋势图

为了说明不同最优控制策略的影响，特模拟比较以下四种不同策略：①只有最优控制 μ_1；②只有最优控制 μ_2；③只有最优控制 μ_3；④无任何最优控制。从图 8.5 中可以看出当实施策略④即无任何最优控制时，感染者人数在最短时间内迅速达到约 430，而采用最优控制策略①即只有最优控制 μ_1 时，其控制感染者效果优于控制策略②和③，更远远优于策略④。因此当进行霍乱疫情控制时，同时采用三种最优控制为最佳策略，若预算有限，可只采用最优控制策略①。

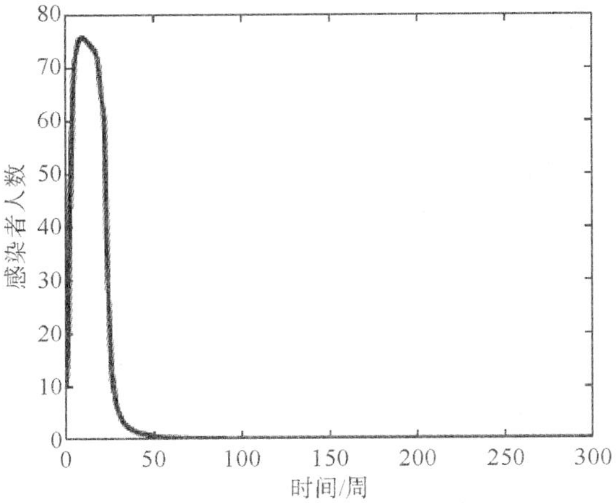

图 8.4　感染者人数随时间变化的趋势图

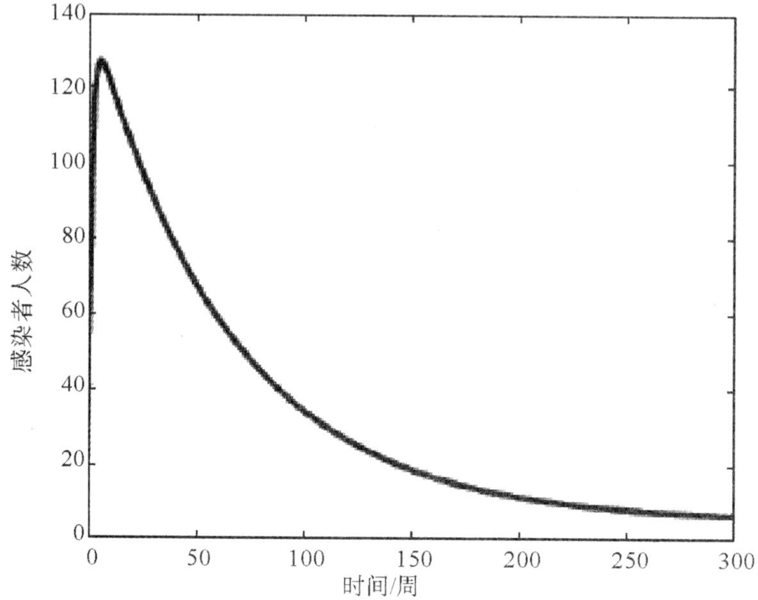

（a）只有最优控制 μ_1 时，感染者人数随时间变化的趋势图

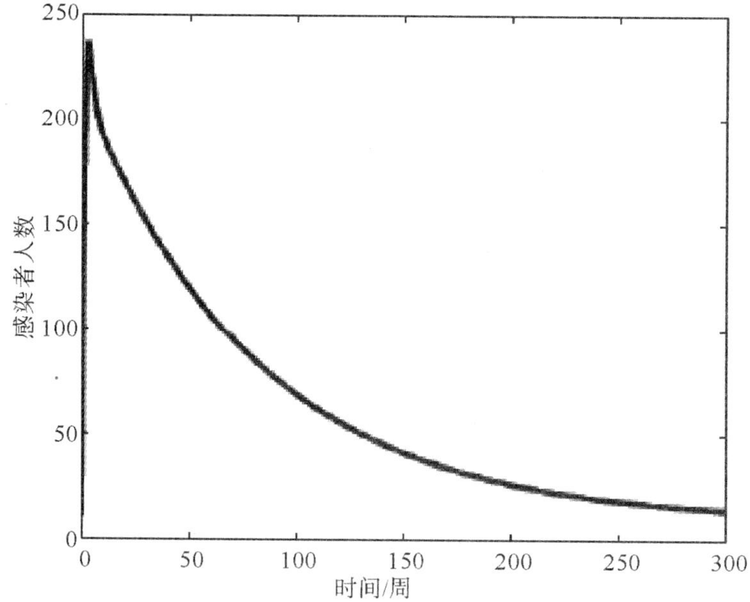

（b）只有最优控制 μ_2 时，感染者人数随时间变化的趋势图

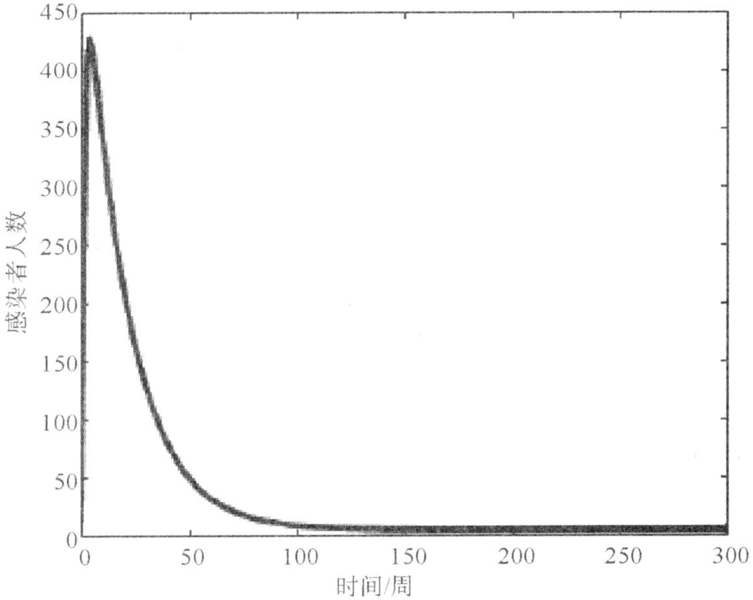

（c）只有最优控制 μ_3 时，感染者人数随时间变化的趋势图

图 8.5

小结

本节建立并分析了一个含有预防接种的霍乱最优控制模型。首先验证模型的稳定性。其次，从模型入手建立目标函数，利用最优控制原理和 Pontryagin 最大值原理得到最优变量控制组。数值模拟的结果验证了最优控制率的有效性，并表明在预算有限的情况下，可以只采用最优控制 μ_1 作为最佳控制策略。

参考文献

ALAM A, LAROCQUE R C, HARRIS J B, 2005. Hyperinfectivity of human-passaged Vibrio cholerae can be modeled by growth in the infant mouse [J]. Infection and Immunity (73): 6674-6679.

ALLEN L J S, 1994. Some discrete-time SI, SIR and SIS epidemic models [J]. Mathematical Biosciences, 124 (1): 83-105.

ANDERSON R M, MAY R M, 1992. Infectious diseases of humans. Dynamics and control [M]. New York: Oxford University Press.

ARENAS A J, MORANO J A, CORTES J C, 2008. Nonstandard numerical method for a mathematical model of RSV epidemiological transmission [J]. Computers and Mathematics with Applications, 56 (3): 670-678.

BAILEY N T J, 1975. The mathematical theory of infectious disease [M]. 2nd ed., Hafner, New York.

BLAYNEH K, CAO Y, DAE K H, 2009. Optimal control of vector-borne diseases: Treatment and prevention [J]. Discrete and Continuous Dynamical Systems-series B, 11 (3): 587-611.

BLOWER S M, DOWLATABADI H, 1994. Sensitivity and uncertainty analysis of complex models of disease transmission: an HIV model, as an example [J]. International Statistical Review, 62 (2): 229-243.

BRAUER F, CHAVEZ C C, 2001. Mathematical models in population biology and epidemiology [M]. Springer, New York, NY.

CAPASSO FONTANA S L P, 1979. A mathematical model for the 1973 cholera epidemic in the european mediterranean region [J]. Revue depidemoligie et de santé Publique (27): 121-132.

CAPONE F, DE C V, DE L R, 2015. Influence of diffusion on the stability of equilibria in a reaction diffusion system modeling cholera dynamic [J]. Mathematical

Biology, 71 (5): 1107-1131.

CHAVEZ C C, FENG Z, HUANG W, 2002. On the Computation of R_0 and its role on global stability [J]. Journal of Clinical Microbiology, 51 (5): 229.

Chavez C, Garsow C W, Yakubu A A, 2003. Mathematic models of isolation and quarantine [J]. Journal of the Ameriean Medical Assoeiation, 290 (21): 2876-2877.

CODECO C T, 2001. Endemic and epidemic dynamics of cholera: the role of the aquatic reservoir [J]. BMC Infectious Diseases (1): 1.

COLLINSON S, KHAN K, HEFFERNAN J M, 2015. The effects of media reports on disease spread and important public health measurements. PLoS ONE, 10 (11): 1-21.

CROSS G W, 1978. Three types of matrix stability [J]. Linear Algebra and its Applications (20): 253-263.

CUI J A, SUN Y H, Zhu H P, 2007. The impact of media on the control of infectious diseases. Journal of Dynamics and Differential Equations, 20 (1): 31-53.

DEVIPRIYA G. KALAIVANI K, 2012. Optimal control of multiple transmission of water-borne diseases [J]. International Journal of Mathematics and Mathematical Sciences: 1-16.

DIEKMANN O, HEESTERBEEK J A P, 2000. Mathematical epidemiology of infectious diseases: Model Building [J]. Analysis and Interpretation, Chichester: Wiley.

DIEKMANN O, HEESTERBEEK J A P, METZ J A J, 1990. On the definition and the computation of the basic reproduction ratio R_0 in models for infectious diseases in heterogrnrous population [J]. Journal of Mathematical Biology, 28 (4): 365-382.

DIETZ K, 1993. The estimation of the basic reproduction number for infections diseases [J]. Statistical Methods in Medical Research (2): 23-41.

DRIESSCHE P V D, WATMOUGH J, 2002. Reproduction numbers and subthreshold endemic equilibria for compartmental models of disease transmission [J]. Mathematical Biosciences, 180 (1-2): 29-48.

ENATSU Y, MESSINA E, NAKATA Y, et al, 2012. Global dynamics of a delayed SIRS epidemic model with a wide class of nonlinear incidence rates [J]. Journal of Applied Mathematics and Computing, 39 (1-2): 15-34.

ENATSU Y, NAKATA Y, MUROYA Y, 2012. Global dynamics of difference equations for SIR epidemic models with a class of nonlinear incidence rates [J]. Journal of Difference equations and applications, 18 (7): 1163-1181.

FARIA T, 2001. Stability and bifurcation for a delayed predator-prey model and the effect of diffusion [J]. Journal of Mathematical Analysis and Applications, 254 (2): 433-463.

FRANKE J, AZIZYAKUBU A, 2008. Disease induced mortality indensity dependent disease time SIS epidemicmodel [J]. Journal of Mathematical Biology, 57 (6): 755-790.

FUNK S, JANSEN V A, 2012. The talk of the town: modelling the spread of information and changes in behaviour [J]. Modeling the Interplay Between Human Behavior and the Spread of Infectious Diseases, Springer, New York: 93-102.

GHOSH M, CHANDRA P, SINHA P, et al, 2004. Modeling the spread of carrierdependent infectious diseases with environmental effect [J]. Applied Mathematics and Computation (152): 385-402.

GOPALSAMY K, 1992. Stability and Oscillations in Delay Differential Equations of Population Dynamics [J]. Kluwer Academic, Dordrecht, Norwell, MA.

GREENHALGH D, RANA S, SAMANTA S, et al, 2015. Awareness programs control infectious disease-Multiple delay induced mathematical model [J]. Applied Mathematics and Computation (251): 539-563.

GUERRERO F, PARRA G G, ARENAS A J, 2013. A nonstandard finite difference numerical scheme applied to a mathematical model of the prevalence of smoking in Spain: A case study [J]. Computational & Applied Mathematics, 33 (1): 1-13.

GUMEL A B, MCCLUSKEY C C, WATMOUGH J, 2006. An SVEIR model for assessing potential impact of an imperfect anti-SARS vaccine [J]. Mathematical Biosciences and Engineering, 3 (3): 485-512.

HALE J K, 1977. Theory of functional differential equations [M]. New York: Spring-Verlag.

HARTLEY D M, MORRIS J G, SMITH D L, 2006. Hyperinfectivity: a critical element in the ability of V. cholerae to cause epidemics? [J]. PLoS Medicine (3): 63-69.

HASSARD B D, KAZARINOFF N D, WAN Y H, 1981. Theory and application of Hopf bifurcation [M]. Cambridge University Press, Cambridge.

HETHCOTE H, 1992. Modeling HIV transmission and AIDS in the United States [M]. Lecture Note in Biomath. 95, Berlin: Springer-Verlag.

Hethcote H, 2000. The mathematical of infectious diseases. SIAM Review (42): 599-653.

HU X, YANG Y, ZHAO H, 2014. The impact of media reports on the avian influenza (H7N9) transmission [J]. Journal of Northwest University, 44 (4): 525-528.

HUANG, G, TAKEUCHI Y, MA W, et al, 2010. Global stability for delay SIR and SEIR epidemic models with nonlinear incidence rate [J]. Bulletin of Mathematical Biology, 72 (5): 1192-1207.

JODAR L, VILLANUEVA R J, ARENAS A J, et al, 2008. Nonstandard numerical methods for a mathematical model for influenza disease. Mathematics and Computers in Simulation, 79 (3): 622-633.

JOSHI H R, 2002. Optimal control of an HIV immunology model [J]. Optimal Control Applications & Methods, 23 (4): 199-213.

KAR T K, BATABYAL A, 2011. Stability analysis and optimal control of an SIR epidemic model with vaccination [J]. Biosystems, 104 (2/3): 127-135.

KARRAKCHOU J, RACHIK M, GOURARI S, 2006. Optimal control and infectiology: application to an HIV/AIDS model [J]. Applied Mathematics and Computation, 177 (2): 807-818.

KERMACK W O, MCKENDRICK A G, 1927. Contributions to the mathematical theory of epidemics. Proc [J]. Roy. Soc., A115: 700-721.

KERMACK W O, MCKENDRICK A G, 1932. Contributions to the mathematical theory of epidemics [J]. Proc. Roy. Soc., A138: 55-83.

Khalil H K, 1996. Nonlinear systems. Prentice Hall, NJ.

KIM K I. LIN Z, 2008. Asymptotic behavior of an sei epidemic model with diffusion [J]. Mathematical and Computer Modelling, 47 (11-12): 1314-1322.

King A A, Lonides E L, Pascual M, et al, 2008. Inapparent infections and cholera dynamics [J]. Nature (454): 877-881.

KORN C A KORN M, 2000. Mathematical handbook for scientists and engineers: definitions, theorems, and formulas for references and review [M]. Dover Publications, Mineola, NY.

KOROBEINIKOV A, MAINI P K, 2005. Non-linear incidence and stability of infectious disease models [J]. Mathematical Medicine and Biology, 22 (2): 113-128.

LAMB K E, GREENHALGH D, ROBERTSON C, 2011. A simple mathematical model for genetic effects in Pneumococcal carriage and transmission [J]. Journal of Computational & Applied mathematics, 235 (7): 1812-1818.

LASHARI A A, HATTAF K, ZAMAN G , et al, 2013. Backward bifurcation and optimal control of a vector borne disease [J]. Applied Mathematics & Information Sciences, 7 (1): 301-309.

LI C, MA Z J, 2015. Dynamic analysis of a spatial diffusion rumor propagation model with delay [J]. Advances in Difference Equations: 364.

LI J, SUN G Q, JIN Z, 2014. Pattern formation of an epidemic model with time delay [J]. Phys, 403 (6): 100-109.

LI M Y, MULDOWNEY J S, 1993. On Bendixson´s criterion [J]. Journal of Differential Equations (106): 27-39.

LI M Y, MULDOWNEY J S, 1996. A geometric approach to the global stability problems [J]. SIAM Journal on Mathematical Analysis, 27 (4): 1070-1083.

LIAO S, WANG J, 2011. Stability analysis and application of a mathematical cholera model [J]. Mathematical Biosciences and Engineering, 8 (3): 733-752.

LIAO S, YANG W, 2013. On the dynamics of a vaccination model with multiple transmission ways [J]. International Journal of Applied Mathematics and Computer Science, 23 (4): 761-772.

LIU J, 2003. A first course in the qualitative theory of differential equations, Pearson Education, Inc.. Upper Saddle River, New Jersey.

LIU P P, 2015. Periodic solutions in an epidemic model with diffusion [J]. Applied Mathematics and Computation, 265 (C): 275-291.

LIU R S, WU J H, ZHU H P, 2007. Media/psychological impact on multiple outbreaks of emerging infectious diseases [J]. Computational and Mathematical Methods in Medicine, 8 (3): 153-164.

LIU W, 2013. A SIRS epidemic model incorporating media coverage with random perturbation [J]. Abstract and Applied Analysis (2): 764-787.

LUKES D L, 1982. Differential equations: Classical to controller. Mathematics in Science and Engineering [M]. San Diego: Academic Press.

MA Z E, Liu J P, Li J, 2003. Stability analysis for differential infectivity epidemic models [J]. Nonlinear analysis: Real World Applications (4): 841-856.

MARINO S, HOGUE I, Ray C J, et al, 2008. A methodology for performing global uncertainty and sensitivity analysis in system biology [J]. Journal of Theoretical Biology, 254 (1): 178-196.

MASON P R, 2009. Zimbabwe experiences the worst epidemic of cholera in Africa [J]. Journal of Infection in Developing Countries, 3 (2): 148-151.

MASON P R, 2009. Zimbabwe experiences the worst epidemic of cholera in Africa [J]. Journal of Infection in Developing Countries, (3): 148-151.

MCCLUSKEY C C, 2010. Global stability of an sir epidemic model with delay and general nonlinear incidence. Mathematical Biosciences and Engineering, 7 (4): 837-850.

MCCLUSKEY C C, 2010. Complete global stability for an SIR epidemic model with delay-distributed or discrete [J]. Nonlinear Analysis: Real World Applications, 11 (2010): 55-59.

MERRELL D S, Butler S M, Qadri F, 2002. Host-induced epidemic spread of the cholera bacterium [J]. Nature (417): 642-645.

MICKENS R E, 1999. Discretizations of nonlinear differential equations using explicit nonstandard methods [J]. Journal of Computational and Applied Mathematics, 110 (1): 181-185.

MICKENS R E, 2005. Dynamic consistency: A fundamental principle for constructing NSFD schemes for differential equations [J]. Journal of Difference Equations and Applications, 11 (7): 645-653.

MISRA A K, SINGH V, 2012. A delay mathematical model for the spread and control of water borne diseases [J]. Journal of Theoretical Biology, 301 (5): 49-56.

MISRA A K, MISHRA S N, Pathak A L, et al, 2013. A mathematical model for the control of carrier-dependent infectious diseases with direct transmission and time delay [J]. Chaos, Solitons and Fractals, 57 (3): 41-53.

MISRA A K, SHARMA A, J B, 2011. SHUKLA. Modeling and analysis of effects of awareness programs by media on the spread of infectious diseases [J]. Mathematical and Computer Modeling (53): 1221-1228.

MISRA A K, SHARMA A, SINGH V, 2011. Effect of awareness programs in controlling the prevalence of an epidemic with time delay [J]. Journal of Biological Systems, 19 (2): 389-402.

MOGHADAS S M, GUMEL A B, 2002. Global stability of a two-stage epidemic model with generalized non-linear incidence [J]. Mathematics and Computers in Simulation, 60 (1): 107-118.

MUGOYA I, 2008. Rapid spread of Vibrio cholerae 01 throughout Kenya, 2005 [J]. Am. J. Trop. Med. Hyg., 78 (3): 527-533.

MUKANDAVIRE Z, LIAO S, WANG J, et al, 2001. Estimating the basic reproductive number for the 2008-2009 cholera outbreak in Zimbabwe [J]. PNAS, 108 (21): 8767-8772.

MUSEKWA S D H, NYABADZA F, CHIYAKA C, et al, 2011. Modelling and analysis of the effects of malnutrition in the spread of cholera [J]. Math. Comput. Modelling, 53 (9-10): 1583-1595.

NANDA S, MOORE H, LENHART S, 2007. Optimal control of treatment in a mathematical model of chronic myelogenous leukemia [J]. Mathematical Biosciences, 210 (1): 143-156.

NELSON E J, HARRIS J B, MORRIS J G, et al, 2009. Cholera transmission: the host, pathogen and bacteriophage dynamics [J]. Nature Reviews: Microbiology (7): 693-702.

OKOSUN K O, OUIFKI R, MARCUS N, 2011. Optimal control analysis of a malaria disease transmission model that includes treatment and vaccination with waning immunity [J]. BioSystems, 106 (2-3): 136-145.

OLOWOKURE B, ODEDERE O, ELLIOT A J, et al, 2012. Volume of print media coverage and diagnostic testing for influenza A (H1N1) pdm09 virus during the early phase of the pandemic [J]. Journal of Clinical Virology, 55 (1): 75-78.

PASCUAL M, BOUMA M, DOBSON A, 2002. Cholera and climate: revisiting the quantiative evidence [J]. Microbes and Infections (4): 237-245.

POURABBAS E, ONOFRIO A D, RAFANELLI M, 2001. A method to estimate the incidence of communicable diseases under seasonal fluctuations with application to cholera [J]. Applied Mathematics and Computation (118): 161-174.

REDHEFFER R, 1985. Volterra multipliers I [J]. SIAM Journal on Algebraic and Discrete Methods (6): 592-611.

REDHEFFER R, 1985. Volterra multipliers II. SIAM Journal on Algebraic and Discrete Methods (6): 612-623.

RILEY S, FRASER C, DONNELLY C A, 2003. SARS in Hong Kong: Impact of public health transm ission dynamies of the etiological agent of interventions [J]. Science, 300 (June 20): 1961-1966.

RINALDI F, 1990. Global stability results for epidemic models with latent period [J]. IMA Journal of Mathematics Applied in Medicine & Biology (7): 69-75.

SAFI M A, MELESSE D Y, GUMEL A B, 2013. Analysis of a Multi-strain cholera model with an imperfect vaccine [J]. Bulletin of Mathematical Biology, 75 (7): 1104-1137.

SEKIGUCHI M, ISHIWATA E, 2010. Global dayamics of a discretized SIRS epidemic model with time delay [J]. Journal of Mathematics Biology, 371 (1): 195-202.

SHUAI Z, DRIESSCHE P V D, 2011. Global dynamics of a disease model including latency with distributed delays [J]. Applied Mathematics Quarterly, 19 (3): 235-253.

SUN C, YANG W, ARINOA J, et al, 2011. Effect of media induced social distancing on disease transmission in a two patch setting [J]. Mathematical Biosciences, 230 (2): 87-95.

SUNMI L , CHOWELL G, CHAVEZ C C, 2010. Optimal control for pandemic influenza: The role of limited antiviral treatment and isolation [J]. Journal of Theoretical Biology, 265 (2): 136-150.

SURYANTO A, KUSUMAWINAHYU W A, DARTI I, et al, 2013. Dynamically consistent discrete epidemic model with modified saturated incidence rate [J]. Applied Mathematics and Computation, 32 (2): 373-383.

TCHUENCHE J M, BAUCH C T, 2012. Dynamics of an infectious disease where media coverage influences transmission [J]. ISRN Biomath (1).

TCHUENCHE J M, KHAMIS S A, AGUSTO F B, et al, 2011. Optimal control and sensitivity analysis of an influenza model with treatment and vaccination [J]. Acta Biotheor, 59 (1): 1-28.

TERMAN D, 2005. An introduction to dynamical systems and neuronal dynamics [J]. Tutorials in Mathematical Biosciences I, Springer, Berlin/Heidelberg.

THIEME H R, ZHAO X Q, 2003. Asymptotic speeds of spread and traveling waves for integral equations and delayedreaction-diffusion models [J]. Journal of Differential Equations, 195 (2): 430-470.

TIAN X H, XU R, 2015. GAN Q T. Hopf bifurcation an alysis of a BAM neural network with multiple time delays and diffusion [J]. Applied Mathematics and Computation, 266 (C): 909-926.

TIEN J H, EARN D J D, 2010. Multiple transmission pathways and disease dynamics in a waterborne pathogen model [J]. Bulletin of Mathematical Biology (72): 1506-1533.

TUDOR V, STRATI I, 1977. Smallpox, cholera, Tunbridge Wells [M]. Abacus Press.

VILLANUEVA R, ARENAS A, PARRA G G, 2008. A nonstandard dynamically consistent numerical scheme applied to obesity dynamics [M]. Journal of Applied Mathematics, Article ID 640154.

WANG J, LIAO S, 2012. A generalized cholera model and epidemic-endemic analysis [J]. Journal of Biological Dynamics, 6 (2): 568-589.

WANG K, WANG W, SONG S, 2008. Dynamics of an HBV model with diffusion and delay [J]. Journal of Theoretical Biology, 253 (1): 36-44.

WU J, 1996. Theory and applications of partial functional differential equations [M]. Springer-Verlag, NewYork.

XU R, MA Z, 2009. An HBV model with diffusion and time delay [J]. Journal of Theoretical Biology, 257 (3): 499-509.

YAN X P, 2007. Stability and Hopf bifurcation for a delayed prey-predator system with diffusion effects [J]. Applied Mathematics and Computation, 192 (2): 552-566.

YE Q X, LI Z Y, 1990. Introduction to reaction-diffusion equation. Beijing: Science Press.

ZALETA C M K, 1999. Structured models for heterosexual disease transmission [J]. Mathematical Biosciences, 160 (1): 83-108.

ZAMAN G, KANG Y H, JUNG I H, 2008. Stability analysis and optimal vaccination of an SIR epidemic model [J]. Biosystems (93): 240-249.

ZHANG Q, ARNAOUTAKIS K, MURDOCH C, 2004. Mucosal immune responses to capsular pneumococcal Molysaccharides in immunized preschool children and controls with similar nasal pneumococcal colonization rates [J]. Pediareic Infectios Disease Journal, 23 (4): 307-313.

ZHOU L, TANG Y, HUSSEIN S, 2002. Stability and Hopf bifurcation for a delay competition diffusion system [J]. Chaos, Solitons and Fractals, 14 (8): 1201-1225.

ZHOU X, CUI J, ZHANG Z, 2012. Global results for a cholera model with imperfect vaccination [J]. Journal of the Franklin Institute, 349 (3): 770-791.

ZUO W J, WEI J J, 2011. Stability and Hopf bifurcation in a diffusive predator-prey system with delay effect. Nonlinear Analysis: Real World Applications, 12 (4): 1998-2011.

李建全, 2003. 传染病动力学模型的研究 [D]. 西安交通大学. 博士论文.

刘玉英, 肖燕妮, 2013. 一类受媒体影响的传染病模型的研究 [J]. 应用数学和力学, 34 (4): 399-407.

王稳地, 2001. 传染病数学模型的稳定性和分支 [D]. 西安交通大学. 博士论文.

张素霞, 周义仓, 2013. 考虑媒体作用的传染病模型的分析与控制 [J]. 工程数学学报, 30 (3): 416-426.